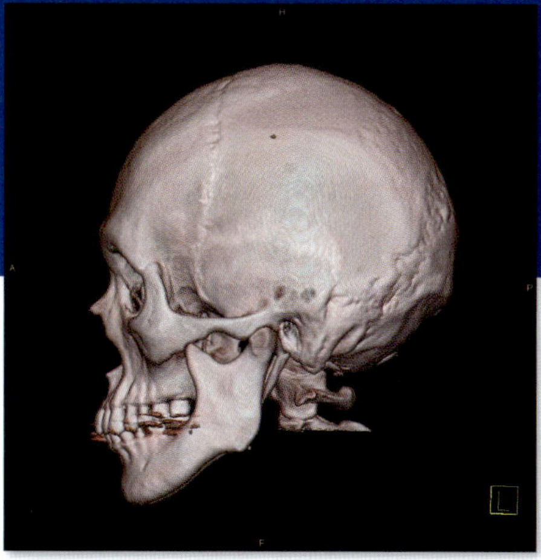 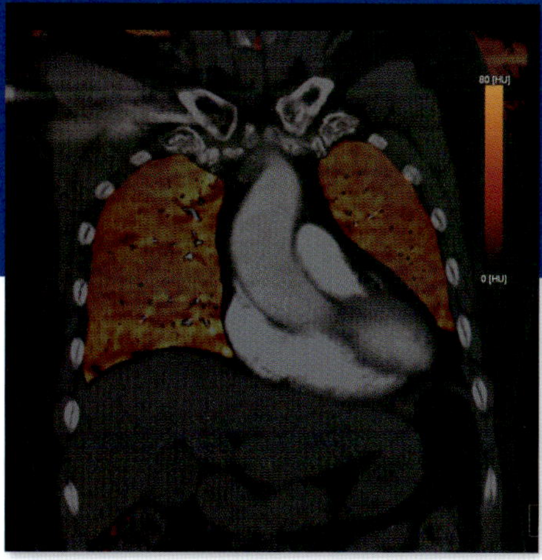 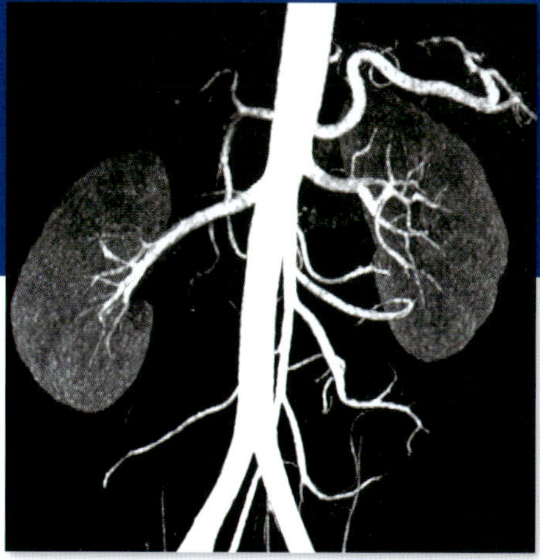

Medical Imaging of Human Anatomy

Preface

최신 의료장비는 질병의 진단 및 치료에 있어서 정확성과 신뢰성이 필수적이다. 의료장비의 발달로 인해서 인체 내부장기의 영상구현 능력이 발전하였기 때문에 영상에 대한 해부학의 중요성은 더욱 강조되고 있다.

저자가 영상해부학을 공부하면서 느꼈던 것은 인체해부학 이론과 영상해부학이 각각 분리된 교재를 사용해야 하는가 하는 의구심과 불편함이었다. 이러한 불편함을 해결하고자 인체해부학 이론과 의료장비에서 획득된 영상해부학을 하나의 교재로 공부할 수 있도록 구성하여 출간하게 되었다.

본 교재는 인체해부학 이론을 기초로 일반 엑스선촬영, 전산화단층촬영, 자기공명촬영 등 최신 의료장비에 의해서 획득된 영상들의 해부학적 구조에 대해서 보다 쉽고 빠르게 학습할 수 있도록 구성되어 있다. 또한 각 파트별로 핵심 내용을 중심으로 구성하여 인체해부학 이론 및 영상 해부학 구조 파악이 가능하도록 구성하여 다양한 의료장비를 활용한 의료영상의 질적 향상을 통해서 개인의 핵심역량을 강화할 수 있도록 차별성을 두었다.

인체해부학용어는 우리말 새용어와 의학용어를 함께 수록하여 보건의료 분야를 공부하는 학생들뿐만 아니라 의료현장에 근무하는 의료종사자들이 인체해부학 및 영상 해부학을 쉽게 이해할 수 있도록 구성하였다.

최선을 다하였으나 정리를 마치고 나니 아쉽고 부족한 부분들이 있음을 절감하게 된다. 이러한 점들은 앞으로 계속하여 수정하고 보완할 것을 다짐하며 부디 이 작은 책자가 의료영상해부학을 공부하는 학생과 의료분야에 종사하는 여러분들에게 작은 도움이 될 수 있기를 바래본다.

마지막으로 보다 좋은 책으로 출판될 수 있도록 출판을 맡아 애써주신 청구문화사 이상태 대표님과 임직원들께 깊은 감사를 드린다.

2023년 여름
저 자 識

Contents

PART 01 Head & Neck
(두 & 경부)

PART 02 Vertebral cloumn
(척주)

PART 03 Chest
(흉부)

PART 04 Abdomen
(복부)

PART 05 Upper Extremity
(상지)

PART 06 Lower Extremity
(하지)

Head & Neck

Anatomy

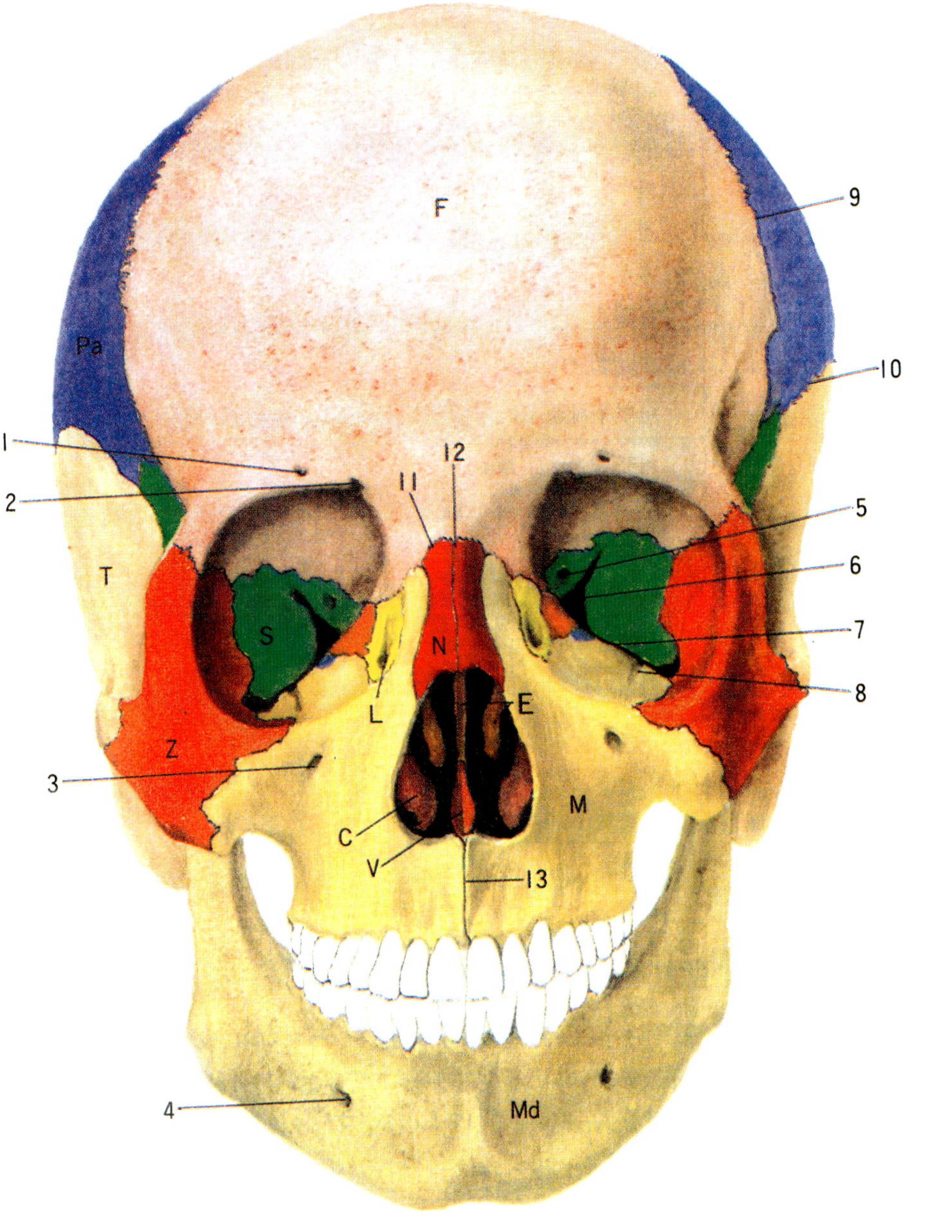

C. 아래코선반(하비갑개, Inf. nasal concha)
E. 벌집뼈(사골, Ethmoid bone)
F. 이마뼈(전두골, Frontal bone)
L. 눈물뼈(누골, Lacrimal bone)
M. 위턱뼈(상악골, Maxilla)
Md. 아래턱뼈(하악골, Mandible)
N. 코뼈(비골, Nasal bone)
Pa. 마루뼈(두정골, Parietal bone)
S. 나비뼈(접형골, Sphenoid bone)
T. 관자뼈(측두골, Temporal bone)
V. 보습뼈(서골, Vomer)
Z. 광대뼈(관골, Zygomatic bone)
1. 눈확위구멍(안와상공, Supraorbital foramen)
2. 이마뼈패임(전두절흔, Frontal notch)
3. 눈확아래구멍(안와하공, Infraorbital foramen)
4. 턱끝구멍(이공, Mental Foramen)
5. 시각신경관(시신경관, Optic canal)
6. 위눈확틈새(상안와열, Sup. orbital fissure)
7. 아래눈확틈새(하안와열, Inf. orbital fissure)
8. 눈확아래고랑(안와하구, Infraorbital groove)
9. 관상봉합(Coronal stuture)
10. 비늘봉합(인상봉합, Squamous suture)
11. 이마코봉합(Frontonasal suture)
12. 코사이봉합(Internasal suture)
13. 위턱사이봉합(Intermaxillary`suture)

머리뼈의 앞면

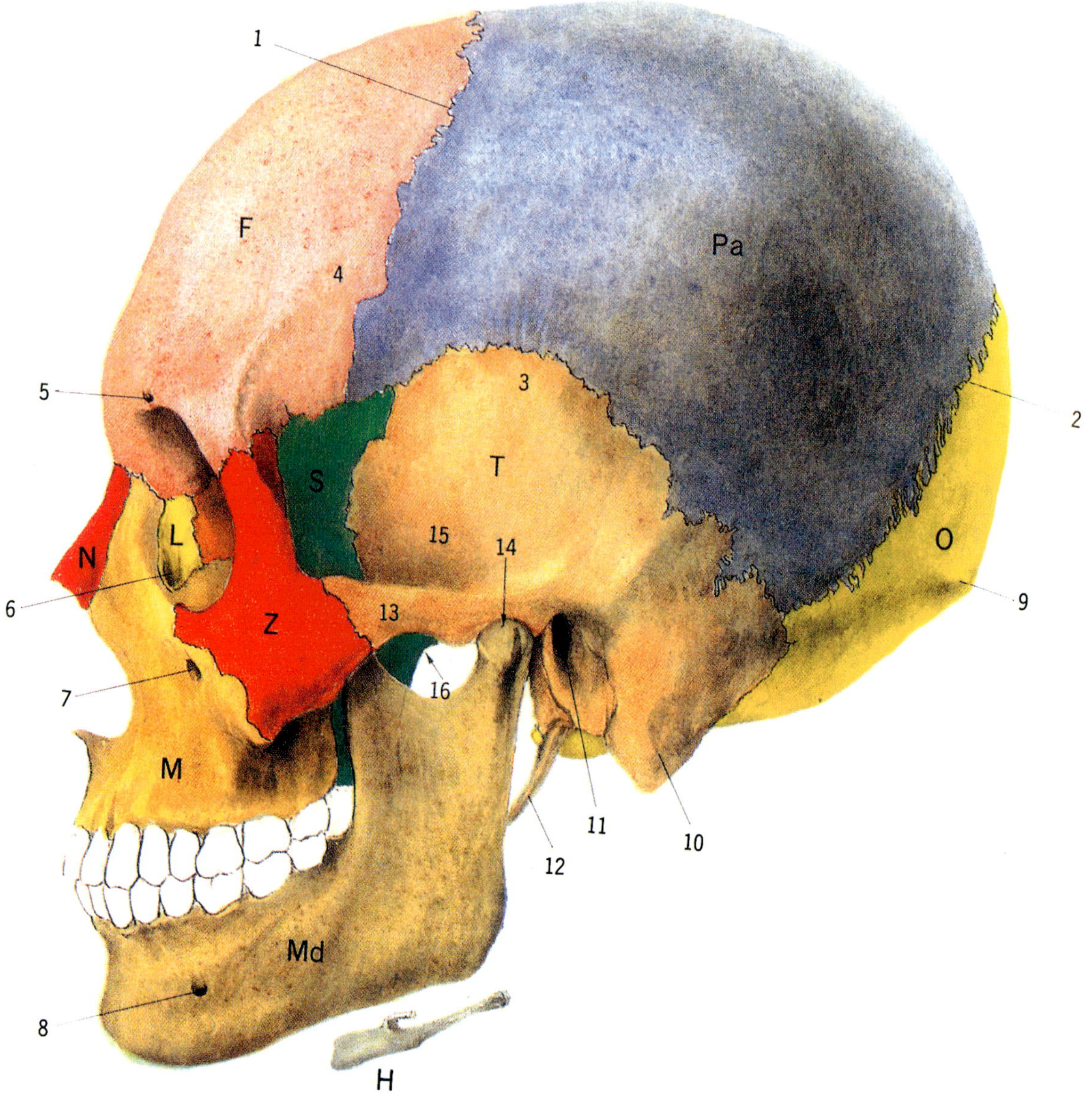

F. 이마뼈(전두골, Frontal bone)
H. 목뿔뼈(설골, Hyoid bone)
L. 눈물뼈(누골, Lacrimal bone)
M. 위턱뼈(상악골, Maxilla)
Md. 아래턱뼈(하악골, Mandible)
N. 코뼈(비골, Nasal bone)
O. 뒤통수뼈(후두골, Occipital bone)
Pa. 마루뼈(두정골, Parietal bone)
S. 나비뼈(접형골, Sphenoid bone)
T. 관자뼈(측두골, Temporal bone)
Z. 광대뼈(관골, Zygomatic bone)

1. 관상봉합(Coronal suture)
2. 시옷봉합(Lambdoid suture)
3. 비늘봉합(인상봉합, Squamous suture)
4. 위관자선(상측두선, Sup. temporal line)
5. 눈확위구멍(안와상공, Supraorbital foramen)
6. 눈물주머니오목(누낭와, Lacrimal fossa)
7. 눈확아래구멍(안와하공, Infraorbital foramen)
8. 턱끝구멍(이공, Mental foramen)
9. 바깥뒤통수뼈융기(외후두융기, Ext. occipital protuberance)
10. 꼭지돌기(유양돌기, Mastoid process)
11. 바깥귀길(외이도, External acoustic meatus)
12. 붓돌기(경상돌기, Styloid process)
13. 광대활(협골궁, Zygomatic arch)
14. 턱관절(악관절, Temporomandibular joint)
15. 관자오목(측두와, Temporal fossa)
16. 관자아래오목(측두하와, Infratemporal fossa)

머리뼈의 옆면

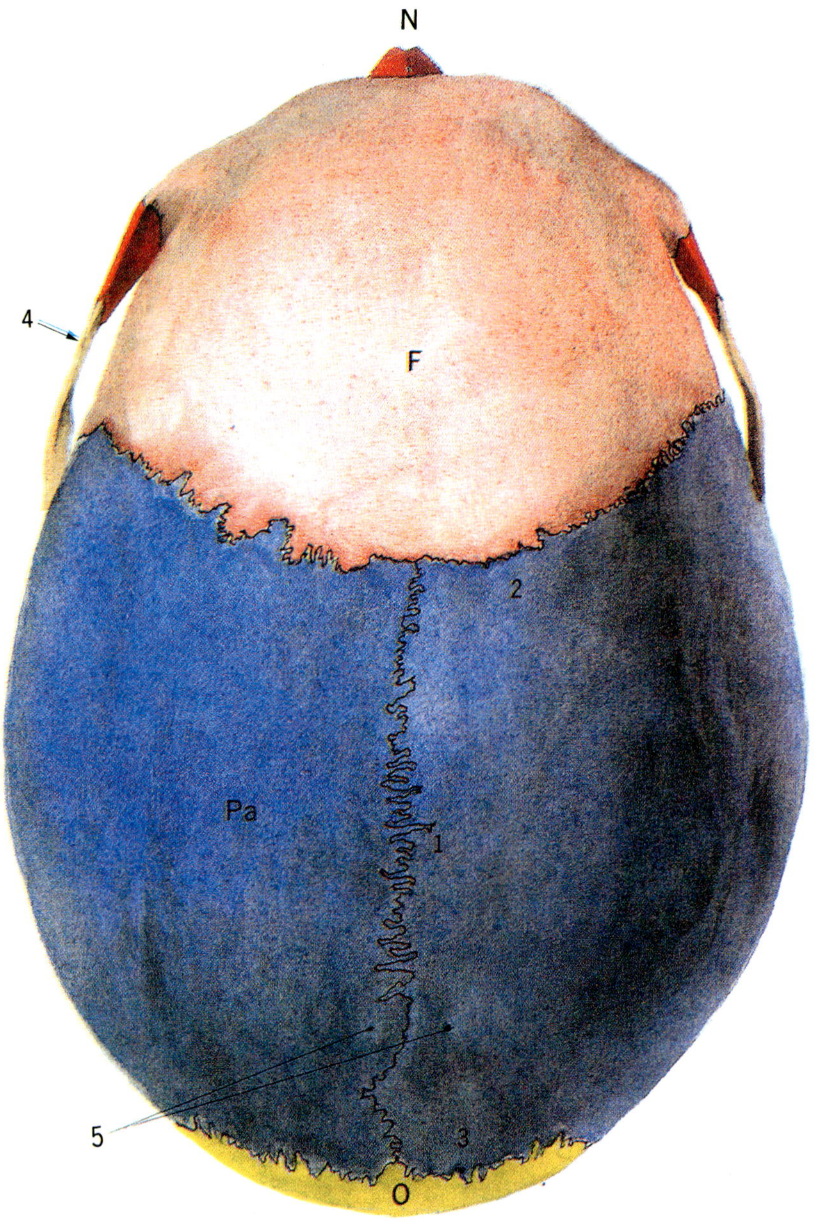

F. 이마뼈(전두골, Frontal bone)
N. 코뼈(비골, Nasal bone)
O. 뒤통수뼈(후두골, Occipital bone)
Pa. 마루뼈(두정골, Parietal bone)

1. 시상봉합(Sagittal suture)
2. 관상봉합(Coronal suture)
3. 시옷봉합(Lambdoid suture)
4. 광대활(협골궁, Zygomatic arch)
5. 마루뼈구멍(두정공, Parietal foramen)

머리뼈의 윗면

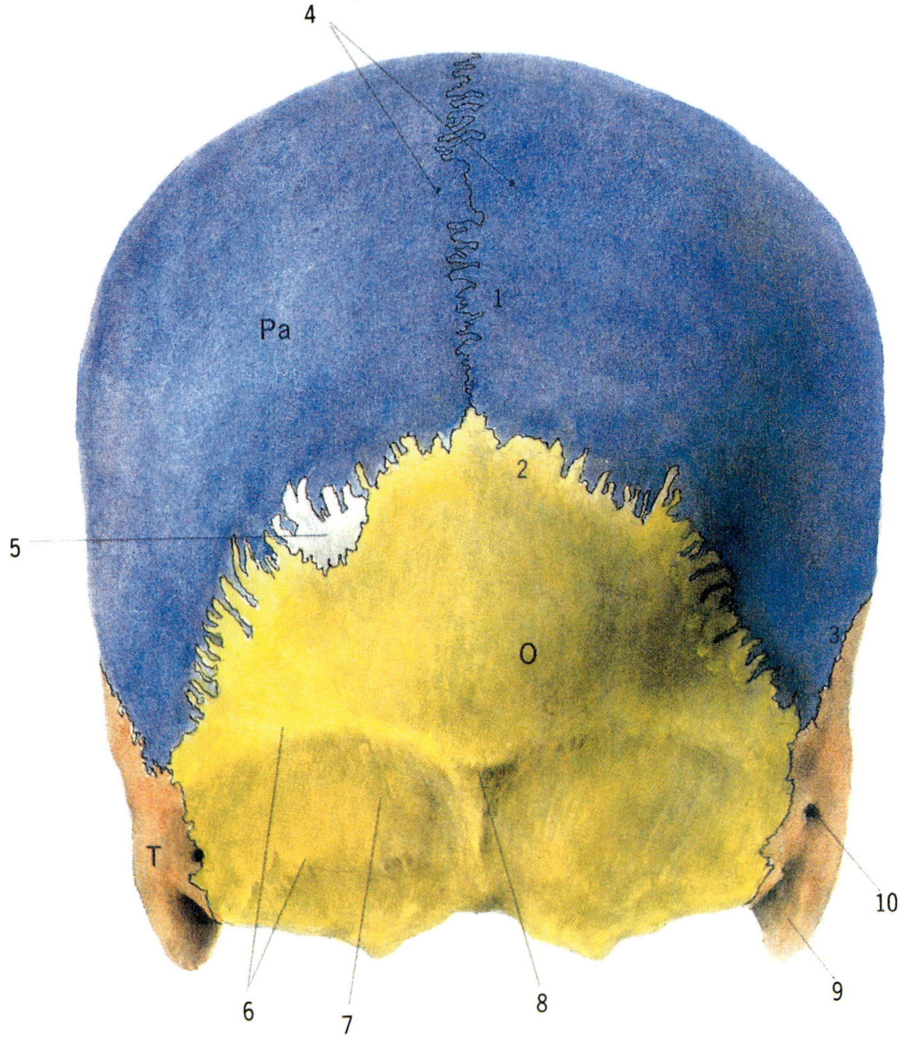

O. 뒤통수뼈(후두골, Occipital bone)
Pa. 마루뼈(두정골, Parietal bone)
T. 관자뼈(측두골, Temporal bone)

1. 시상봉합(Sagittal suture)
2. 시옷봉합(Lambdoid suture)
3. 비늘봉합(인상봉합, Squamous suture)
4. 마루뼈구멍(두정공, Parietal foramen)
5. 봉합뼈(Sutural bone)
6. 위·아래목덜미선(상·하항선, Sup. & inf. nuchal lines)
7. 목덜미평면(Nuchal plane)
8. 바깥뒤통수뼈융기(외후두융기, Ext. occipital protuberance)
9. 꼭지돌기(유양돌기, Mastoid process)
10. 꼭지구멍(Mastoid foramen)

머리뼈의 뒷면

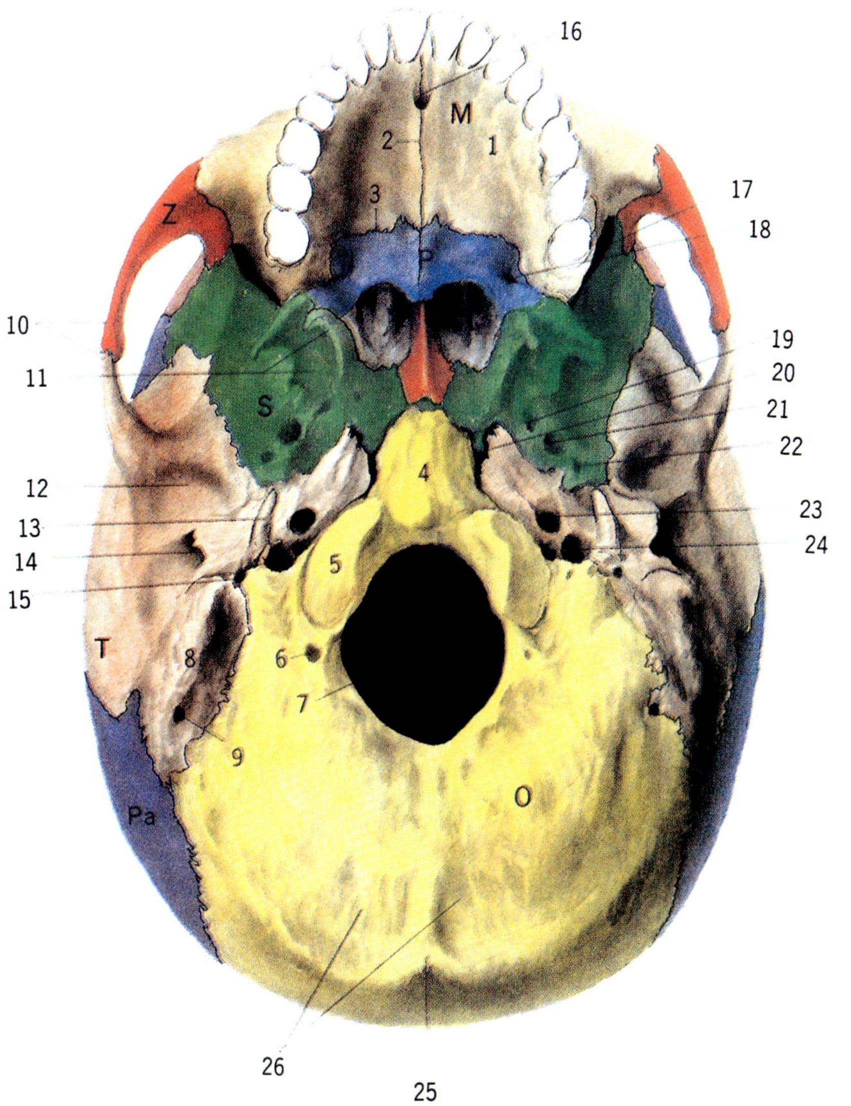

M. 위턱뼈(상악골, Maxilla)
O. 뒤통수뼈(후두골, Occipital bone)
P. 입천장뼈(구개골, Palatine bone)
Pa. 마루뼈(두정골, Parietal bone)

S. 나비뼈(접형골, Sphenoid bone)
T. 관자뼈(측두골, Temporal bone)
Z. 광대뼈(관골, Zygomatic bone)

1. 입천장돌기(구개돌기, Palatine process(maxilla))
2. 정중입천장봉합(정중구개봉합, Med. palatine suture)
3. 가로입천장봉합(황구개봉합, Transverse palatine suture)
4. 인두결절(바닥돌기의)(Pharyngeal tubercle) (Basilar process)
5. 뒤통수관절융기(Occipital condyle)
6. 관절융기관(과관, Condylar canal)
7. 큰구멍(대후두공, Foramen magnum)
8. 꼭지돌기(유양돌기, Mastoid process)
9. 꼭지구멍(Mastoid foramen)
10. 광대활(협골궁, Zygomatic arch)
11. 날개돌기(내·외측판)(Pterygoid process) (Med & lat. lamina)
12. 턱관절오목(하악와, Mandibular fossa)
13. 붓돌기(경상돌기, Styloid process)
14. 바깥귓구멍(외이공, Ext. acoustic meatus)
15. 붓꼭지구멍(경유돌공, Stylomastoid foramen)
16. 앞니오목(절치관)(Incisive fossa)
17. 아래눈확틈새(하안와열, Inf. orbital fissure)
18. 큰입천장구멍(Geater palatine foramen)
19. 날개관(익돌관, Pterygoid canal)
20. 파열구멍(Foramen lacerum)
21. 타원구멍(난원공, Foramen ovale)
22. 뇌막동맥구멍(극공, Foramen spinosum)
23. 목동맥관(Carotid canal)
24. 목정맥구멍(경정맥공, Jugular foramen)
25. 바깥뒤통수뼈융기(외후두융기, Ext. occipital protuberance)
26. 목덜미평면(Nuchal plane(line))
27. 보습뼈(서골, Vomer)

머리뼈의 아래면

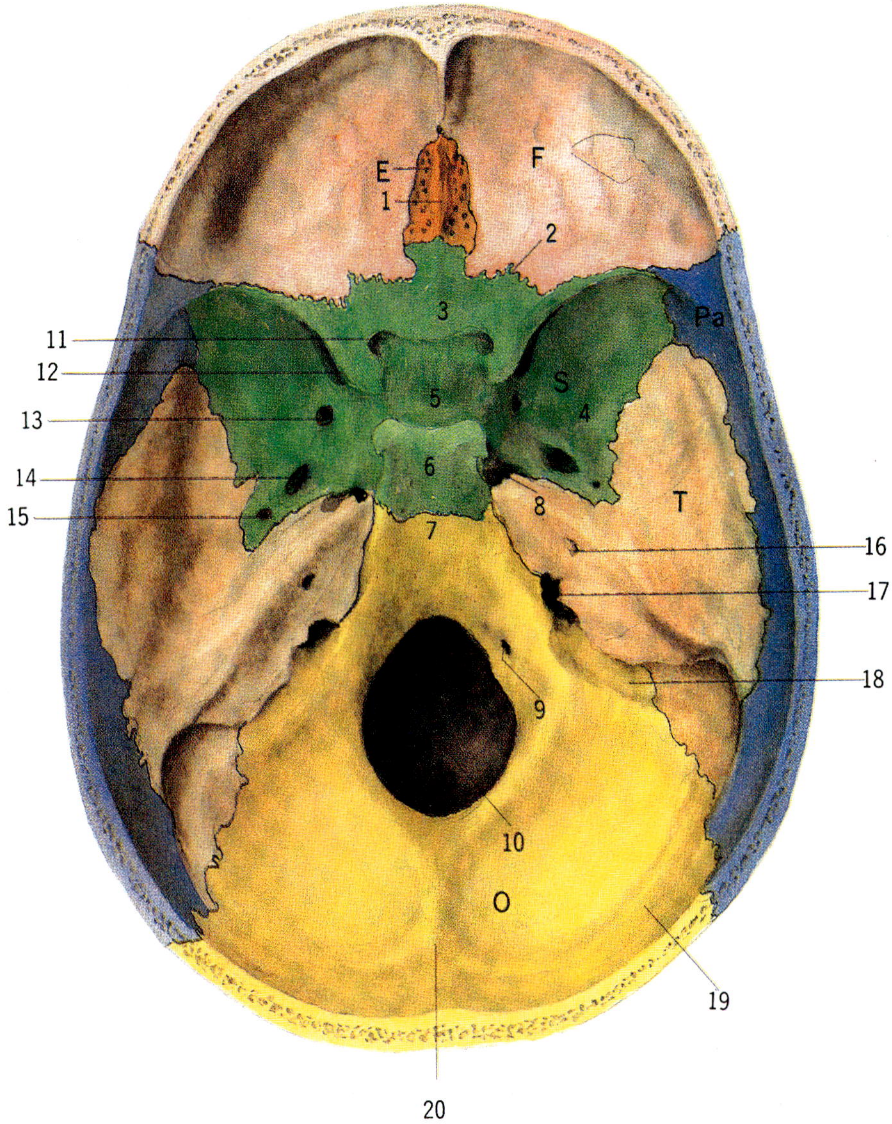

E. 벌집뼈(사골, Ethmoid bone)
F. 이마뼈(전두골, Frontal bone)
O. 뒤통수뼈(후두골, Occipital bone)
Pa. 마루뼈(두정골, Parietal bone)
S. 나비뼈(접형골, Sphenoid bone)
T. 관자뼈(측두골, Temporal bone)

1. 볏돌기(계관, Crista galli)
2. 나비이마봉합(접형전두봉합, Spheno frontal suture)
3. 나비작은날개(접형골소익, Lesser wing)
4. 나비큰날개(접형골대익, Great wing)
5. 뇌하수체오목(Hypophysial fossa)
6. 안장등(터어키안, Dorsum sellae)
7. 비스듬틀(사대, Clivus)
8. 파열구멍(Foramen lacerum)
9. 혀밑신경관(설하신경관, Hypoglossal canal)
10. 큰구멍(대후두공, Foramen magnum)
11. 시각신경관(시신경관, Optic canal)
12. 위눈확틈새(상안와열, Sup. orbital fissure)
13. 원형구멍(정원공, Foramen rotundum)
14. 타원구멍(난원공, Foramen ovale)
15. 뇌막동맥구멍(극공, Foramen spinosum)
16. 속귓구멍(내이공, Internal acoustic meatus)
17. 목정맥구멍(경정맥공, Jugular foramen)
18. 구불정맥굴고랑(Groove for sigmoid sinus)
19. 가로정맥굴고랑(횡동구, Groove for transverse sinus)
20. 속뒤통수뼈융기(내후두융기, Internal occipital protuberance)

머리뼈 공간의 바닥

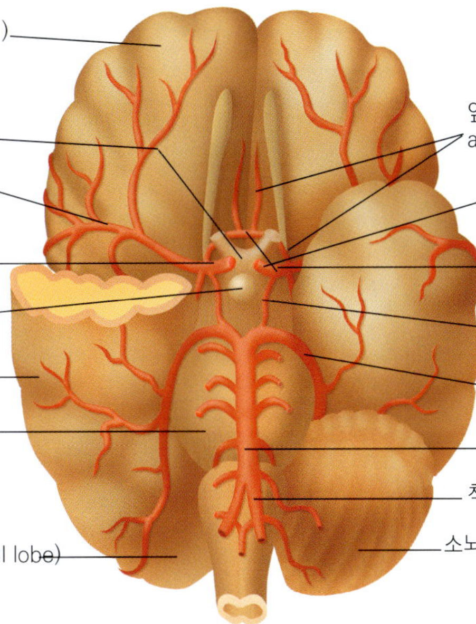

대뇌동맥고리(대뇌동맥륜)의 위치

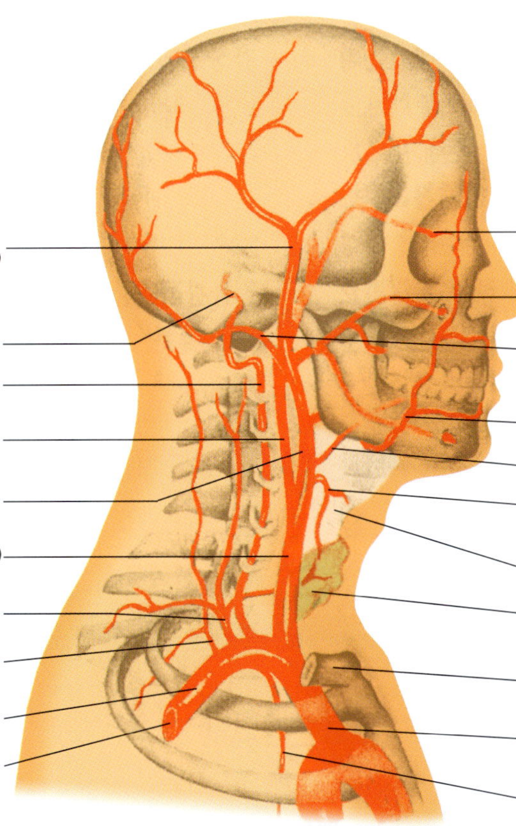

머리목부위(두경부)의 동맥

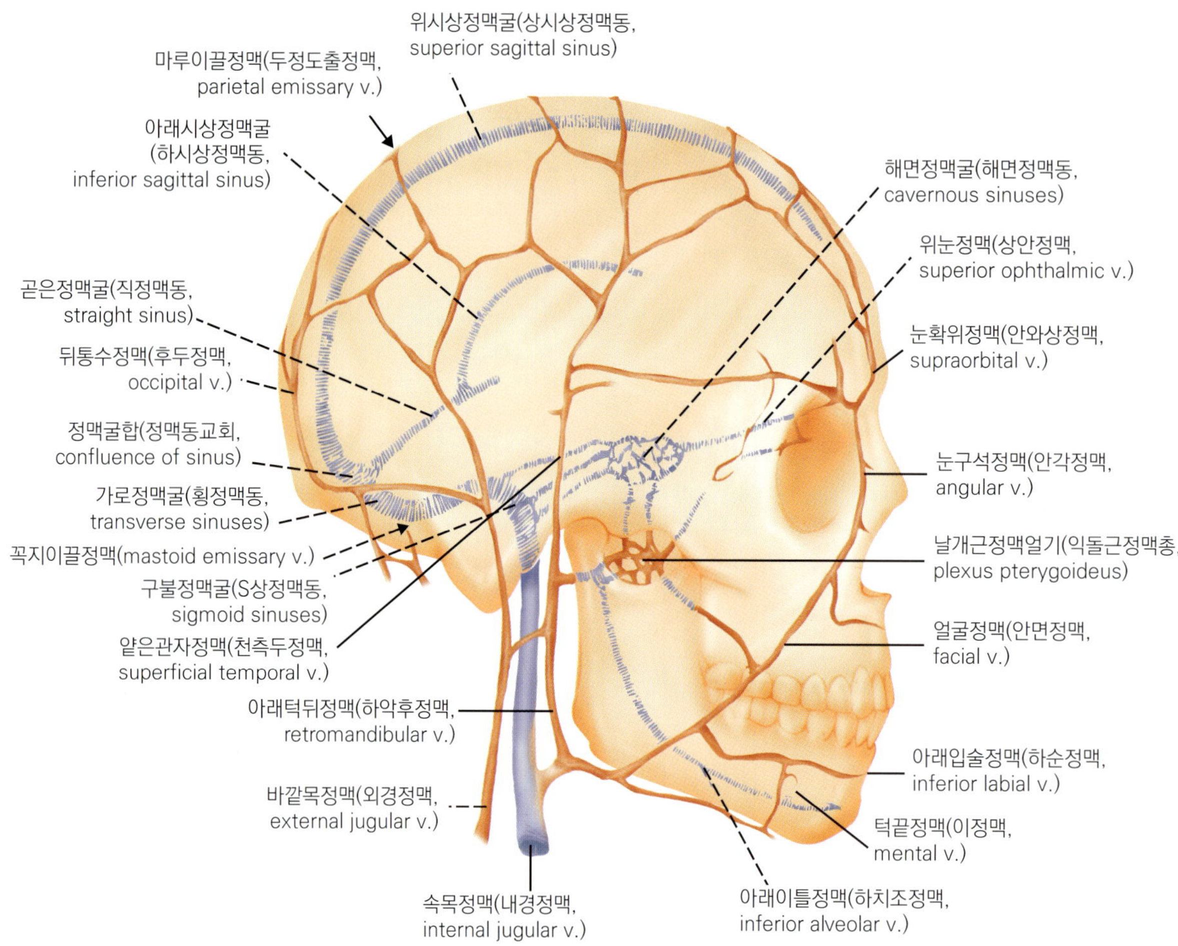
위시상정맥굴(상시상정맥동,
superior sagittal sinus)
마루이끌정맥(두정도출정맥,
parietal emissary v.)
아래시상정맥굴
(하시상정맥동,
inferior sagittal sinus)
곧은정맥굴(직정맥동,
straight sinus)
뒤통수정맥(후두정맥,
occipital v.)
정맥굴합(정맥동교회,
confluence of sinus)
가로정맥굴(횡정맥동,
transverse sinuses)
꼭지이끌정맥(mastoid emissary v.)
구불정맥굴(S상정맥동,
sigmoid sinuses)
얕은관자정맥(천측두정맥,
superficial temporal v.)
아래턱뒤정맥(하악후정맥,
retromandibular v.)
바깥목정맥(외경정맥,
external jugular v.)
속목정맥(내경정맥,
internal jugular v.)
해면정맥굴(해면정맥동,
cavernous sinuses)
위눈정맥(상안정맥,
superior ophthalmic v.)
눈확위정맥(안와상정맥,
supraorbital v.)
눈구석정맥(안각정맥,
angular v.)
날개근정맥얼기(익돌근정맥총,
plexus pterygoideus)
얼굴정맥(안면정맥,
facial v.)
아래입술정맥(하순정맥,
inferior labial v.)
턱끝정맥(이정맥,
mental v.)
아래이틀정맥(하치조정맥,
inferior alveolar v.)

두부 및 안면정맥

Skull general radiography

뇌머리뼈(cranial bone) : 6종 8개

① 이마뼈 (frontal bone) - 1개
② 마루뼈 (parietal bone) - 2개
③ 뒤통수뼈 (occipital bone) - 1개
④ 관자뼈 (temporal bone) - 2개
⑤ 벌집뼈(ethmoid bone) - 1개
⑥ 나비뼈 (sphenoid bone) - 1개

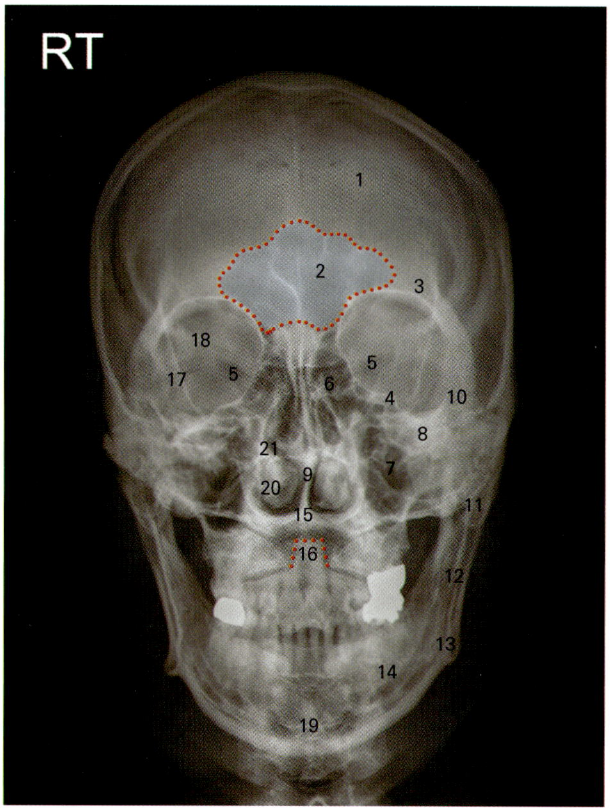

Skull PA axial image

1 Frontal bone (이마뼈)
2 Frontal sinus (이마굴)
3 Superior orbital margin (위눈확모서리)
4 Inferior orbital margin (아래눈확모서리)
5 Superior orbital fissure (위눈확틈새)
6 Ethmoidal sinus (벌집굴)
7 Maxillary sinus (위턱굴)
8 Petrous bone (바위뼈)
9 Nasal septum (코중격)
10 Zygomatic bone (광대뼈)
11 Mastoid process (꼭지돌기)
12 Ramus of mandible (턱뼈가지)
13 Mandibular angle (아래턱뼈각)
14 Body of mandible (턱뼈몸통)
15 Anterior nasal spine (앞코가시)
16 Odontoid process (치아돌기)
17 Great wing of sphenoid bone (나비뼈큰날개)
18 Sphenoid ridge (나비뼈능선)
19 Mental protuberance (턱끝융기)
20 Inferior nasal concha (아래코선반)
21 Middle nasal concha (중간코선반)

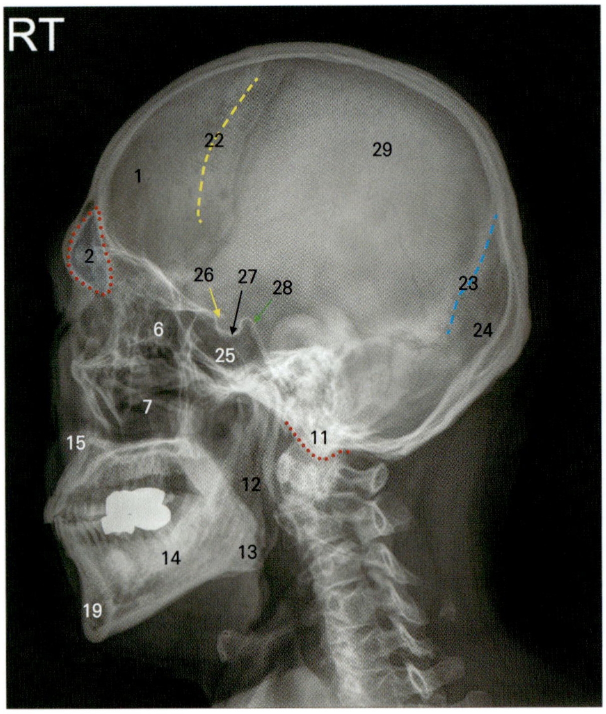

Skull lateral image

1 Frontal bone (이마뼈)
2 Frontal sinus (이마굴)
6 Ethmoid sinus (벌집굴)
7 Maxillary sinus (위턱굴)
11 Mastoid process (꼭지돌기)
12 Ramus of mandible (턱뼈가지)
13 Mandibular angle (아래턱뼈각)
14 Body of mandible (턱뼈몸통)
15 Anterior nasal spine (앞코가시)
19 Mental protuberance (턱끝융기)
22 Coronal suture (관상봉합)
23 Lambdoid suture (시옷자봉합)
24 Occipital bone (뒤통수뼈)
25 Sphenoid sinus (나비굴)
26 Anterior clinoid process (앞침대돌기)
27 Sella turcica (안장바닥)
28 Posterior clinoid process (뒤침대돌기)
29 Parietal bone (마루뼈)

머리뼈우묵(cranial fossa)의 종류

① 앞머리뼈우묵(anterior cranial fossa) : 이마뼈, 벌집뼈, 나비뼈로 구성
② 중간머리뼈우묵(middle cranial fossa) : 나비뼈, 관자뼈로 구성
③ 뒤머리뼈우묵(posterior cranial fossa) : 관자뼈, 뒤통수뼈로 구성

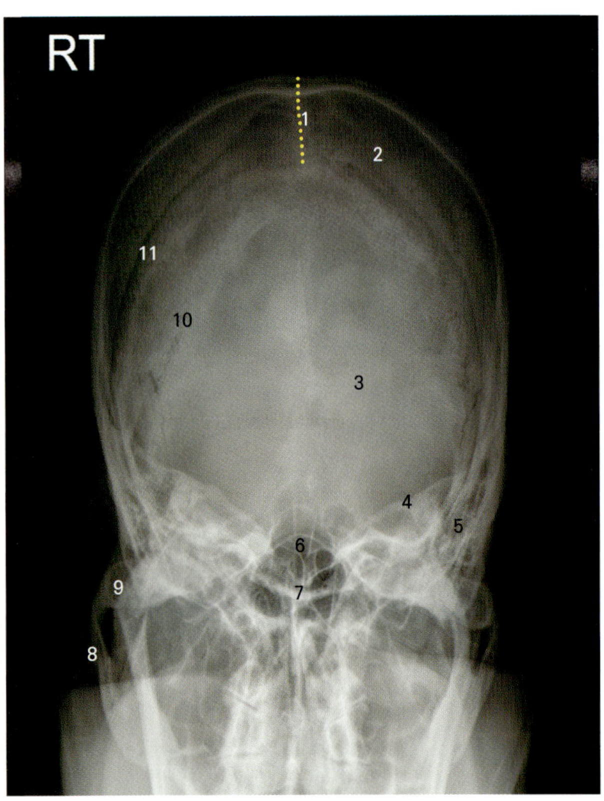

Skull AP axial image

1 Sagittal suture (시상봉합)
2 Parietal bone (마루뼈)
3 Occipital bone (뒤통수뼈)
4 Petrous bone (바위뼈)
5 Mastoid air cell (꼭지벌집)
6 Foramen magnum(큰구멍)
7 Dorsum sellae (안장등)
8 Zygomatic arch (광대활)
9 Condyloid process (아래턱뼈관절돌기)
10 Lambdoid suture (시옷자봉합)
11 Coronal suture (관상봉합)

나비뼈(sphenoid bone) 구성

① 나비뼈몸통(sphenoid body)
② 큰날개(greater wing)
③ 작은날개(lesser wing)
④ 날개돌기(pterygoid process)

코곁굴(paranasal sinus)의 구성

① 이마굴(frontal sinus)
② 벌집굴(ethmoid sinus)
③ 나비굴(sphenoid sinus)
④ 위턱굴(maxillary sinus)

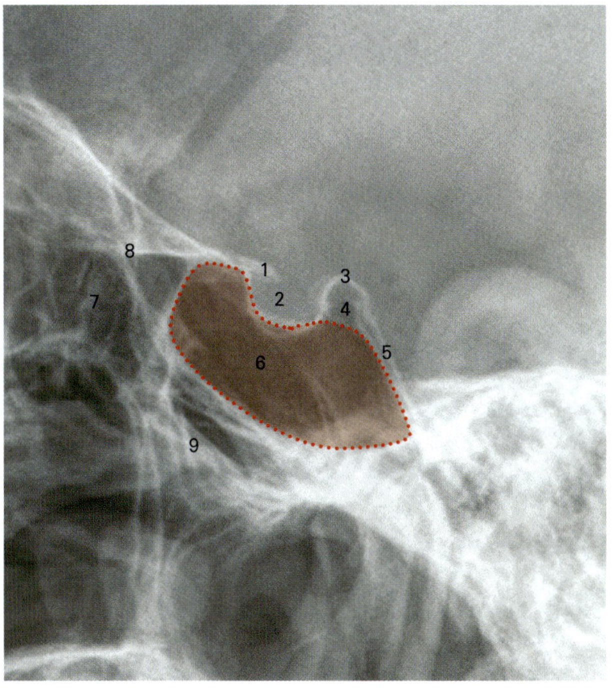

Sella turcica lateral image

1 Anterior clinoid process (앞침대돌기)
2 Sella turcica (안장바닥)
3 Posterior clinoid process (뒤침대돌기)
4 Dorsum sellae (안장등)
5 Clivus (비스듬틀)
6 Sphenoid sinus (나비굴)
7 Ethmoid sinus (벌집굴)
8 Lesser wing of sphenoid bone (나비뼈작은날개)
9 Great wing of sphenoid bone (나비뼈큰날개)

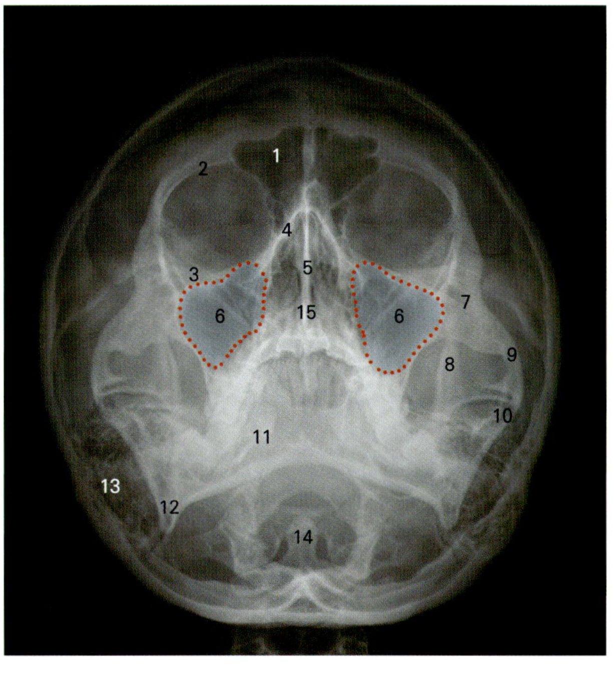

Waters image

1 Frontal sinus (이마굴)
2 Superior orbital margin (눈확위모서리)
3 Inferior orbital margin (눈확아래모서리)
4 Nasal bone (코뼈)
5 Nasal septum (코중격)
6 Maxillary sinus (위턱굴)
7 Zygomatic bone (광대뼈)
8 Coronoid process (근육돌기)
9 Zygomatic arch (광대활)
9 Nasal septum (코중격)
10 Condylar process (관절돌기)
11 Mandible (아래턱뼈)
12 Mandibular angle (아래턱뼈각)
13 Mastoid air cell (꼭지벌집)
14 Odontoid process (치아돌기)
15 Anterior nasal spine (앞코가시)

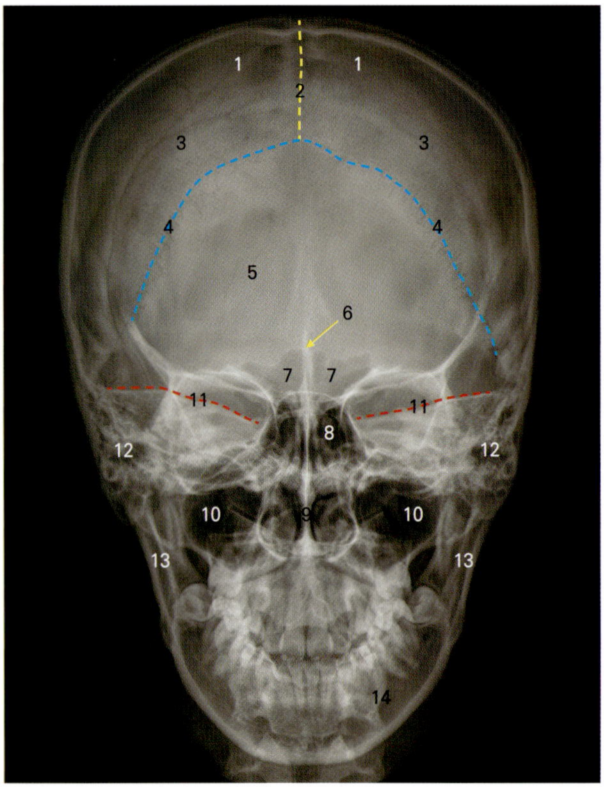

Caldwell image

1 Parietal bone (마루뼈)
2 Sagittal suture (시상봉합)
3 Coronal suture (관상봉합)
4 Lambdoid suture(시옷봉합)
5 Frontal bone (이마뼈)
6 Crista galli (볏돌기)
7 Frontal sinus (이마굴)
8 Ethmoid sinus (벌집굴)
9 Nasal septum (코중격)
10 Maxillary sinus (위턱굴)
11 Petrous ridge (바위능선)
12 Mastoid air cell (꼭지벌집)
13 Ramus of mandible (턱뼈가지)
14 Body of mandible (턱뼈몸통)

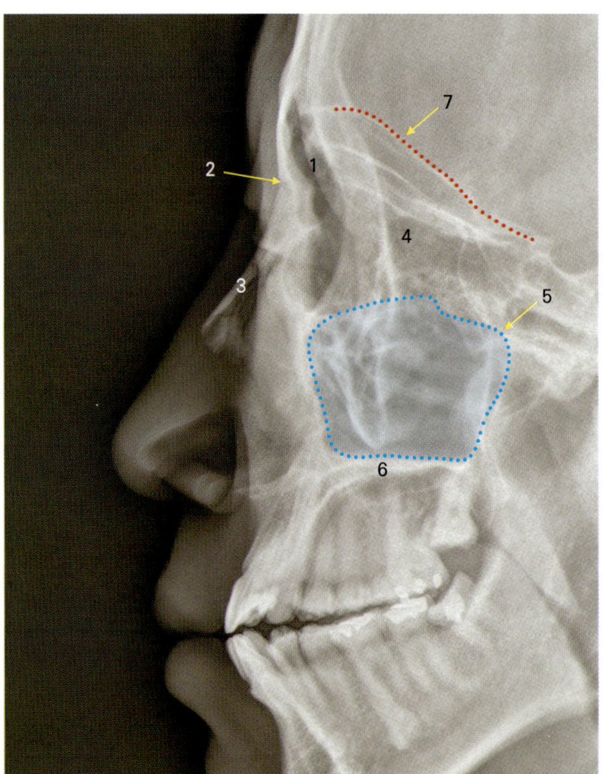

Paranasal sinus lateral image

1 Frontal sinus (이마굴)
2 Frontonasal suture (이마코봉합)
3 Nasal bone (코뼈)
4 Ethmoid sinus (벌집굴)
5 Maxillary sinus (위턱굴)
6 Hard palate (단단입천장)
7 Anterior cranial fossa (앞머리뼈우묵)

코곁굴(paranasal sinus)

① 이마굴(frontal sinus)
② 벌집굴(ethmoid air cell)
③ 나비굴(sphenoid sinus)
④ 위턱굴(maxillary sinus)

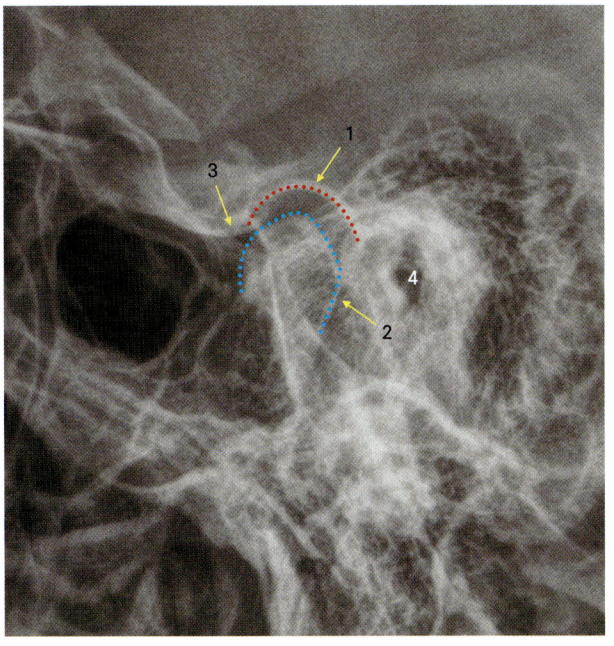

LT T-M joint close image

1 Mandibular fossa (턱관절오목)
2 Condylar process (관절돌기)
3 Articular tubercle (관절결절)
4 External acoustic meatus (바깥귀길)

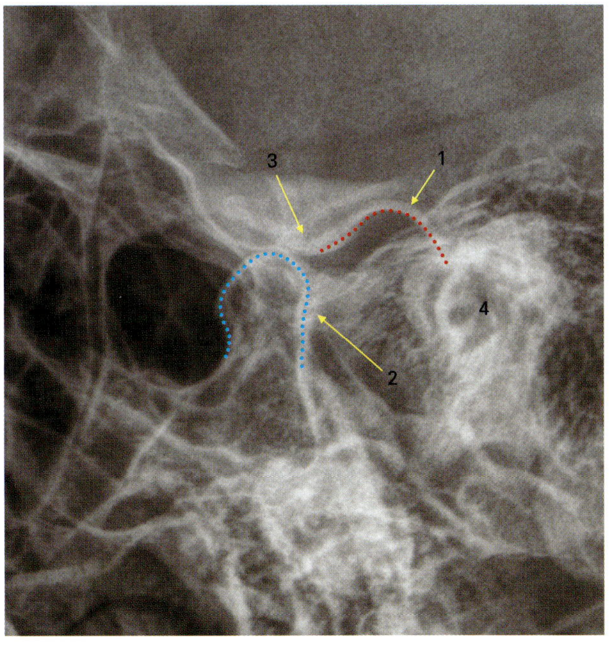

LT T-M joint open image

1 Mandibular fossa (턱관절오목)
2 Condylar process (관절돌기)
3 Articular tubercle (관절결절)
4 External acoustic meatus (바깥귀길)

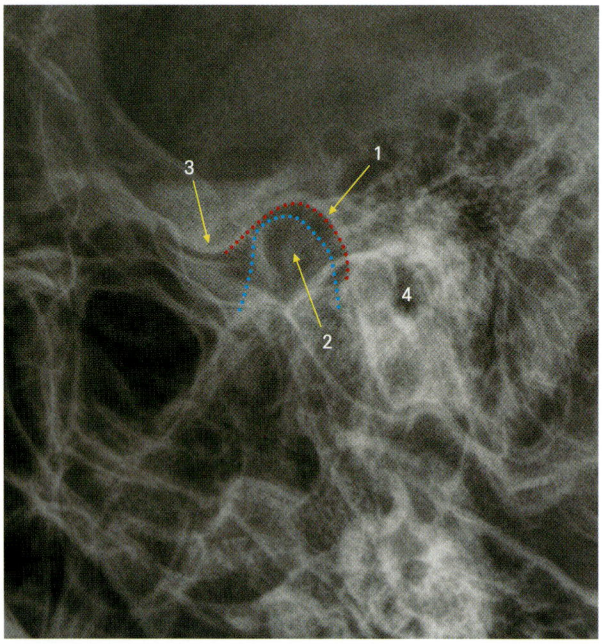

RT T-M joint close image

1 Mandibular fossa (턱관절오목)
2 Condylar process (관절돌기)
3 Articular tubercle (관절결절)
4 External acoustic meatus (바깥귀길)

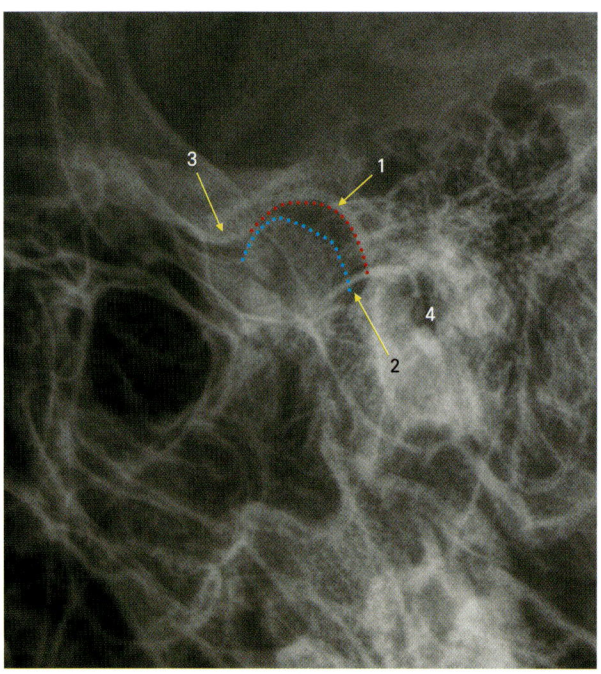

RT T-M joint open image

1 Mandibular fossa (턱관절오목)
2 Condylar process (관절돌기)
3 Articular tubercle (관절결절)
4 External acoustic meatus (바깥귀길)

씹기근육(muscles of mastication) : 아래턱신경(mandibular nerve)의 지배를 받음

① 깨물근(masseter muscle)
② 관자근(temporlis muscle)
③ 안쪽날개근(pterygoideus medialis muscle)
④ 가쪽날개근(pterygoideus lateralis muscle)

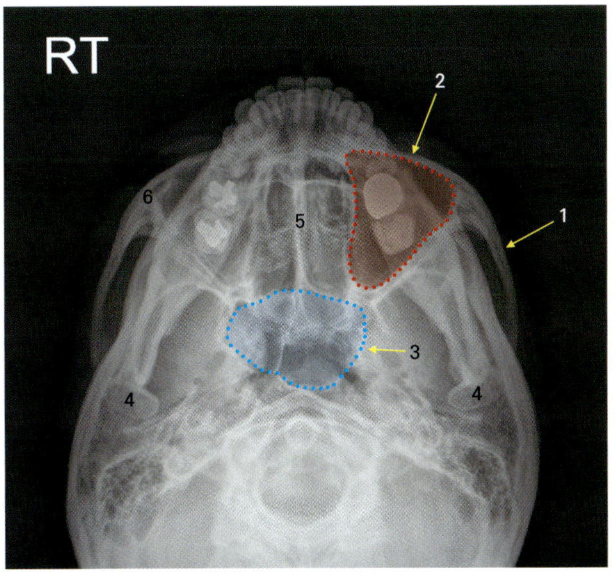

Submentovertical image

1 Zygomatic arch (광대활)
2 Maxillary sinus (위턱굴)
3 Sphenoid sinus (나비굴)
4 Condylar process (관절돌기)
5 Vomer (보습뼈)
6 Zygomatic bone (광대뼈)

입을 여는데 관여하는 근육 : 얼굴신경(facial nerve)의 지배를 받음

① 큰광대근(zygomaticus major)
② 작은관대근(zygomaticus minor)
③ 입꼬리당금근(risorius)
④ 윗입술콧방울올림근(levator labii superior alaeque nasi)
⑤ 입꼬리내림근(depressor anguli oris)

입을 다무는데 관여하는 근육 : 얼굴신경(facial nerve)의 지배를 받음

① 볼근(buccinator)
② 입둘레든(orbicularis oris)

Brain CT

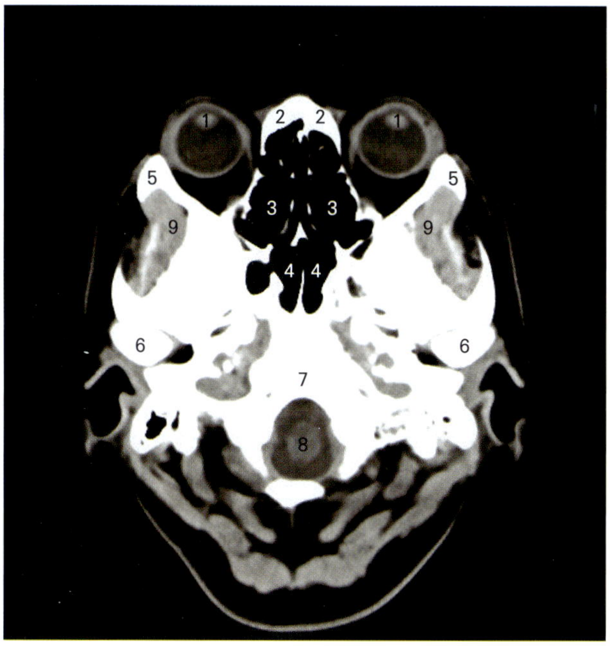

Brain CT axial image

1 Lens (수정체)
2 Nasal bone (코뼈)
3 Ethmoid sinus (벌집굴)
4 Sphenoid sinus (나비굴)
5 Zygomatic bone (광대뼈)
6 Condylar process (관절돌기)
7 Clivus (비스듬틀)
8 Medulla oblongata (숨뇌)
9 Temporalis muscle (관자근)

뇌막(meninges)

① 경질막(dura mater) : 가쪽
② 거미막(arachnoid mater) : 중간
③ 연질막(pia mater) : 안쪽

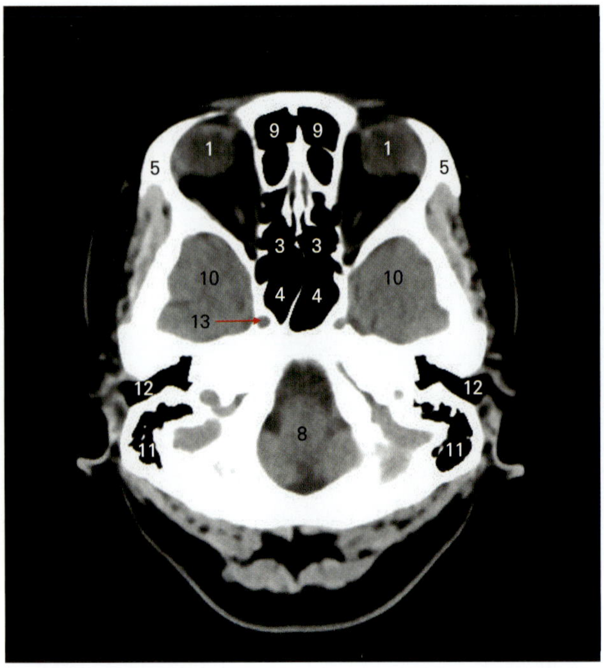

Brain CT axial image

1 Eyeball (안구)
3 Ethmoid sinus (벌집굴)
4 Sphenoid sinus (나비굴)
5 Zygomatic bone (광대뼈)
8 Medulla oblongata (숨뇌)
9 Frontal sinus (이마굴)
10 Temporal lobe (관자엽)
11 Mastoid air cell (꼭지벌집)
12 External auditory meatus (바깥귀길)
13 Internal carotid artery (속목동맥)

대뇌엽

① 이마엽(frontal lobe) ② 마루엽(parietal lobe)
③ 관자엽(temporal lobe) ④ 뒤통수엽(occipital lobe)
⑤ 도(insula)

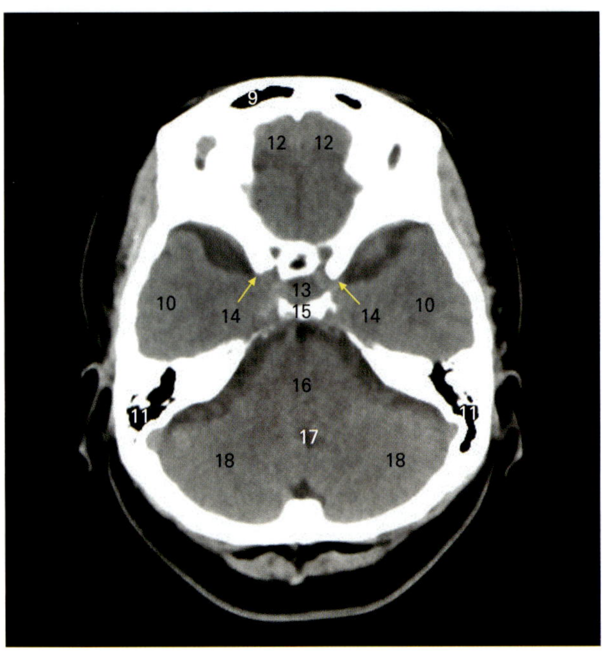

Brain CT axial image

9 Frontal sinus (이마굴)
10 Temporal lobe (관자엽)
11 Mastoid air cell (꼭지벌집)
12 Frontal lobe (이마엽)
13 Pituitary gland (뇌하수체)
14 Anterior clinoid process (앞침대돌기)
15 Dorsum sellae (안장등)
16 Pons (다리뇌)
17 Fourth ventricle (넷째뇌실)
18 Cerebellar hemisphere (소뇌반구)

뇌하수체 호르몬(pituitary gland hormone)

- 앞엽(샘뇌하수체)
  ① 갑상샘자극호르몬(thyrotropic stimulating H, TSH)
  ② 부신겉질자극호르몬(adrenocorticotropic stimulating H, ACTH)
  ③ 여포자극호르몬(follicular SH, FSH)
  ④ 최유호르몬(prolactin, PRL)
  ⑤ 황체형성호르몬(lutenizing H, LH)
  ⑥ 성장호르몬(growth H, GH)
- 중간부
  ① 멜라닌세포자극호르몬
  (melanocyte stimulating H, MSH)
- 뒤엽(신경뇌하수체)
  ① 옥시토신(oxytocin)
  ② 항이뇨호르몬(antidiuretic H, ADH)

뇌의 구분

① 대뇌(cerebrum)
② 소뇌(cerebellum)
③ 뇌줄기(brain stem) : 중간뇌(midbrain), 다리뇌(pons), 숨뇌(medulla oblongata)

소뇌핵(cerebellar nucleus) : 운동중추

① 치아핵(dentate nucleus)
② 마개핵(emboliform nucleus)
③ 둥근핵(globose nucleus)
④ 꼭지핵(fastigial nucleus)

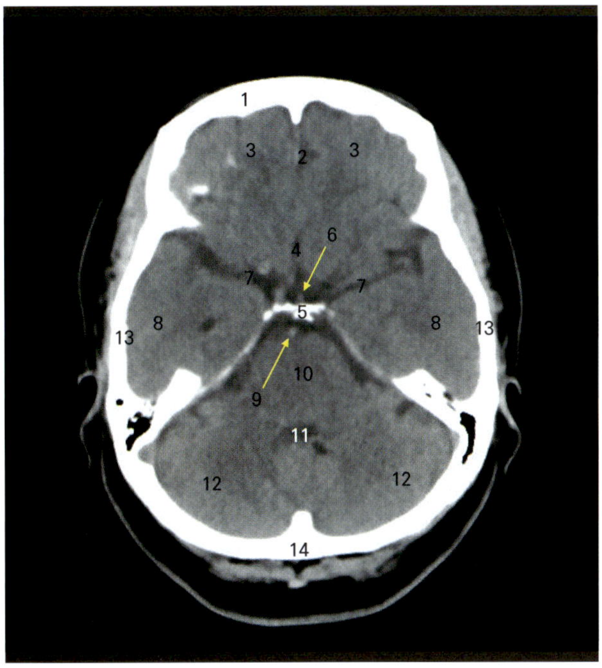

Brain CT axial image

1 Frontal bone (이마뼈)
2 Falx cerebri (대뇌낫)
3 Frontal lobe (이마엽)
4 Interhemispheric fissure (반구간틈새)
5 Dorsum sellae (안장등)
6 Pituitary stalk (뇌하수체줄기)
7 Middle cerebral artery (중간대뇌동맥)
8 Temporal lobe (관자엽)
9 Basilar artery (뇌바닥동맥)
10 Pons (다리뇌)
11 Fourth ventricle (넷째뇌실)
12 Cerebellar hemisphere (소뇌반구)
13 Temporal bone (관자뼈)
14 Occipital bone (뒤통수뼈)

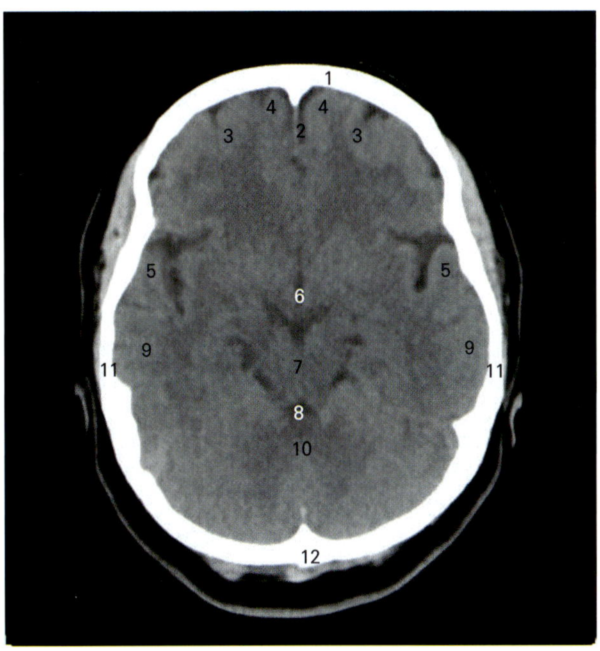

Brain CT axial image

1 Frontal bone (이마뼈)
2 Falx cerebri (대뇌낫)
3 Frontal lobe (이마엽)
4 Superior frontal gyrus (위이마이랑)
5 Superior temporal gyrus (위관자이랑)
6 Third ventricle (셋째뇌실)
7 Midbrain (중뇌)
8 Fourth ventricle (넷째뇌실)
9 Temporal lobe (관자엽)
10 Cerebellar vermis (소뇌벌레)
11 Temporal bone (관자뼈)
12 Occipital bone (뒤통수뼈)

대뇌겉질 : 6층

① 제1층 : 분자층(molecular layer)
② 제2층 : 바깥과립층(exterior granular layer)
③ 제3층 : 바깥피라밋층(exterior pyramidal layer)
④ 제4층 : 속과립층(interior granular layer)
⑤ 제5층 : 속피라밋층(interior pyramidal layer)
⑥ 제6층 : 뭇형세포층(multiform layer)

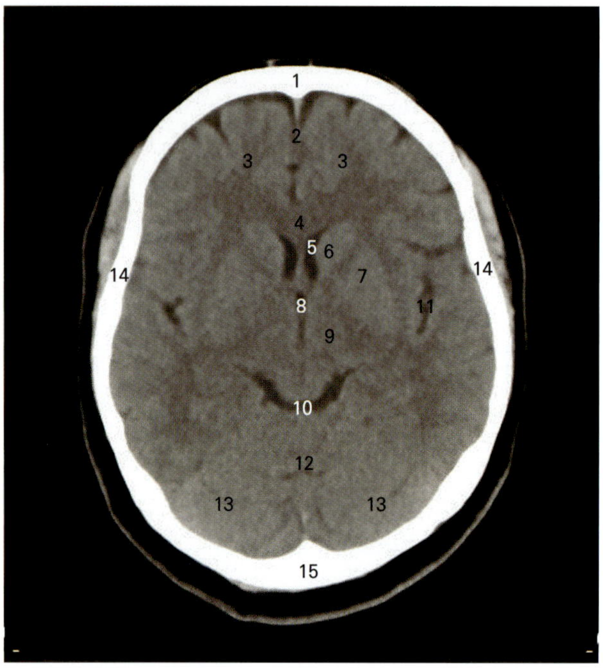

Brain CT axial image

1 Frontal bone (이마뼈)
2 Falx cerebri (대뇌낫)
3 Frontal lobe (이마엽)
4 Corpus callosum genu (뇌들보무릎)
5 Lateral ventricle anterior horn (가쪽뇌실앞뿔)
6 Caudate nucleus head (꼬리핵머리)
7 Internal capsule (속섬유막)
8 Third ventricle (셋째뇌실)
9 Thalamus (시상)
10 Cerebral aquenduct (중뇌수도)
11 Sylvian fissure (실비우스틈새)
12 Cerebellar vermis (소뇌벌레)
13 Cerebellar hemisphere (소뇌반구)
14 Temporal bone (관자뼈)
15 Occipital bone (뒤통수뼈)

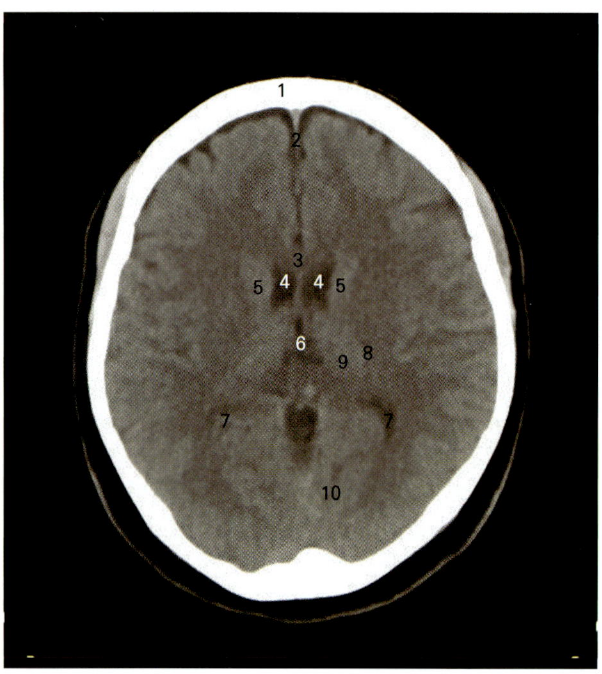

Brain CT axial image

1 Frontal bone (이마뼈)
2 Falx cerebri (대뇌낫)
3 Corpus callosum genu (뇌들보무릎)
4 Lateral ventricle anterior horn (가쪽뇌실앞뿔)
5 Caudate nucleus head (꼬리핵머리)
6 Third ventricle (셋째뇌실)
7 Lateral ventricle occipital horn (가쪽뇌실뒤뿔)
8 External capsule (맨바깥섬유막)
9 Thalamus (시상)
10 Occipital lobe (뒤통수엽)

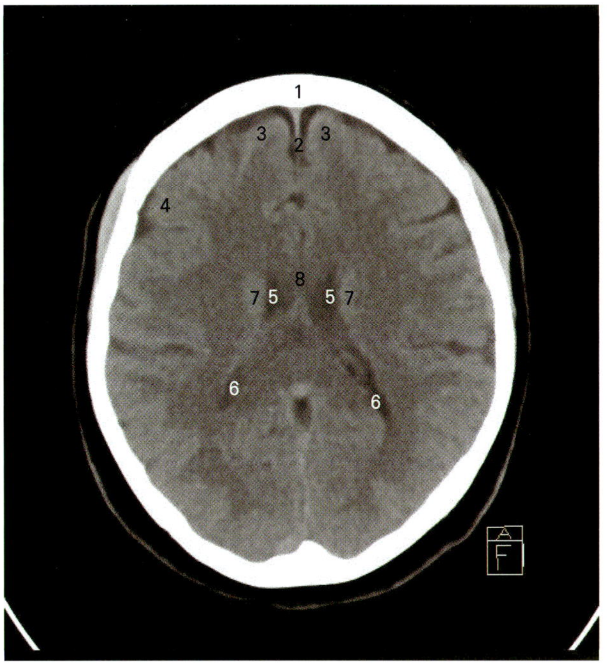

Brain CT axial image

1 Frontal bone (이마뼈)
2 Falx cerebri (대뇌낫)
3 Superior frontal gyrus (위이마이랑)
4 Inferior frontal gyrus (아래이마이랑)
5 Lateral ventricle anterior horn (가쪽뇌실앞뿔)
6 Lateral ventricle occipital horn (가쪽뇌실뒤뿔)
7 Caudate nucleus head (꼬리핵머리)
8 Corpus callosum trunk (뇌들보몸통)

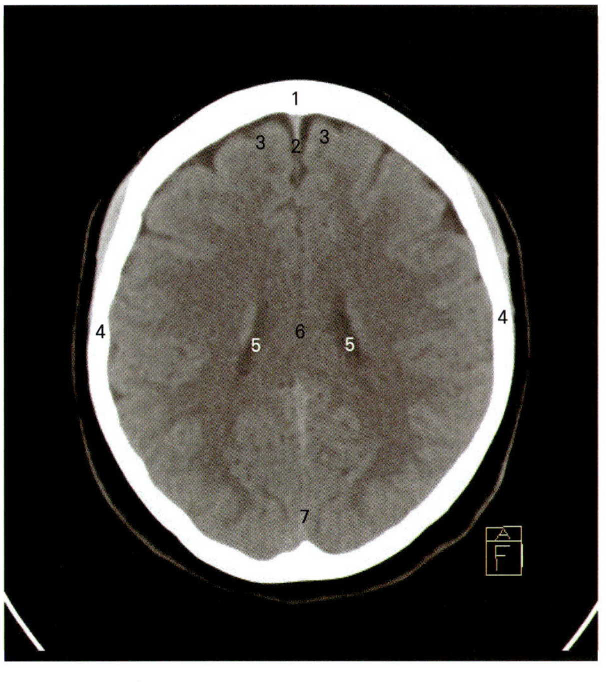

Brain CT axial image

1 Frontal bone (이마뼈)
2 Falx cerebri (대뇌낫)
3 Superior frontal gyrus (위이마이랑)
4 Parietal bone (마루뼈)
5 Lateral ventricle (가쪽뇌실)
6 Corpus callosum (뇌들보)
7 Superior sagittal sinus (위시상정맥굴)

바닥핵(basal ganglia)

① 담장(clastrum)
② 편도체(amygdaloid body)
③ 꼬리핵(caudate nucleus)
④ 렌즈핵(lentiform nucleus) : 조가비핵(putamen) + 창백핵(globus pallidus)

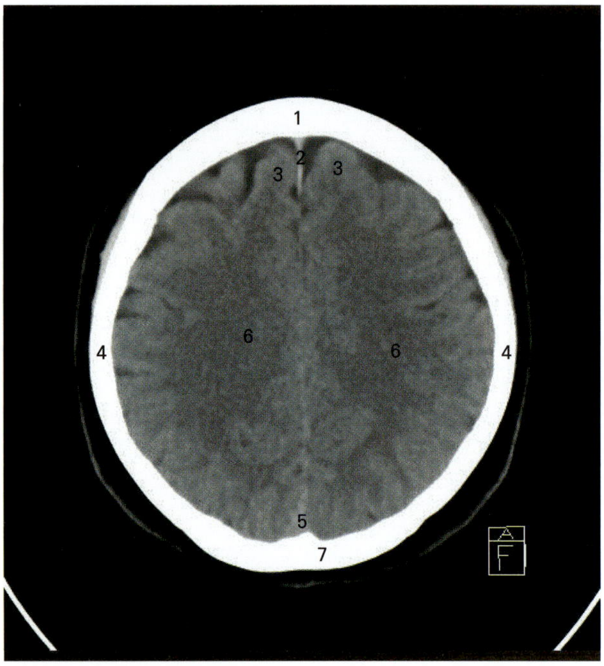

Brain CT axial image

1 Frontal bone (이마뼈)
2 Falx cerebri (대뇌낫)
3 Superior frontal gyrus (위이마이랑)
4 Parietal bone (마루뼈)
5 Superior sagittal sinus (위시상정맥굴)
6 White matter (백질)
7 Occipital bone (뒤통수뼈)

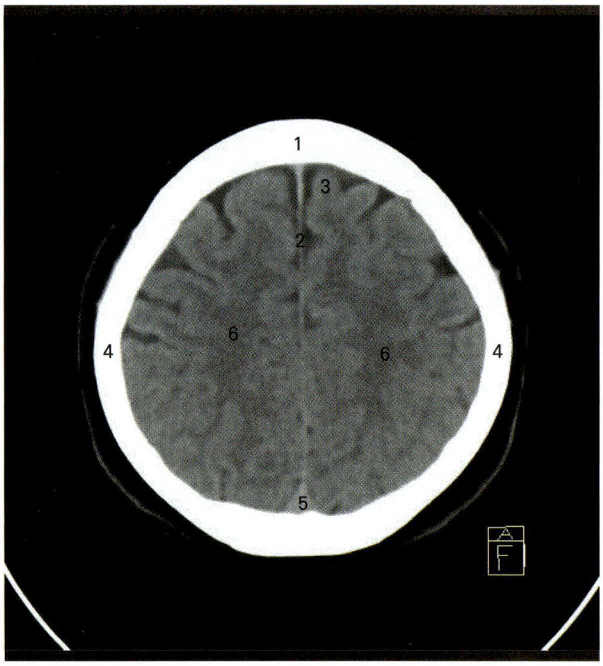

Brain CT axial image

1 Frontal bone (이마뼈)
2 Falx cerebri (대뇌낫)
3 Superior frontal gyrus (위이마이랑)
4 Parietal bone (마루뼈)
5 Superior sagittal sinus (위시상정맥굴)
6 White matter (백질)

사이뇌(diencephalon)

① 시상(thalamus) :
② 시상하부(hypothalamus) : 유두체, 깔때기, 회식융기, 뇌하수첵 및 시신경교차
③ 시상상부(epithamamus) : 솔방울샘, 고삐, 고삐삼각 및 후교련
④ 시상후부(metathalamus) : 안쪽, 가쪽무릎체

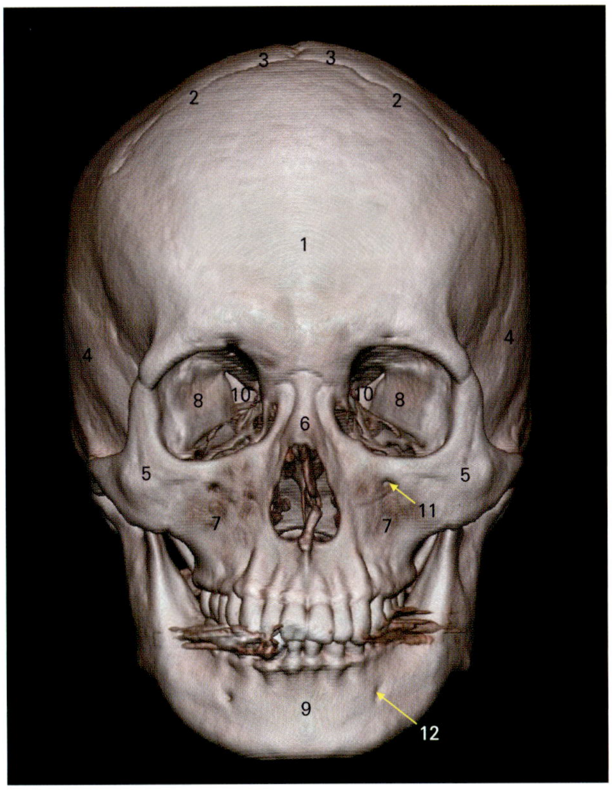

Facial CT VRT (anterior)

1 Frontal bone (이마뼈)
2 Coronal suture (관상봉합)
3 Parietal bone (마루뼈)
4 Temporal bone (관자뼈)
5 Zygomatic bone (광대뼈)
6 Nasal bone (코뼈)
7 Maxilla (위턱뼈)
8 Sphenoid bone (나비뼈)
9 Mandible (아래턱뼈)
10 Superior orbital fissure (위눈확틈새)
11 Infraorbital foramen (눈확아래구멍)
12 Mental foramen (턱끝구멍)

봉합(suture)

① 관상봉합(coronal suture) : 마루뼈 + 이마뼈
② 시상봉합(sagittal suture) : 마루뼈 + 마루뼈
③ 시옷봉합(lambdoid suture) : 마루뼈 + 뒤통수뼈
④ 비늘봉합(squamous suture) : 마루뼈 + 관자뼈

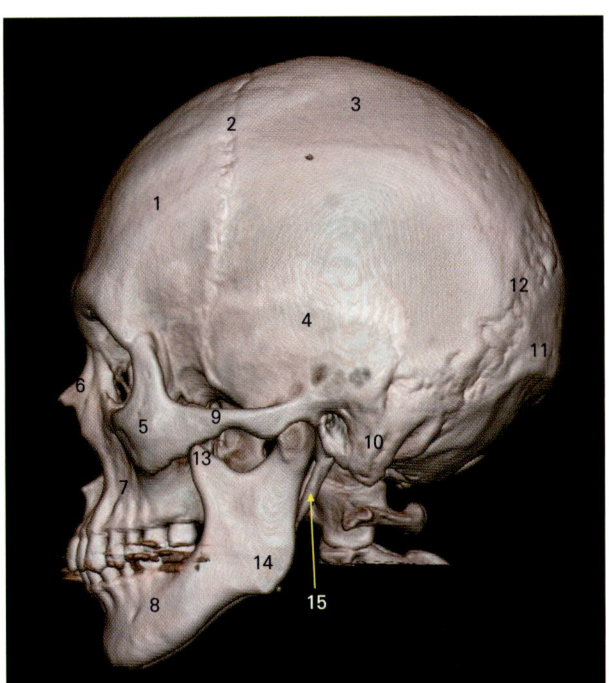

Facial CT VRT (lateral)

1 Frontal bone (이마뼈)
2 Coronal suture (관상봉합)
3 Parietal bone (마루뼈)
4 Temporal bone (관자뼈)
5 Zygomatic bone (광대뼈)
6 Nasal bone (코뼈)
7 Maxilla (위턱뼈)
8 Mandible (아래턱뼈)
9 Zygomatic arch (광대활)
10 Mastoid process (꼭지돌기)
11 Occipital bone (뒤통수뼈)
12 Lambdoid suture (시옷봉합)
13 Coronoid process (근육돌기)
14 Mandibular angle (아래턱뼈각)
15 Styloid process (붓돌기)

숫구멍(Fontanelle)

① 앞숫구멍(anterior fontanelle) : 시상봉합 + 관상봉합
② 뒤숫구멍(posterior fontanelle) : 시상봉합 + 시옷봉합
③ 앞가쪽숫구멍(anterolateral fontanelle) : 비늘봉합 + 관상봉합
④ 뒤가쪽숫구멍(posterolateral fontanelle) : 비늘봉합 + 시옷봉합

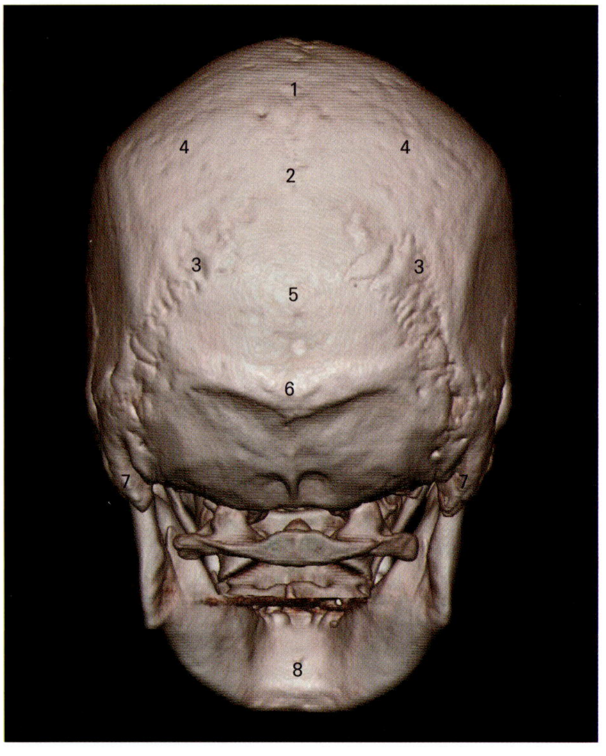

Facial CT VRT (posterior)

1 Sagittal suture (시상봉합)
2 Lamda (시옷점)
3 Lambdoid suture (시옷봉합)
4 Parietal bone (마루뼈)
5 Occipital bone (뒤통수뼈)
6 External occipital protuberance (바깥뒤통수뼈융기)
7 Mastoid process (꼭지돌기)
8 Mandible (아래턱뼈)

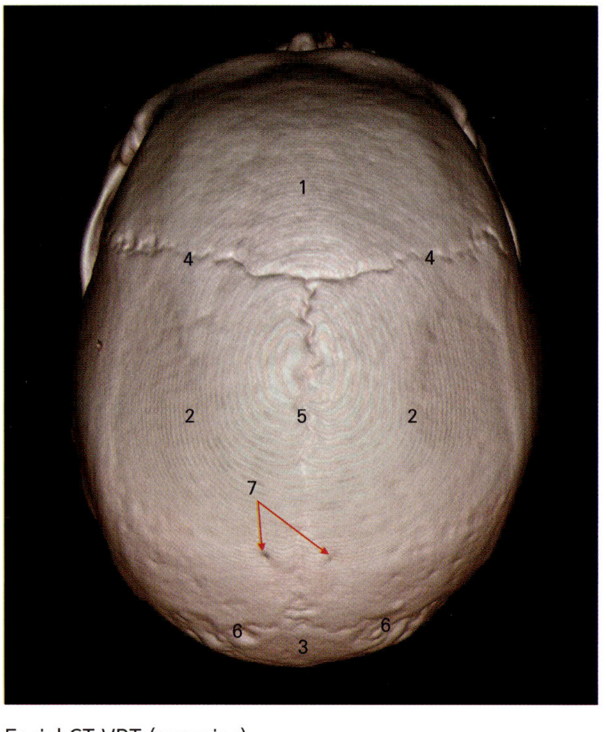

Facial CT VRT (superior)

1 Frontal bone (이마뼈)
2 Parietal bone (마루뼈)
3 Occipital bone (뒤통수뼈)
4 Coronal suture (관상봉합)
5 Sagittal suture (시상봉합)
6 Lambdoid suture (시옷봉합)
7 Parietal foramen (마루뼈구멍)

Brain CT Angio

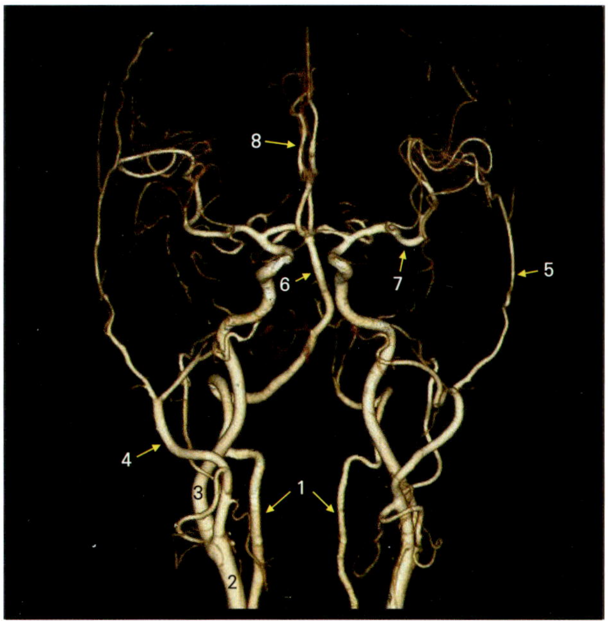

Brain CT angio VRT (anterior)

1 Vertebral artery (척추동맥)
2 Common carotid artery (온목동맥)
3 Internal carotid artery (속목동맥)
4 External carotid artery (바깥목동맥)
5 Superficial temporal artery (얕은관자동맥)
6 Basilar artery (뇌바닥동맥)
7 Middle cerebral artery (중간대뇌동맥)
8 Anterior cerebral artery (앞대뇌동맥)

온목동맥(common carotid artery)에서 분지하는 혈관

① 속목동맥(internal carotid artery)
② 바깥목동맥(external carotid artery)

속목동맥(internal carotid artery)에서 분지하는 혈관

① 눈동맥(ophthalmic artery)
② 앞대뇌동맥(anterior cerebral artery)
③ 중간대뇌동맥(middle cerebral artery)
④ 앞교통동맥(anterior communicating artery)
⑤ 뒤교통동맥(posterior communicating artery)

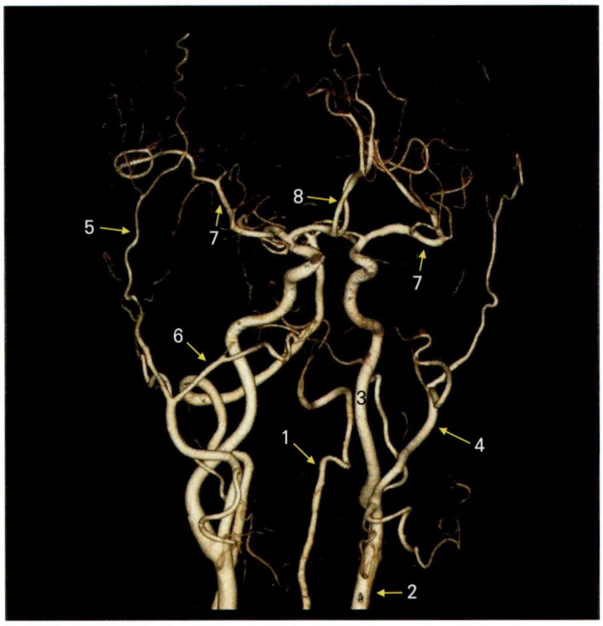

Brain CT angio VRT (oblique)

1 Vertebral artery (척추동맥)
2 Common carotid artery (온목동맥)
3 Internal carotid artery (속목동맥)
4 External carotid artery (바깥목동맥)
5 Superficial temporal artery (얕은관자동맥)
6 Maxillary artery (위턱동맥)
7 Middle cerebral artery (중간대뇌동맥)
8 Anterior cerebral artery (앞대뇌동맥)

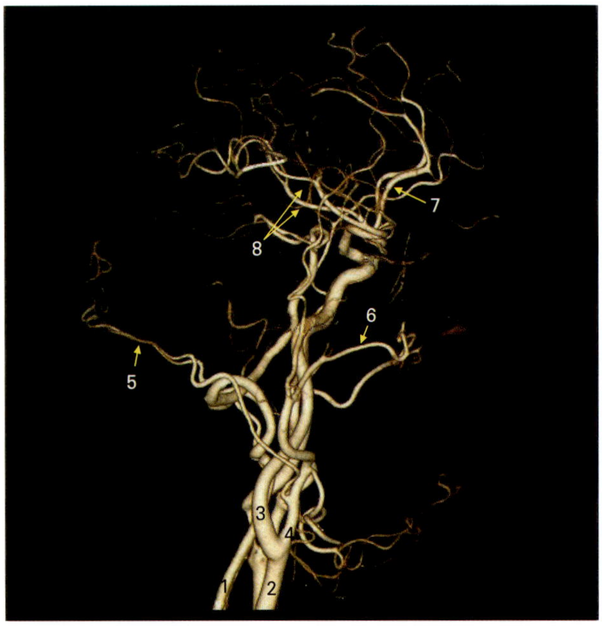

Brain CT angio VRT (lateral)

1 Vertebral artery (척추동맥)
2 Common carotid artery (온목동맥)
3 Internal carotid artery (속목동맥)
4 External carotid artery (바깥목동맥)
5 Occipital artery (뒤통수동맥)
6 Maxillary artery (위턱동맥)
7 Anterior cerebral artery (앞대뇌동맥)
8 Middle cerebral artery (중간대뇌동맥)

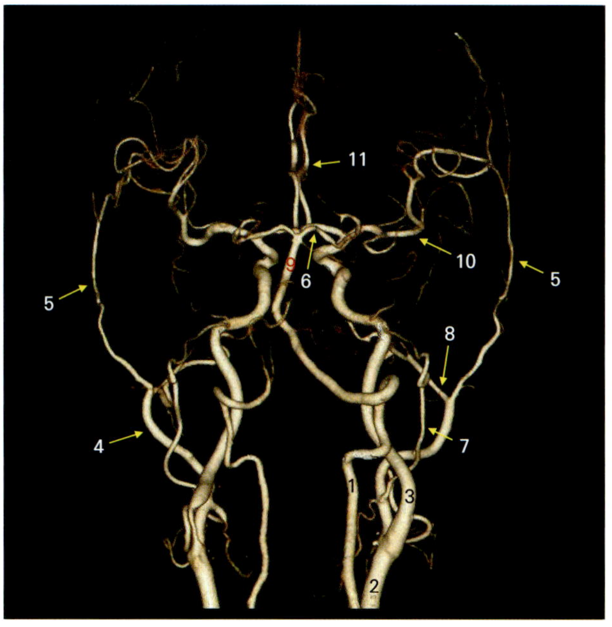

Brain CT angio VRT (posterior)

1 Vertebral artery (척추동맥)
2 Common carotid artery (온목동맥)
3 Internal carotid artery (속목동맥)
4 External carotid artery (바깥목동맥)
5 Superficial temporal artery (얕은관자동맥)
6 Posterior cerebral artery (뒤대뇌동맥)
7 Occipital artery (뒤통수동맥)
8 Maxillary artery (위턱동맥)
9 Basilar artery (뇌바닥동맥)
10 Middle cerebral artery (중간대뇌동맥)
11 Anterior cerebral artery (앞대뇌동맥)

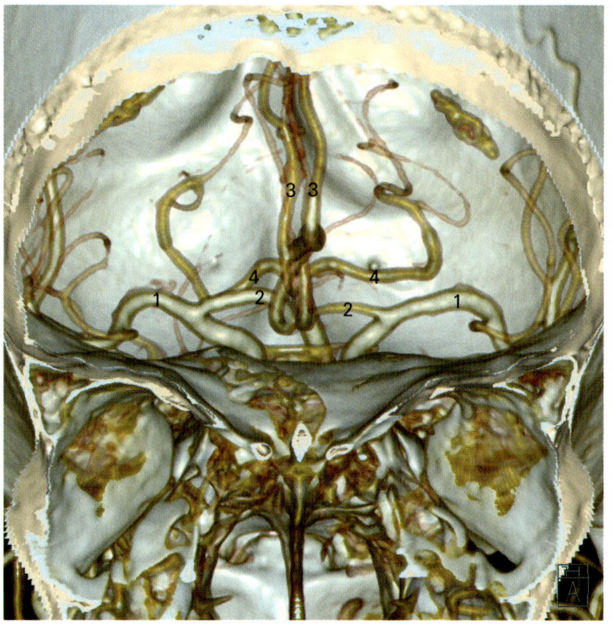

Brain CT angio VRT

1 Middle cerebral artery (중간대뇌동맥)
2 Precommunical part (교통이전부분)
3 Anterior cerebral artery (앞대뇌동맥)
4 Posterior cerebral artery (뒤대뇌동맥)

바깥목동맥(external carotid artery)에서 분지하는 혈관

① 위갑상선동맥(superior thyroid artery)
② 혀동맥(lingual artery)
③ 위턱동맥(maxillary artery)
④ 얼굴동맥(facial artery)
⑤ 얕은관자동맥(superficial temporal artery)
⑥ 뒤통수동맥(occipital artery)
⑦ 뒤귓바퀴동맥(posterior auricular artery)
⑧ 오름인두동맥(ascending pharyngeal artery)

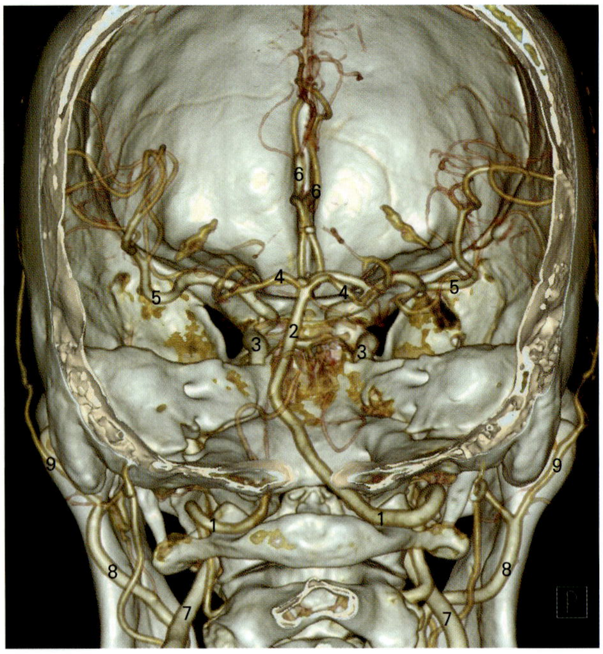

Brain CT angio VRT

1 Vertebral artery (척추동맥)
2 Basilar artery (뇌바닥동맥)
3 Internal carotid artery (속목동맥)
4 Posterior cerebral artery (뒤대뇌동맥)
5 Middle cerebral artery (중간대뇌동맥)
6 Anterior cerebral artery (앞대뇌동맥)
7 Internal carotid artery (속목동맥)
8 External carotid artery (바깥목동맥)
9 Superficial temporal artery (얕은관자동맥)

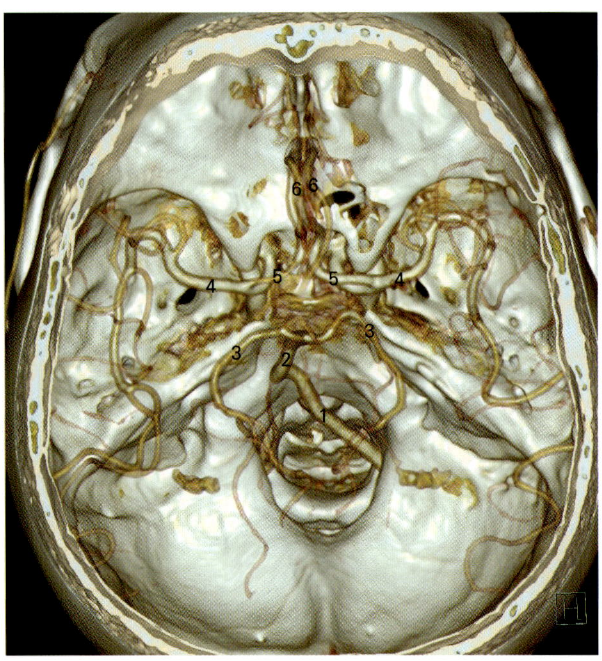

Brain CT angio VRT

1 Vertebral artery (척추동맥)
2 Basilar artery (뇌바닥동맥)
3 Posterior cerebral artery (뒤대뇌동맥)
4 Middle cerebral artery (중간대뇌동맥)
5 Precommunical part (교통이전부분)
6 Anterior cerebral artery (앞대뇌동맥)

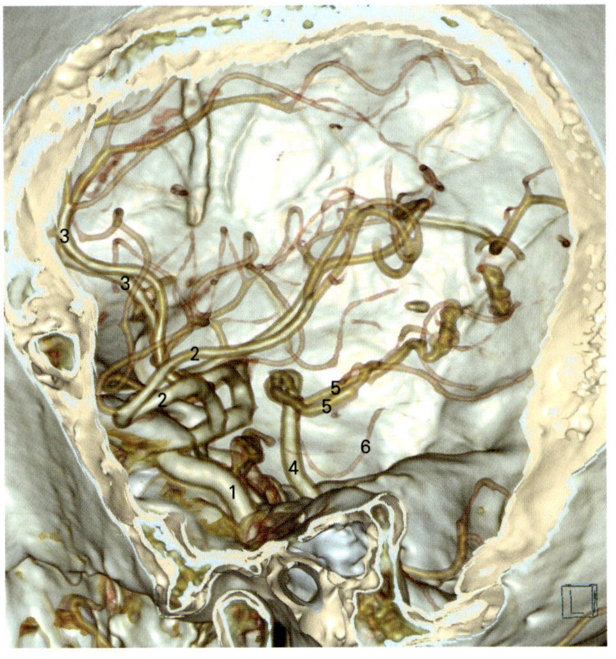

Brain CT angio VRT

1 Internal carotid artery (속목동맥)
2 Middle cerebral artery (중간대뇌동맥)
3 Anterior cerebral artery (앞대뇌동맥)
4 Basilar artery (뇌바닥동맥)
5 Posterior cerebral artery (뒤대뇌동맥)
6 Superior cerebellar artery (위소뇌동맥)

목, 머리에서 박동이 촉지 되는 동맥

① 온목동맥(common carotid artery)
② 얼굴동맥(facial artery)
③ 얕은관자동맥(superficial temporal artery)
④ 뒤통수동맥(occipital artery)

Brain MRI Angio

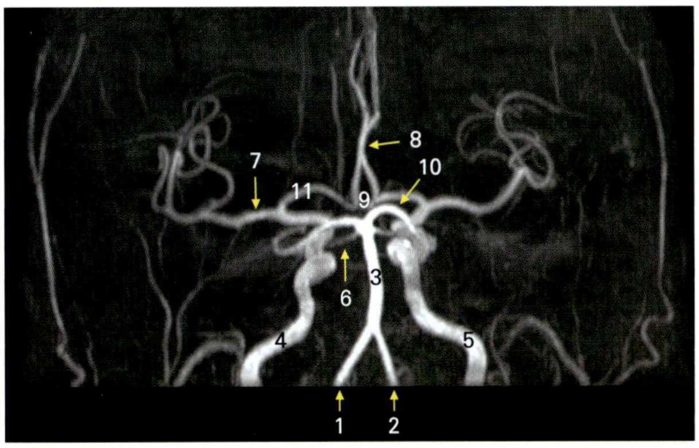

Brain MRI angio artery (anterior)

1 Right vertebral artery (오른척추동맥)
2 Left vertebral artery (왼척추동맥)
3 Basilar artery (뇌바닥동맥)
4 Right internal carotid artery (오른속목동맥)
5 Left internal carotid artery (왼속목동맥)
6 Right superior cerebellar artery (오른위소뇌동맥)
7 Right middle cerebral artery (오른중간대뇌동맥)
8 Anterior cerebral artery (앞대뇌동맥)
9 Anterior communicating artery (앞교통동맥)
10 Left posterior cerebral artery (왼뒤대뇌동맥)
11 Precommunical part (교통이전부분)

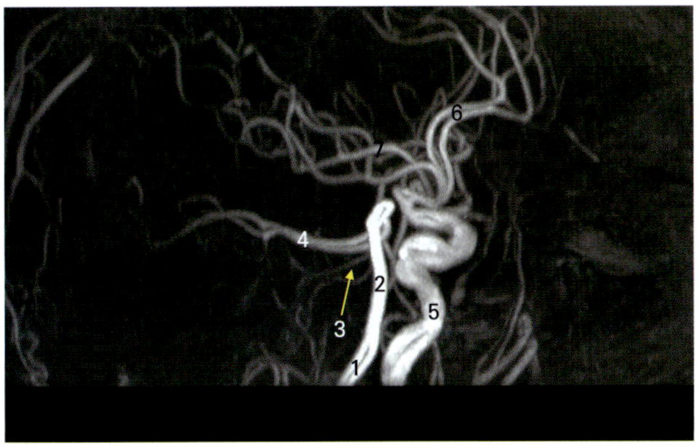

Brain MRI angio artery (lateral)

1 Vertebral artery (척추동맥)
2 Basilar artery (뇌바닥동맥)
3 Superior cerebellar artery (위소뇌동맥)
4 Posterior cerebral artery (뒤대뇌동맥)
5 Internal carotid artery (속목동맥)
6 Anterior cerebral artery (앞대뇌동맥)
7 Middle cerebral artery (중간대뇌동맥)

뇌척수액 순환(cerebrospinal fluid circulation)과 압력(pressure)

① 가쪽, 셋째, 넷째뇌실의 맥락얼기 - 뇌실사이구멍 - 셋째뇌실 - 중뇌수도관 - 넷째뇌실 - 왼,오른가쪽고랑&정중고랑 - 거미막밑공간 - 위시상정맥굴 - 속목정맥
② 누운자세 : 130~150mmHg, 앉은자세: 200~250mmHg

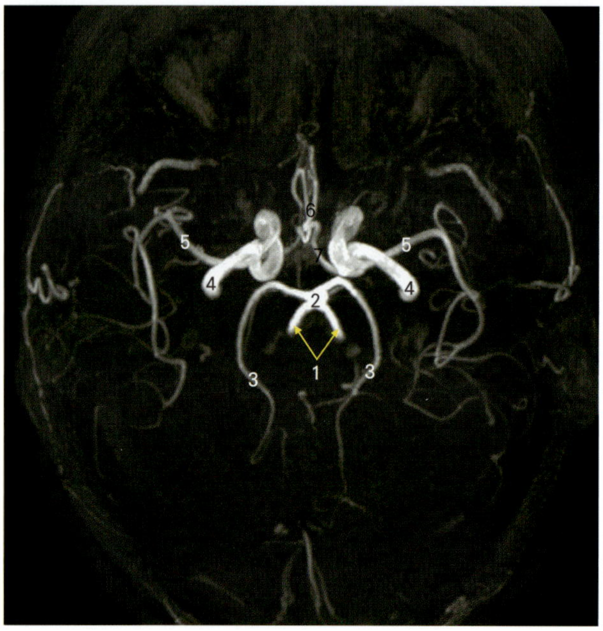

Brain MRI angio artery (inferior)

1 Vertebral artery (척추동맥)
2 Basilar artery (뇌바닥동맥)
3 Posterior cerebral artery (뒤대뇌동맥)
4 Internal carotid artery (속목동맥)
5 Middle cerebral artery (중간대뇌동맥)
6 Anterior cerebral artery (앞대뇌동맥)
7 Precommunical part (교통이전부분)

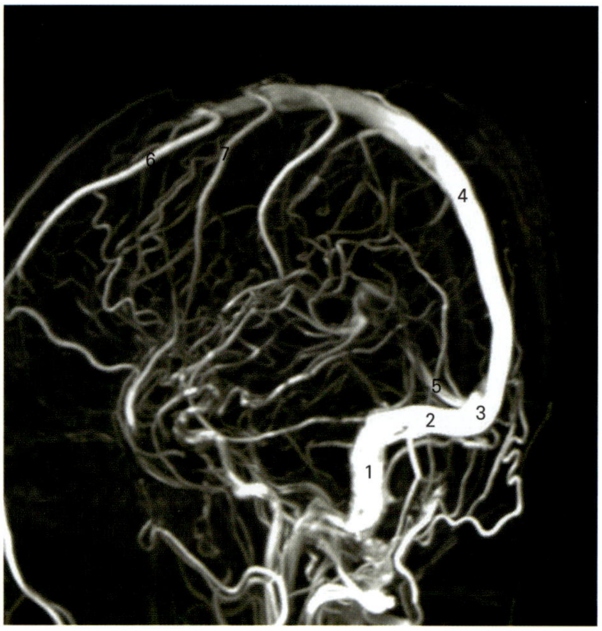

Brain MRI angio vein (lateral)

1 Sigmoid sinus (구불정맥굴)
2 Transverse sinus (가로정맥굴)
3 Confluence of sinuses (정맥굴합류)
4 Superior sagittal sinus (위시상정맥굴)
5 Straight sinus (곧은정맥굴)
6 Frontal veins (이마정맥)
7 Superior cerebral veins (위대뇌정맥)

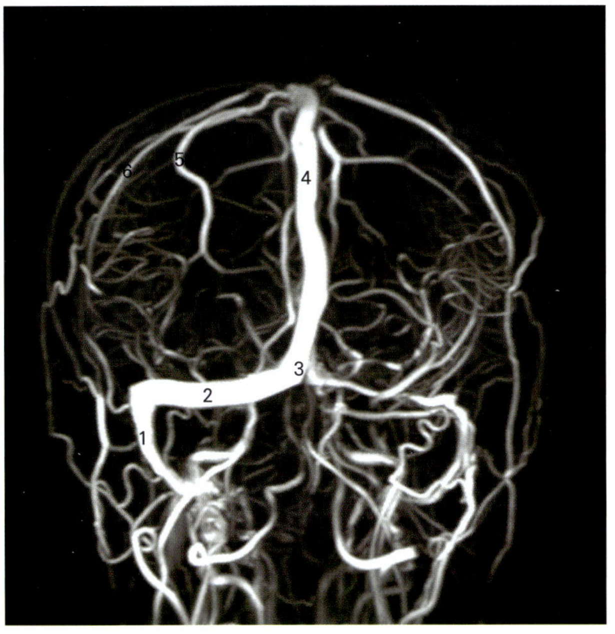

Brain MRI angio vein (posterior)

1 Sigmoid sinus (구불정맥굴)
2 Transverse sinus (가로정맥굴)
3 Confluence of sinuses (정맥굴합류)
4 Superior sagittal sinus (위시상정맥굴)
5 Frontal veins (이마정맥)
6 Superior cerebral veins (위대뇌정맥)

뇌신경(cranial nerve)

① Ⅰ - 후각신경(olfactory nerve) : 감각신경
② Ⅱ - 시각신경(optic nerve) : 감각신경
③ Ⅲ - 눈돌림신경(oculomotor nerve) : 운동신경
④ Ⅳ - 도르래신경(trochlear nerve) : 운동신경
⑤ Ⅴ - 삼차신경(trigeminal nerve) : 혼합신경(눈신경, 위턱신경, 아래턱신경)
⑥ Ⅵ - 갓돌림신경(abducent nerve) : 운동신경
⑦ Ⅶ - 얼굴신경(facial nerve) : 혼합신경
⑧ Ⅷ - 속귀신경(acoustic nerve) : 감각신경
⑨ Ⅸ - 혀인두신경(glossopharyngeal nerve) : 혼합신경
⑩ Ⅹ - 미주신경(vagus nerve) : 혼합신경
⑪ Ⅺ - 더부신경(accessory nerve) : 운동신경
⑫ Ⅻ - 혀밑신경(hypoglossal nerve)

뇌신경 기능별 분류

① 감각신경 : Ⅰ, Ⅱ, Ⅷ
② 운동신경 : Ⅲ, Ⅳ, Ⅵ, Ⅺ, Ⅻ
③ 혼합신경 : Ⅴ, Ⅶ, Ⅸ, Ⅹ

Facial CT

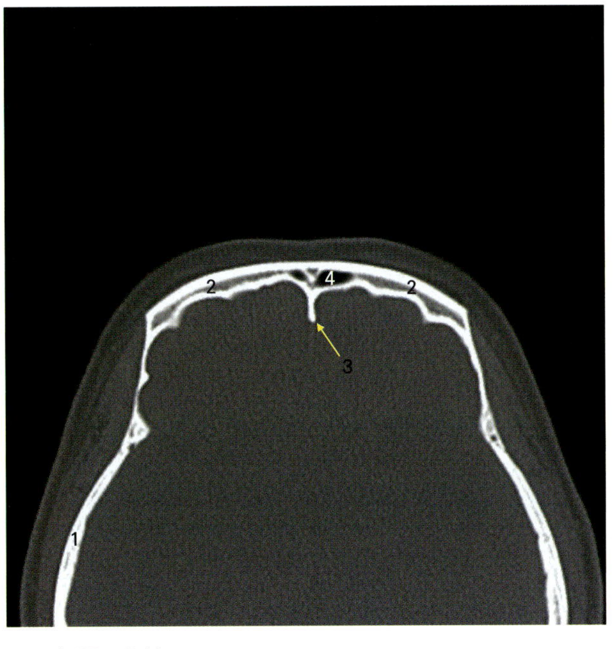

Facial CT axial image

1 Temporal bone (관자뼈)
2 Frontal bone (이마뼈)
3 Crista galli (볏돌기)
4 Frontal sinus (이마굴)

얼굴뼈(facial bone) : 9종 15개

① 코뼈(nasal bone) - 2개
② 위턱뼈(maxilla) - 2개
③ 눈물뼈(lacrimal bone) - 2개
④ 광대뼈(zygomatic bone) - 2개
⑤ 아래코선반(inferior nasal concha) - 2개
⑥ 입천장뼈(palatine bone) - 2개
⑦ 아래턱뼈(mandible) - 1개
⑧ 보습뼈(vomer) - 1개
⑨ 목뿔뼈(hyoid bone) - 1개

나비뼈(sphenoid bone)의 큰날개(greater wing)

① 원형구멍(foramen rotundum) – 위턱신경(maxillary nerve)
② 타원구멍(foramen ovale) – 아래턱신경(mandibular nerve)
③ 뇌막동맥구멍(foramen spinosum) – 중간뇌막동맥(middle meningeal artery)

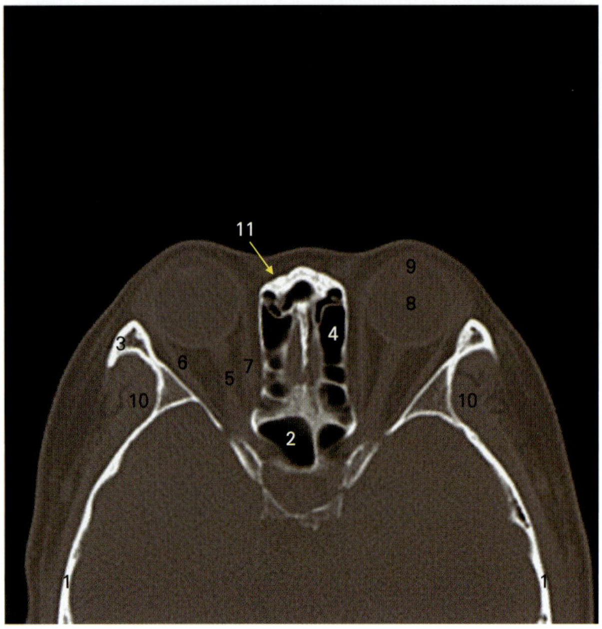

Facial CT axial image

1 Temporal bone (관자뼈)
2 Sphenoid sinus (나비굴)
3 Zygomatic bone (광대뼈)
4 Ethmoid sinus (벌집굴)
5 Optic nerve (시각신경)
6 Lateral rectus muscle (가쪽곧은근)
7 Medial rectus muscle (안쪽곧은근)
8 Eyeball (안구)
9 Lenz (수정체)
10 Temporalis muscle (관자근)
11 Nasal bone (코뼈)

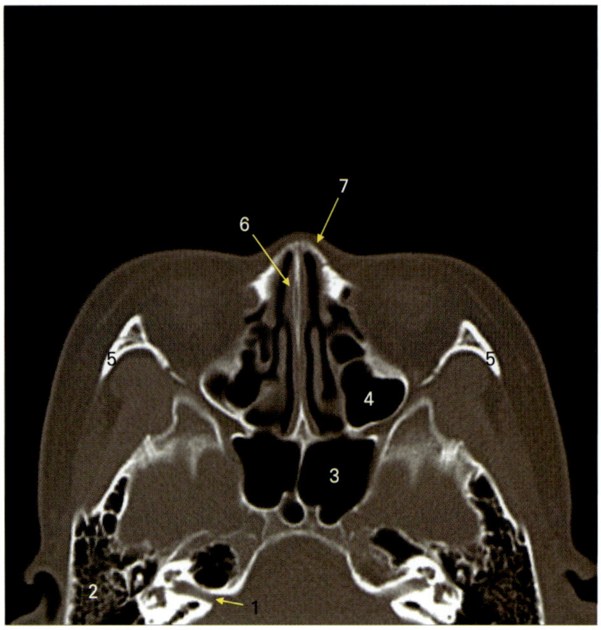

Facial CT axial image

1 Internal acoustic meatus (속귀길)
2 Mastoid air cell (꼭지벌집)
3 Sphenoid sinus (나비굴)
4 Ethmoid sinus (벌집굴)
5 Zygomatic bone (광대뼈)
6 Nasal septum (코중격)
7 Nasal bone (코뼈)

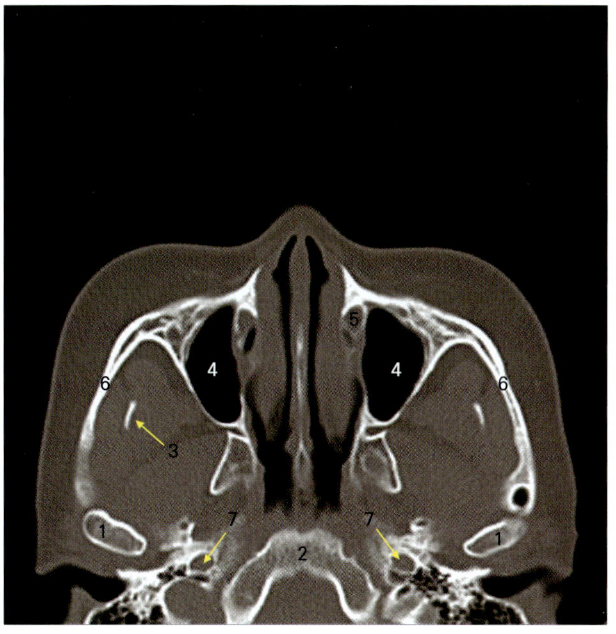

Facial CT axial image

1 Condyle of mandible (관절돌기)
2 Clivus (비스듬틀)
3 Ramus of mandible (턱뼈가지)
4 Maxillray sinus (위턱굴)
5 Nasolacrimal duct (코눈물관)
6 Zygomatic arch (광대활)
7 Internal carotid artery canal (속목동맥관)

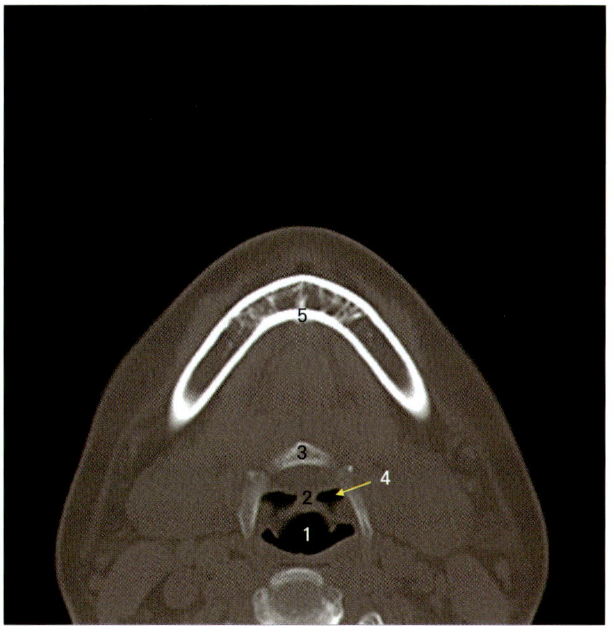

Facial CT axial image

1 Hypopharynx (아래인두)
2 Epiglottis (후두덮개)
3 Hyoid bone (목뿔뼈)
4 Epiglottic vallecula (후두덥개계곡)
5 Mandible (아래턱뼈)

관자뼈(temporal bone)의 구성

① 비늘부분(squamous portion) : 광대활(zygomatic arch), 턱관절(temporomandibular joint)
② 꼭지부분(mastoid portion) : 꼭지돌기(mastoid process)
③ 고실부분(tympanic portion) : 망치뼈(malleus), 모루뼈(incus), 등자뼈(stapes)
④ 바위부분(petrous portion) : 속귀(interal ear)

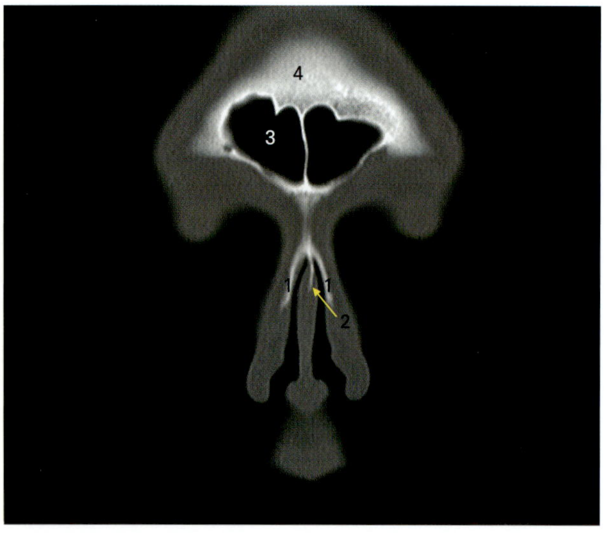

Facial CT coronal image

1 Nasal bone (코뼈)
2 Nasal septum (코중격)
3 Frontal sinus (이마굴)
4 Frontal bone (이마뼈)

눈확(orbit)

① 위벽 : 이마뼈 + 나비뼈의 작은날개
② 안쪽벽 : 벌집뼈 + 눈물뼈
③ 아래벽 : 위턱뼈 + 광대뼈
④ 가쪽벽 : 광대뼈 + 나비뼈의 큰날개

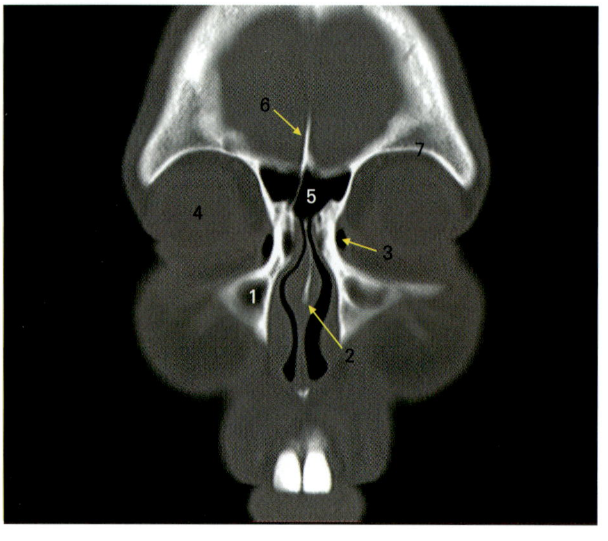

Facial CT coronal image

1 Maxillary sinus (위턱굴)
2 Nasal septum (코중격)
3 Nasolacrimal duct (코눈물관)
4 Eyeball (안구)
5 Frontal sinus (이마굴)
6 Crista galli (볏돌기)
7 Superior orbital margin (눈확위모서리)

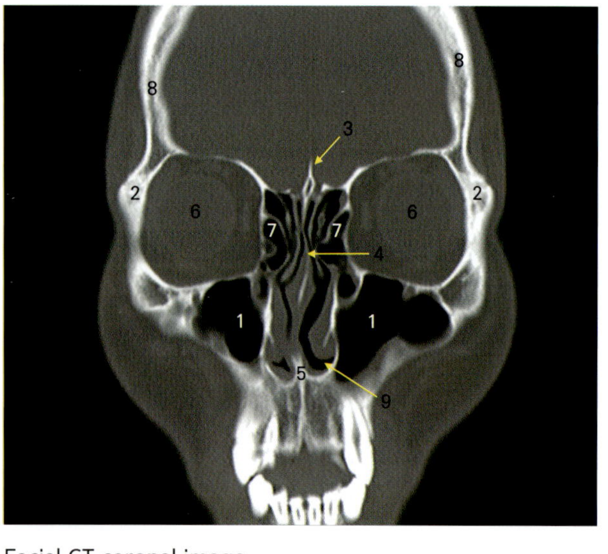

Facial CT coronal image

1 Maxillary sinus (위턱굴)
2 Frontozygomatic suture (이마광대봉합)
3 Crista galli (볏돌기)
4 Perpendicular plate (수직판)
5 Vomer (보습뼈)
6 Eyeball (안구)
7 Ethmoidal cell (벌집뼈벌집)
8 Frontal bone (이마뼈)
9 Inferior nasal meatus (아래코길)

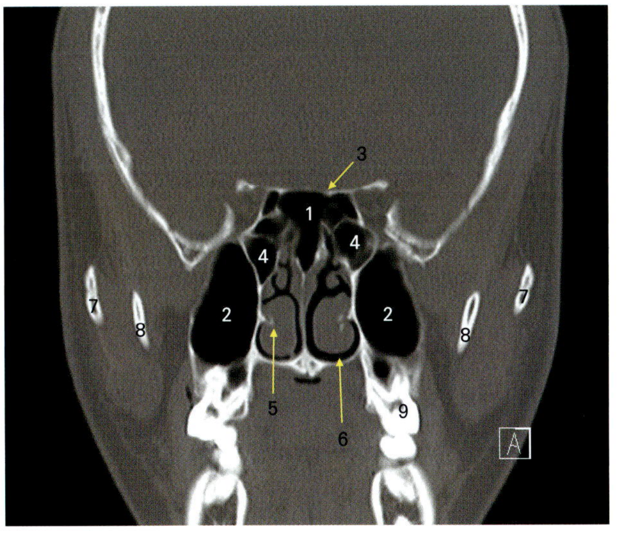

Facial CT coronal image

1 Sphenoid sinus (나비굴)
2 Maxillary sinus (위턱굴)
3 Crista galli (볏돌기)
4 Ethmoidal cell (벌집뼈벌집)
5 Inferior nasal concha (아래코선반)
6 Inferior nasal meatus (아래코길)
7 Zygomatic bone (광대뼈)
8 Mandible (아래턱뼈)

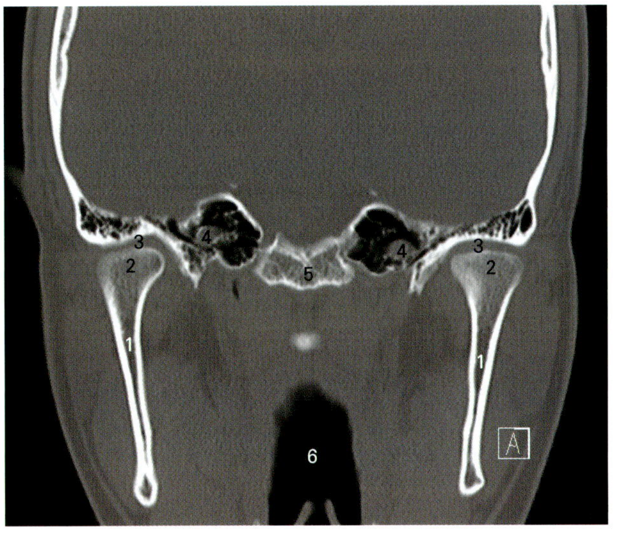

Facial CT coronal image

1 Ramus of mandibular (턱뼈가지)
2 Condylar process (관절돌기)
3 Temporomandibular joint (턱관절)
4 Internal carotid canal (속목동맥관)
5 Clivus (비스듬틀)
6 Nasopharynx (코인두)

안구의 구조

① 섬유막(fibrous tunic) : 각막(cornea), 공막(sclera)
② 혈관막(vascular tunic) : 맥락막(choroid), 섬모체(ciliar body), 홍채(iris)
③ 신경막(nervous tunic) : 망막(retina)

안구근육에 관여하는 신경

① 눈돌림신경 : 위곧은근(superior rectus), 아래곧은근(inferior rectus), 안쪽곧은근(medial rectus), 아래빗근(inferior obliques)
② 도르래신경 : 위빗근(superior obliques)
③ 갓돌림신경 : 가쪽곧은곤(lateral rectus)

Temporal CT

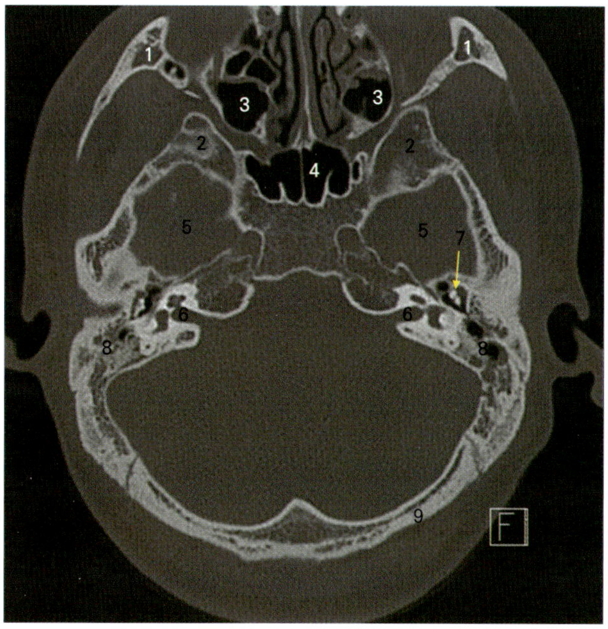

Temporal CT axial image

1 Zygomatic bone (광대뼈)
2 Sphenoid bone (나비뼈)
3 Ethmoid sinus (벌집굴)
4 Sphenoid sinus (나비굴)
5 Temporal lobe (관자엽)
6 Internal acoustic meatus (속귀길)
7 Auditory ossicles (귓속뼈)
8 Mastoid air cell (꼭지벌집)
9 Occipital bone (뒤통수뼈)

평형청각기

① 바깥귀(external ear)
② 중간귀(middle ear)
③ 속귀(internal ear)

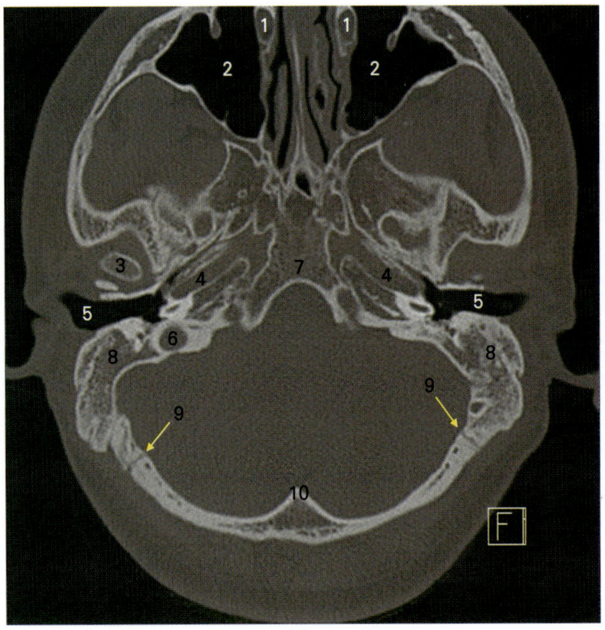

Temporal CT axial image

1 Nasolacrimal duct (코눈물관)
2 Maxillary sinus (위턱굴)
3 Condylar process (관절돌기)
4 Internal carotid artery canal (속목동맥관)
5 External auditory meatus (바깥귀길)
6 Internal jugular vein canal (속목정맥관)
7 Clivus (비스듬틀)
8 Mastoid air cell (꼭지벌집)
9 Lambdoid suture (시옷봉합)
10 Internal occipital protuberance (속뒤통수뼈융기)

귓속뼈(auditory bone)

① 망치뼈(malleus)
② 모루뼈(incus)
③ 등자뼈(stapes)

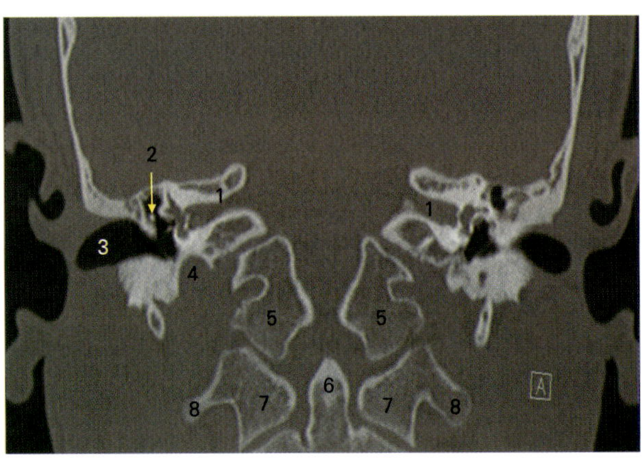

Temporal CT axial image

1 Internal acoustic meatus (속귀길)
2 Auditory ossicles (이소골)
3 External auditory meatus (바깥귀길)
4 Internal jugular vein canal (속목정맥관)
5 Occipital condyle (뒤통수뼈관절융기)
6 Odontoid process (치아돌기)
7 Lateral mass (가쪽덩이)
8 Transverse process (가로돌기)

뼈미로(bony labyrinth)

① 안뜰(bestibule)
② 뼈반고리관(bony semicircular canal)
③ 달팽이(cochlea)

막미로(membranous labyrinth)

① 타원주머니와 둥근주머니(utricle and saccule)
② 막반고리관(membranous semicircular canals)
③ 달팽이관(cochlear duct)

Neck CT

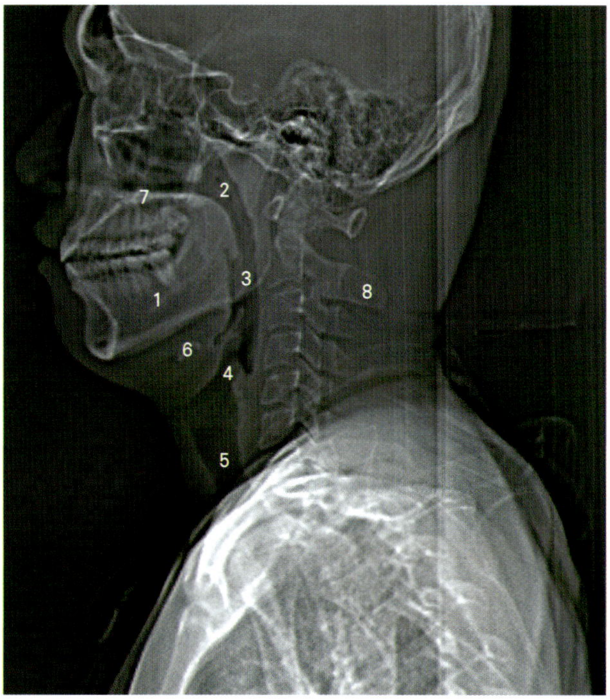

Neck CT topogram

1 Body of mandible (턱뼈몸통)
2 Nasopharynx (코인두)
3 Oropharynx (입인두)
4 Larynx (후두)
5 Trachea (기관)
6 Hyoid bone (목뿔뼈)
7 Hard palate (단단입천장)
8 Spinous process (가시돌기)

인두의 위치에 따른 분류

① 코인두(nasopharynx)
② 입인두(oropharynx)
③ 후두인두(laryngopharynx)

큰침샘의 종류

① 귀밑샘(parotid gland)
② 턱밑샘(submandibular gland)
③ 혀밑샘(sublingual gland)

작은침샘의 종류

① 입술샘(labial gland)
② 볼샘(buccal gland)
③ 입천장샘(palatine gland)
④ 혀샘(lungual gland)

입의 근육

① 여는데 관여하는 근육
- 작은광대근(zygomaticus minor)
- 큰광대근(zygomaticus major)
- 입꼬리당김근(risorius)
- 입꼬리내림근(depressor anguli oris)
- 윗입술콧방울올림근(levator labii superior alaque nasi)

② 다무는데 관여하는 근육
- 볼근(buccinator)
- 입둘레근(orbicularis oris)

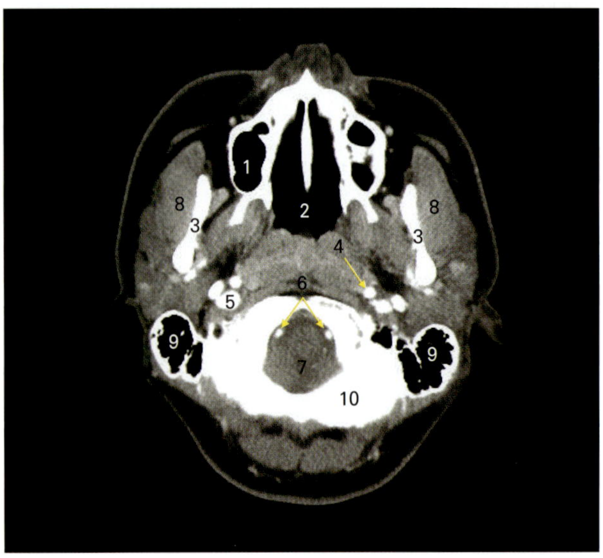

Neck CT axial image

1 Maxillary sinus (위턱굴)
2 Nasopharynx (코인두)
3 Ramus of mandible (턱뼈가지)
4 Internal carotid artery (속목동맥)
5 Internal jugular vein (속목정맥)
6 Vertebral artery (척추동맥)
7 Medulla oblongata (숨뇌)
8 Masseter muscle (깨물근)
9 Mastoid air cell (꼭지벌집)
10 Occipital bone (뒤통수뼈)

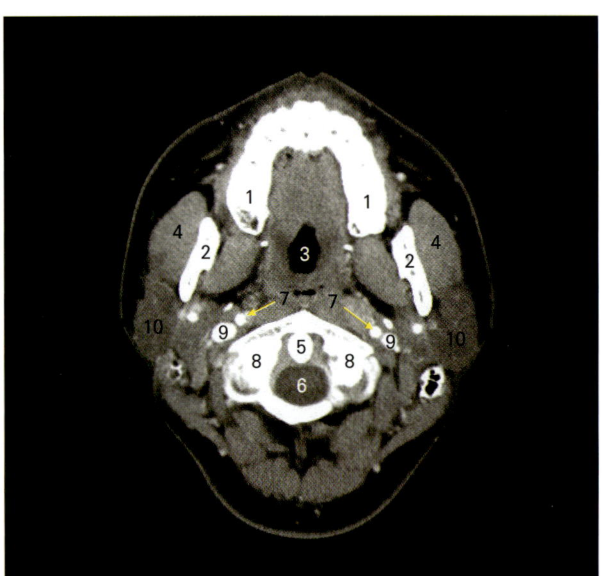

Neck CT axial image

1 Maxilla (위턱뼈)
2 Ramus of mandible (턱뼈가지)
3 Pharynx (인두)
4 Masseter muscle (깨물근)
5 Odontoid process (치아돌기)
6 Spinal cord (척수)
7 Internal carotid artery (속목동맥)
8 Lateral mass of atlas (고리뼈 가쪽덩이)
9 Internal jugular vein (속목정맥)
10 Parotid gland (귀밑샘)

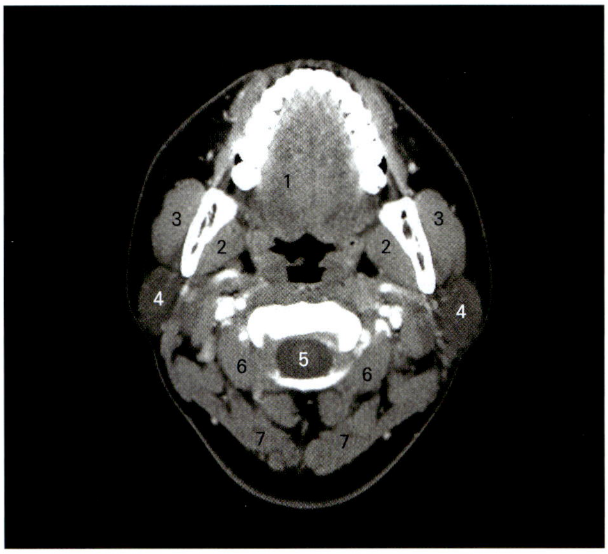

Neck CT axial image

1 Tongue (혀)
2 Medial pterygoid muscle (안쪽날개근)
3 Masseter muscle (깨물근)
4 Parotid gland (귀밑샘)
5 Spinal cord (척수)
6 Obliquus capitis inferior muscle (아래머리빗근)
7 Semispinalis capitis muscle (머리반가시근)

혀의 유두

① 실유두(filiform papillae)
② 버섯유두(fungiform papillae)
③ 잎새유두(foliate papillae)
④ 성곽유두(vallate papillae)

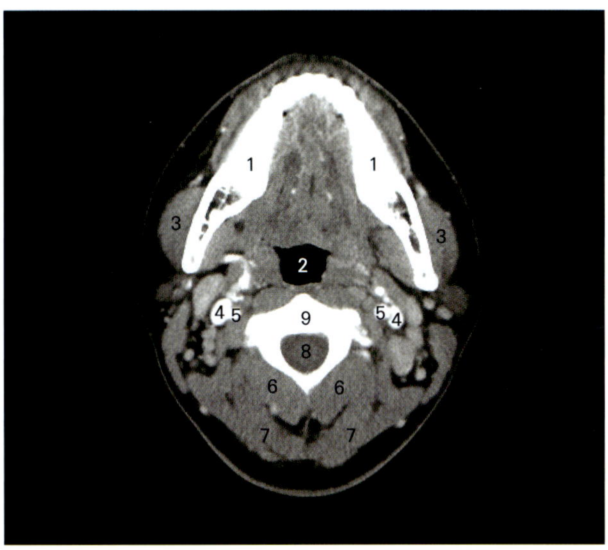

Neck CT axial image

1 Maxilla (위턱뼈)
2 Oropharynx (입인두)
3 Masseter muscle (깨물근)
4 Internal jugular vein (속목정맥)
5 Internal carotid artery (속목동맥)
6 Obliquus capitis inferior muscle (아래머리빗근)
7 Semispinalis capitis muscle (머리반가시근)
8 Spinal cord (척수)
9 Axis (중쇠뼈)

치아의 수

① 탈락치아 : 앞니(8), 송곳니(4), 어금니(8)
② 영구치아 : 앞니(8), 송곳니(4), 작은어금니(8), 큰어금니(12)

씹기근육(muscle of mastication) 의 종류

- 아래턱신경의 지배를 받음
  ① 깨물근(masseter muscles)
  ② 관자근(temporalis muscles)
  ③ 안쪽날개근(medial pterygoideus)
  ④ 가쪽날개근(lateral pterygoideus)

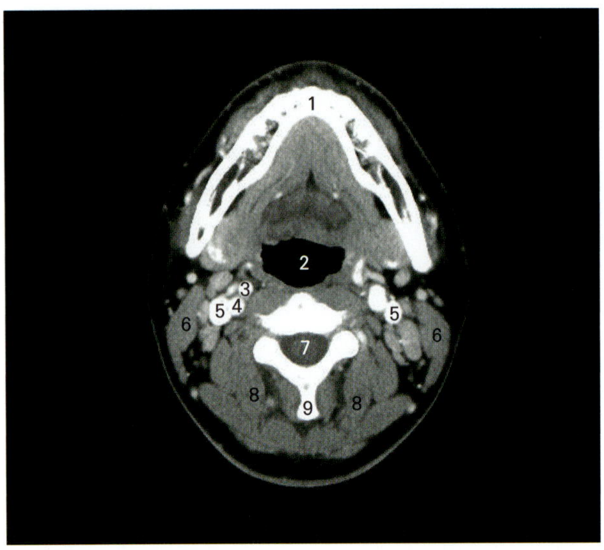

Neck CT axial image

1 Mandible (아래턱뼈)
2 Oropharynx (입인두)
3 External carotid artery (바깥목동맥)
4 Internal carotid artery (속목동맥)
5 Internal jugular vein (속목정맥)
6 Sternocleidomastoid muscle (목빗근)
7 Spinal cord (척수)
8 Semispinalis capitis muscle (머리반가시근)
9 Spinous process (가시돌기)

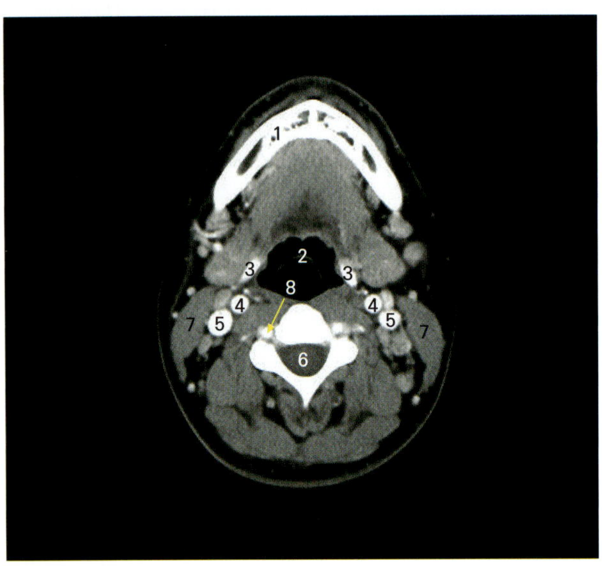

Neck CT axial image

1 Mandible (아래턱뼈)
2 Epiglottis (후두덮개)
3 Hyoid bone (목뿔뼈)
4 Common carotid artery (온목동맥)
5 Internal jugular vein (속목정맥)
6 Spinal cord (척수)
7 Sternocleidomastoid muscle (목빗근)
8 Vertebral artery (척추동맥)

얕은목근육(superficial cervical muscle)

① 넓은목근(platysma) : 피부밑으로 넓게 퍼짐, 목주름 형성, 슬픈표정
② 목빗근(sternocleidomastoideus) : 머리를 옆으로 돌리는 근육

후두연골(larygeal cartilage)의 종류 - 6종류 9개

① 후두덮개(epiglottis) - 1개
② 방패연골(thyroid cartilage) - 1개
③ 반지연골(cricoid cartilage) - 1개
④ 모뿔연골(arytenoid cartilage) - 1쌍
⑤ 잔뿔연골(corniculate cartilage) -1쌍
⑥ 쐐기연골(cuneiform cartilage) -1쌍

후두근육 분류

① 반지방패근(cricothyriod muscle)
② 뒤반지모뿔근(posterior cricoarytenoid muscle)
③ 모뿔근(arytenoid muscle)
④ 가쪽반지모뿔근(lateral cricoarytenoid muscle)
⑤ 방패모뿔근(thyroarytenoid muscle)
⑥ 방패후두덮개근(thyreoepiglotticus muscle)

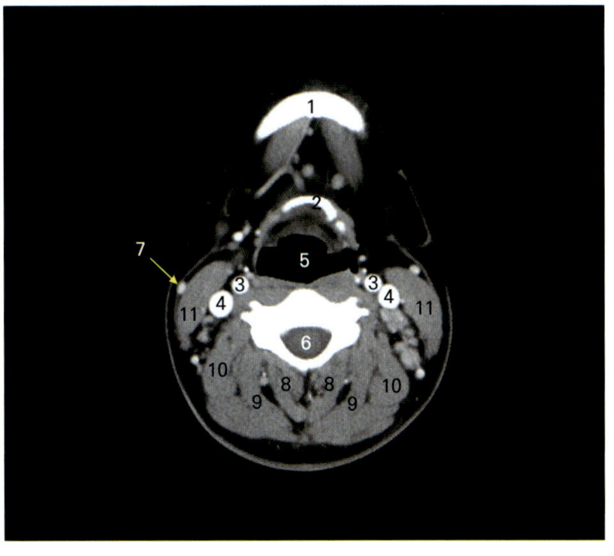

Neck CT axial image

1 Mandible (아래턱뼈)
2 Hyoid bone (목뿔뼈)
3 Common carotid artery (온목동맥)
4 Internal jugular vein (속목정맥)
5 Hypopharynx (아래인두)
6 Spinal cord (척수)
7 External jugular vein (바깥목정맥)
8 Spinalis cervicis muscle (목가시근)
9 Semispinalis capitis muscle (머리반가시근)
10 Levator scapulae muscle (어깨올림근)
11 Sternocleidomastoid muscle (목빗근)

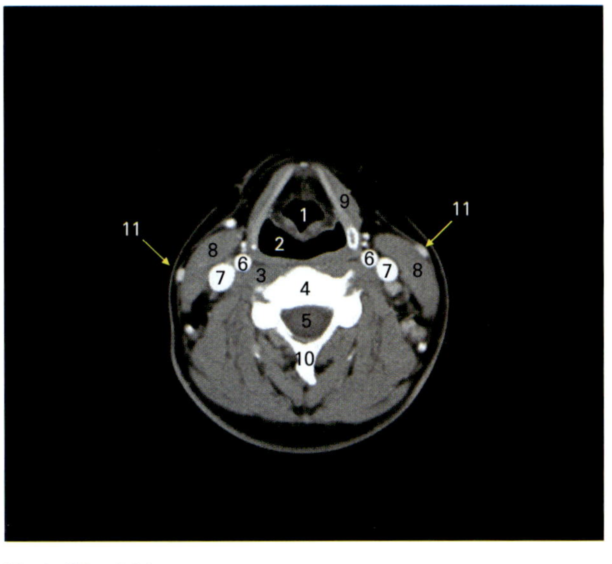

Neck CT axial image

1 Larynx (후두)
2 Hypopharynx (아래인두)
3 Longus colli muscle (긴목근)
4 Vertebral body (척추뼈몸통)
5 Spinal cord (척수)
6 Common carotid artery (온목동맥)
7 Internal jugular vein (속목정맥)
8 Sternocleidomastoid muscle (목빗근)
9 Sternothyroid muscle (복장방패근)
10 Spinous process (가시돌기)
11 External jugular vein (바깥목정맥)

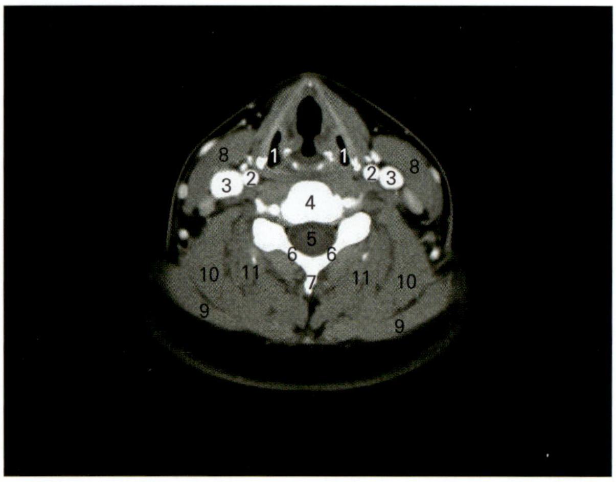

Neck CT axial image

1 Piriform sinus (조롱박굴)
2 Common carotid artery (온목동맥)
3 Internal jugular vein (속목정맥)
4 Vertebral body (척추뼈몸통)
5 Spinal cord (척수)
6 Lamina (고리판)
7 Spinous process (가시돌기)
8 Sternocleidomastoid muscle (목빗근)
9 Trapezius muscle (등세모근)
10 Levator scapulae muscle (어깨올림근)
11 Spinalis cervicis muscle (목가시근)

삼차신경(아래턱신경) : 혀의 앞쪽 2/3 미각과 턱밑샘, 혀밑샘 분비
혀인두신경 : 혀의 뒤쪽 1/3 미각과 귀밑샘 분비

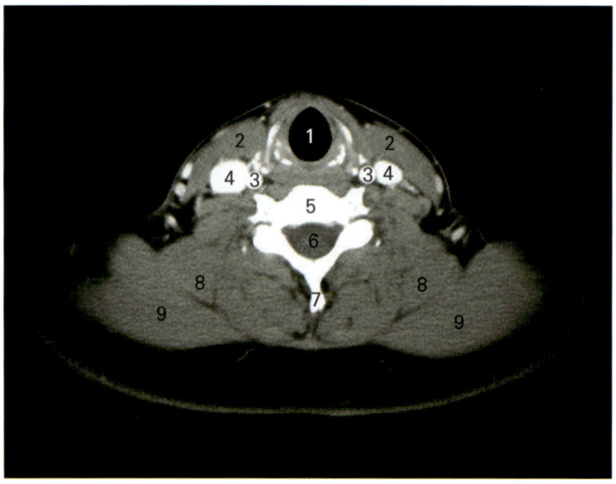

Neck CT axial image

1 Trachea (기관)
2 Sternocleidomastoid muscle (목빗근)
3 Common carotid artery (온목동맥)
4 Internal jugular vein (속목정맥)
5 Vertebral body (척추뼈몸통)
6 Spinal cord (척수)
7 Spinous process (가시돌기)
8 Levator scapulae muscle (어깨올림근)
9 Trapezius muscle (등세모근)

식도의 생리적 협착부

① 식도기시부(C6)
② 기관분기부(T4,5)
③ 가로막통과부(T11)

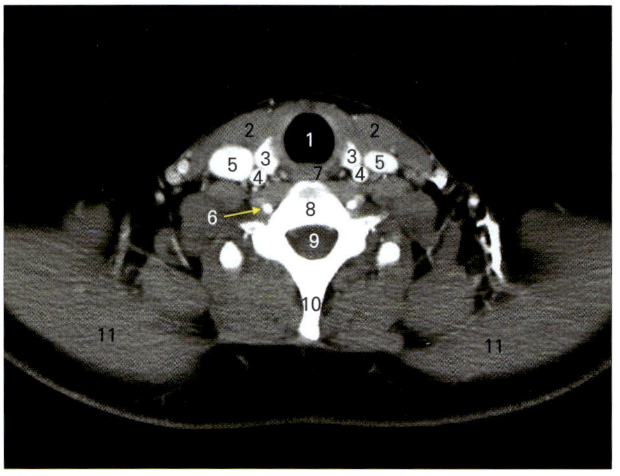

Neck CT axial image

1 Trachea (기관)
2 Sternocleidomastoid muscle (목빗근)
3 Thyroid gland (갑상샘)
4 Common carotid artery (온목동맥)
5 Internal jugular vein (속목정맥)
6 Vertebral artery (척추동맥)
7 Esophagus (식도)
8 Vertebral body (척추뼈몸통)
9 Spinal cord (척수)
10 Spinous process (가시돌기)
11 Trapezius muscle (등세모근)

갑상샘(thyroid gland)

① 분비되는 호르몬 : T3(triiodothyronin), T4(thyroxine)
② 갑상선기능항진증 : 식욕왕성, 체중감소, 심장박동촉진, 바세도우병(기초대사증진, 안구돌출)
③ 갑상선기능저하증 : 크레틴병, 점액수종

덧갑상샘(parathyroid gland)

① 체내의 칼슘과 인의 대사 관여 함
② 기능 항진 : 골연화현상, 골다공증
③ 기능 저하 : 저칼슘혈증, 테타니병(근육 경련과 수축)

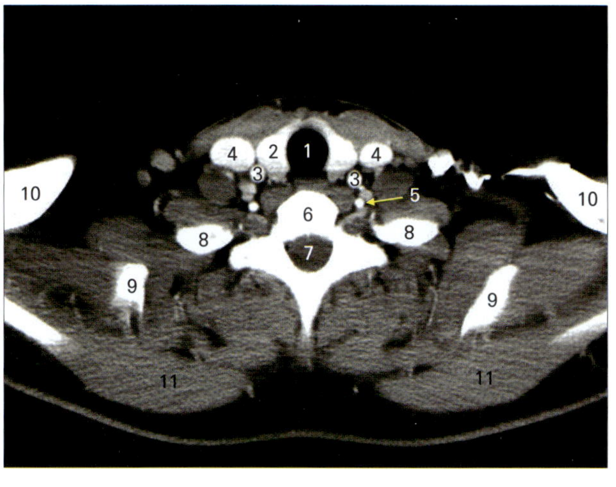

Neck CT axial image

1 Trachea (기관)
2 Thyroid gland (갑상샘)
3 Common carotid artery (온목동맥)
4 Internal jugular vein (속목정맥)
5 Vertebral artery (척추동맥)
6 Vertebral body (척추뼈몸통)
7 Spinal cord (척수)
8 Rib (갈비뼈)
9 Scapula (어깨뼈)
10 Clavicle (빗장뼈)
11 Trapezius muscle (등세모근)

Neck MRI Angio

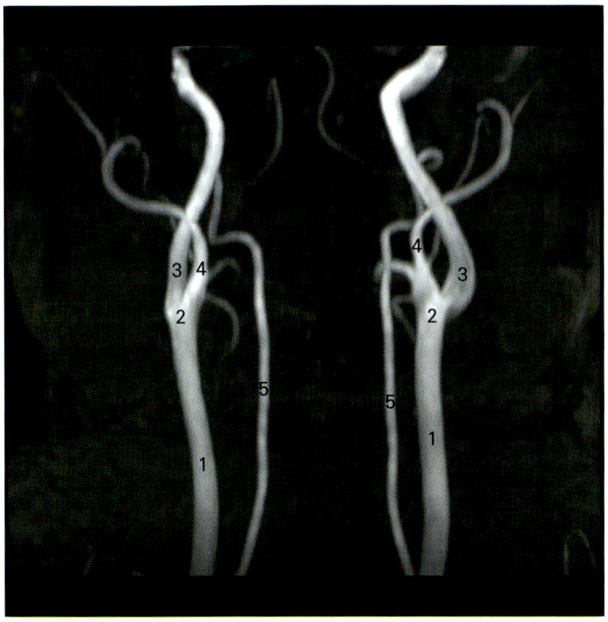

Neck MRI angio (anterior)

1 Common carotid artery (온목동맥)
2 Carotid sinus (목동맥팽대)
3 Internal carotid artery (속목동맥)
4 External carotid artery (바깥목동맥)
5 Vertebral artery (척추동맥)

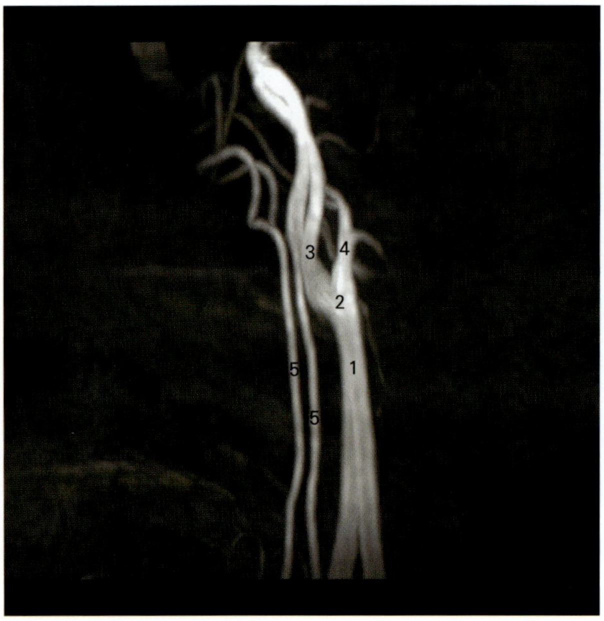

Neck MRI angio (lateral)

1 Common carotid artery (온목동맥)
2 Carotid sinus (목동맥팽대)
3 Internal carotid artery (속목동맥)
4 External carotid artery (바깥목동맥)
5 Vertebral artery (척추동맥)

Thyroid Ultrasound

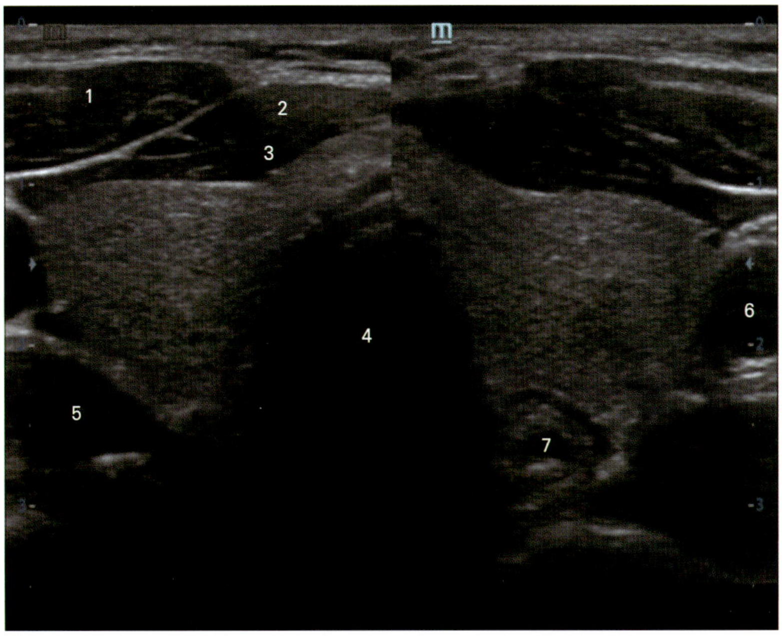

Thyroid Ultrasound image - 가로영상

1 SCM, sternocleidomastoid muscle (목빗근)
2 SHM, sternohyoid muscle (복장목뿔근)
3 STM, sternothyroid muscle (복장방패근)
4 Trachea (기관)
5 LCM, longus colli muscle (긴목근)
6 Common carotid artery (온목동맥)
7 Esophagus (식도)

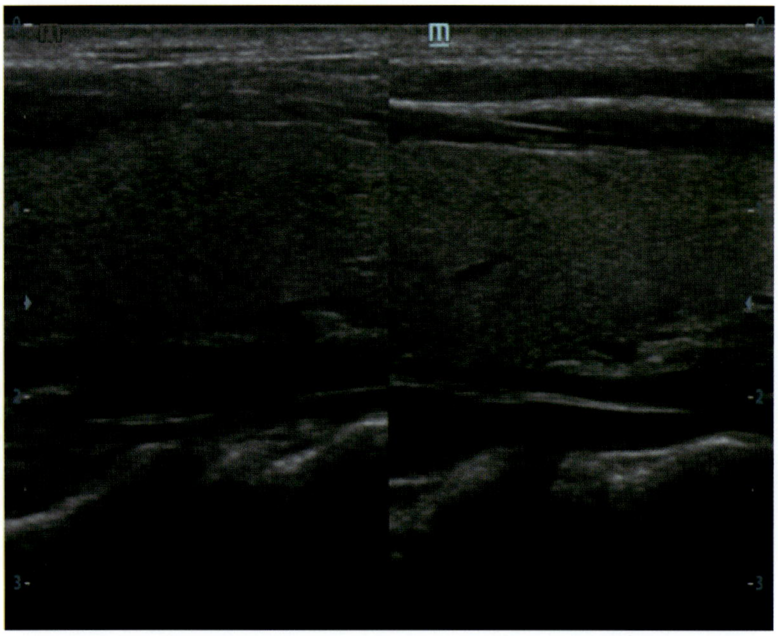

Thyroid Ultrasound image - 세로영상

Exercise

01

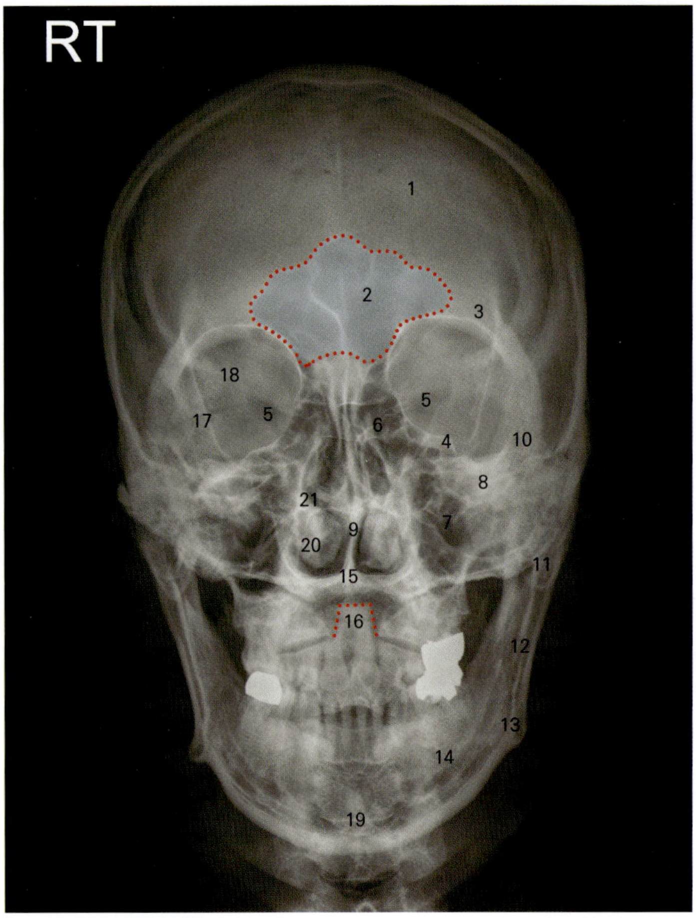

Skull PA axial image

1

2

3

4

5

6

7

8

9

10

11

12

13

14

15

16

17

18

19

20

21

02

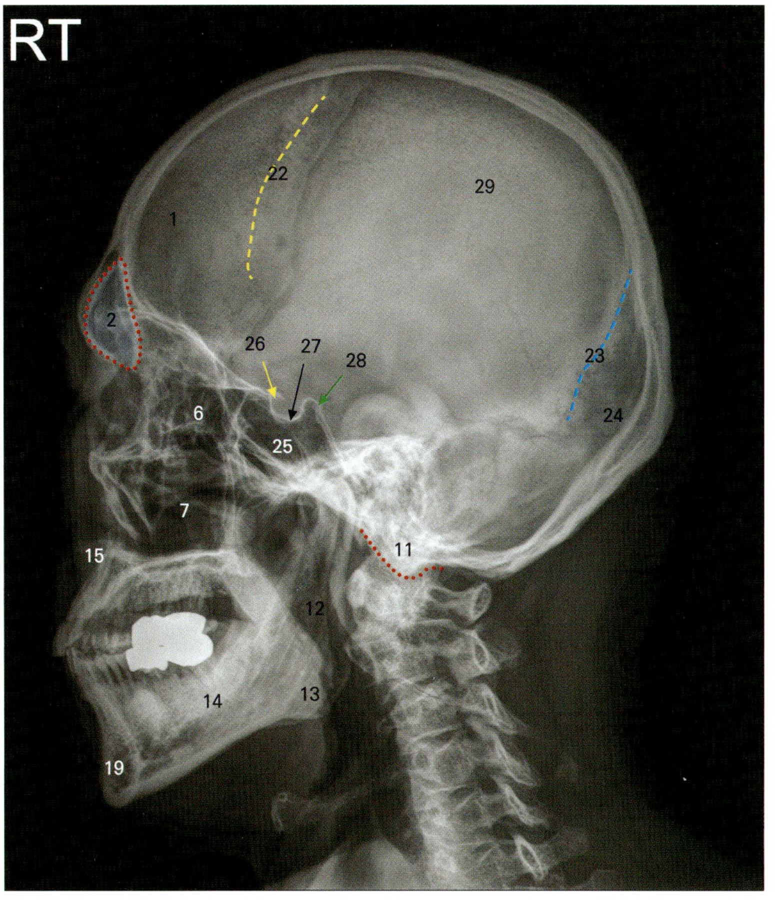

Skull lateral image

1		22	
2		23	
6		24	
7		25	
11		26	
12		27	
13		28	
14		29	
15			
19			

03

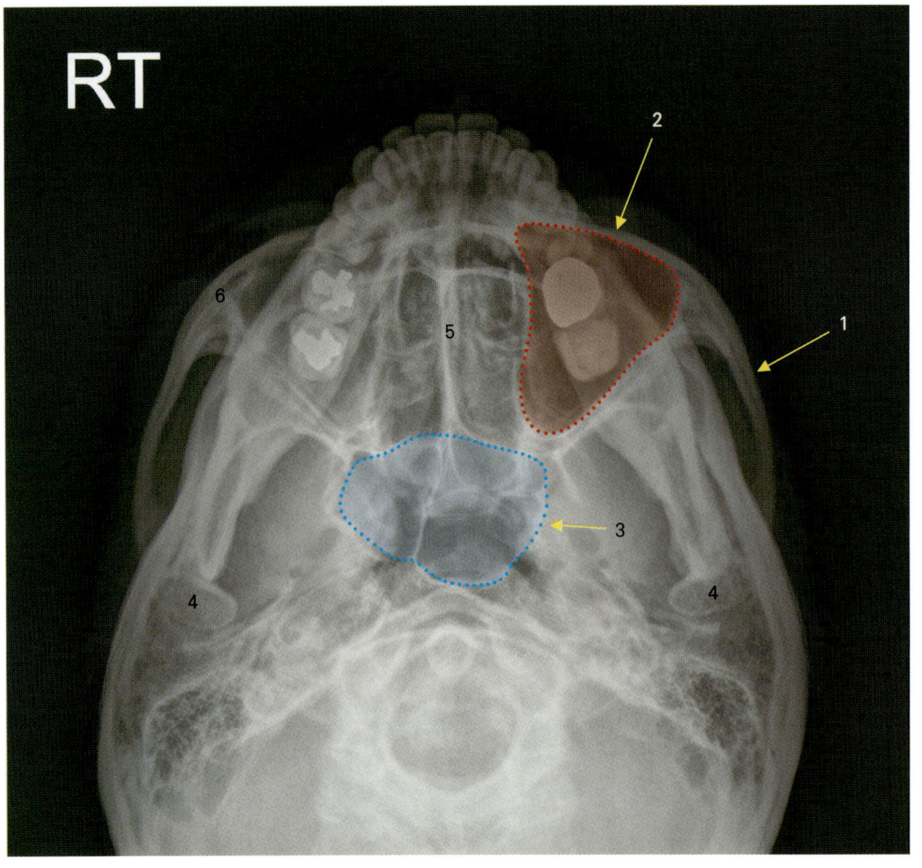

Submentovertical image

1

2

3

4

5

6

04

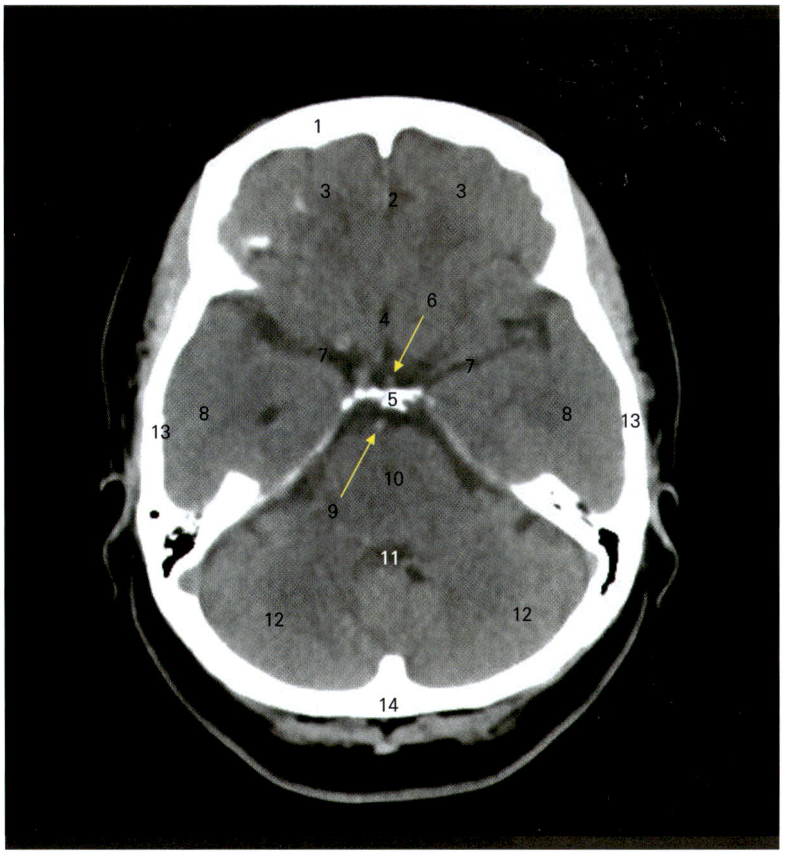

Brain CT axial image

1

2

3

4

5

6

7

8

9

10

11

12

13

14

05

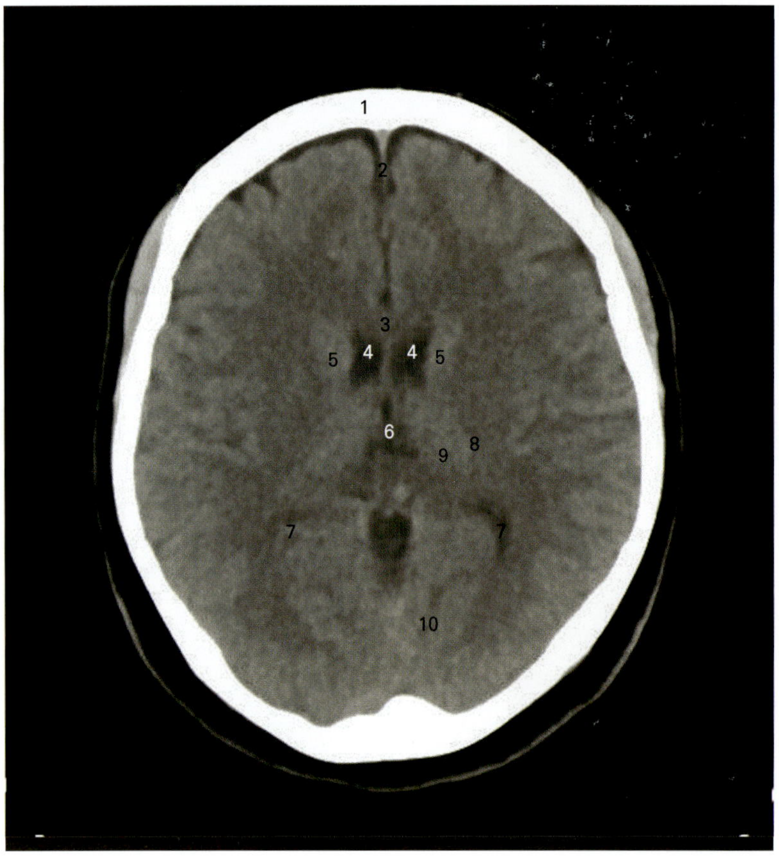

Brain CT axial image

1

2

3

4

5

6

7

8

9

10

06

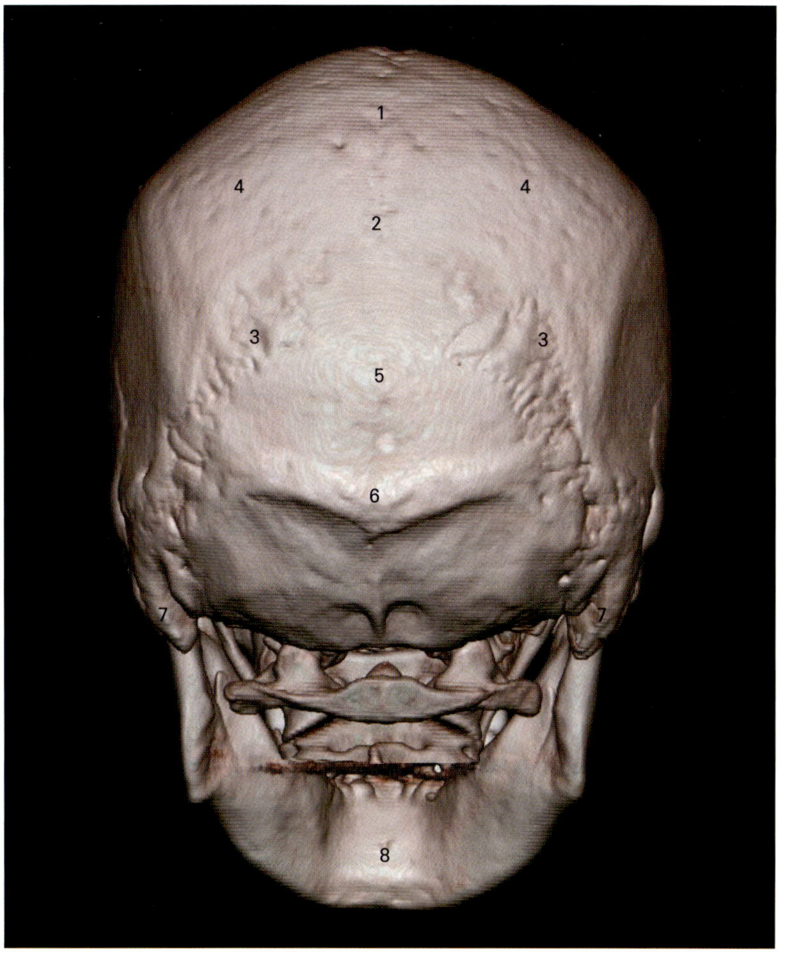

Facial CT VRT (posterior)

1

2

3

4

5

6

7

8

07

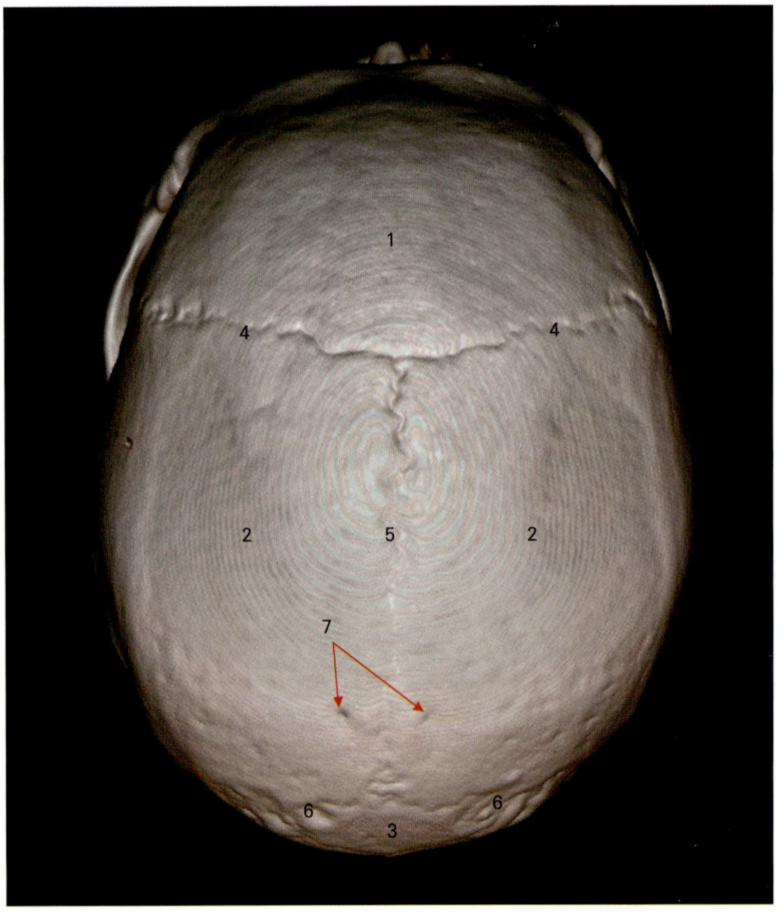

Facial CT VRT (superior)

1 ______________________

2 ______________________

3 ______________________

4 ______________________

5 ______________________

6 ______________________

7 ______________________

08

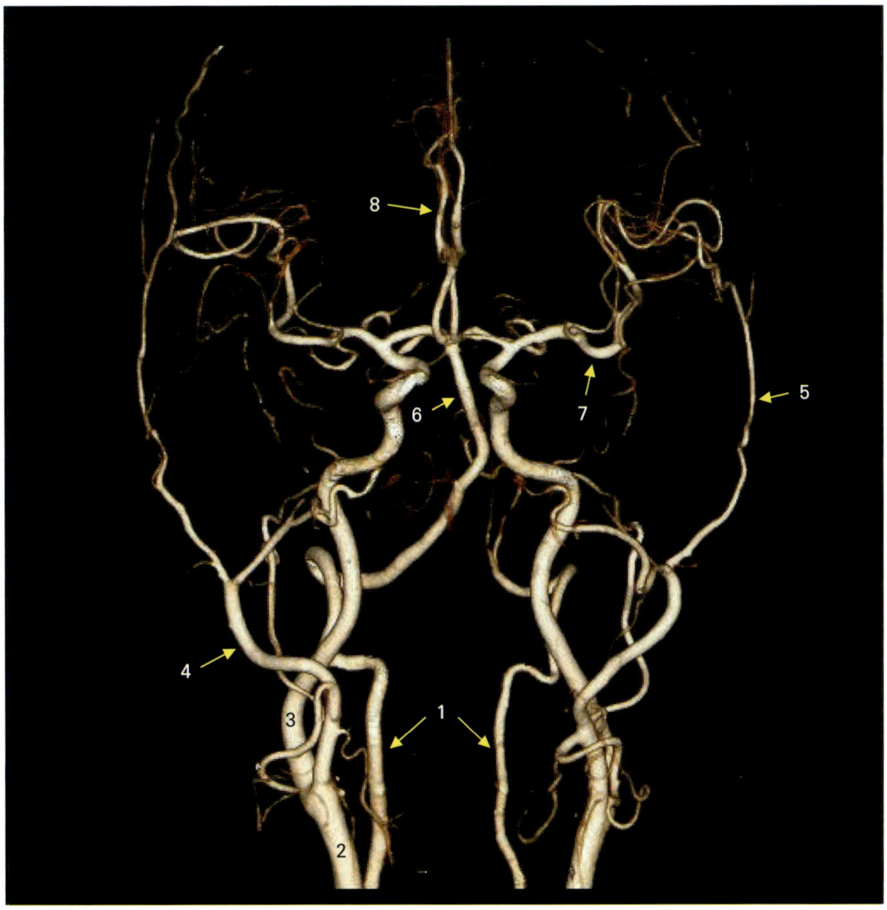

Brain CT angio VRT (anterior)

1

2

3

4

5

6

7

8

09

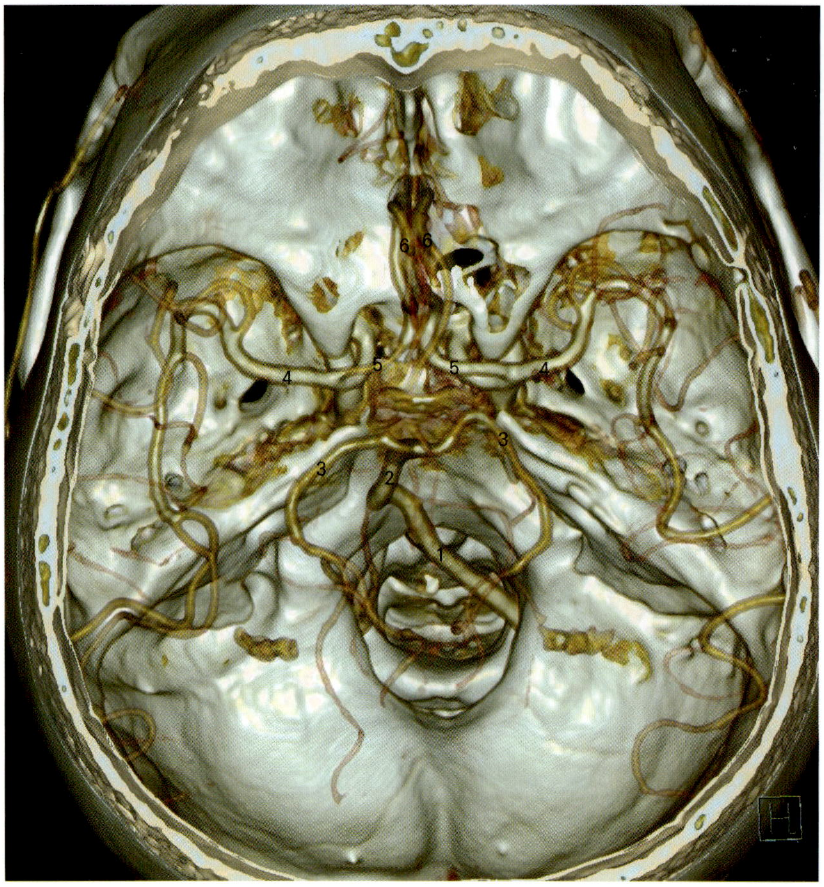

Brain CT angio VRT

1

2

3

4

5

6

10

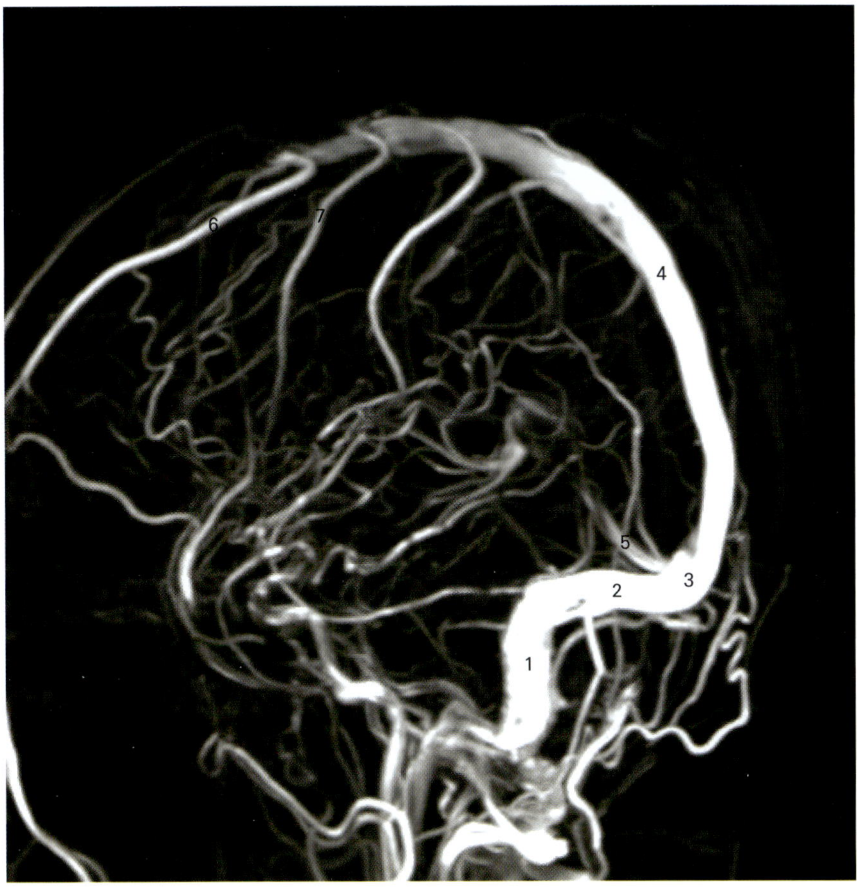

Brain MRI angio vein (lateral)

1

2

3

4

5

6

7

11

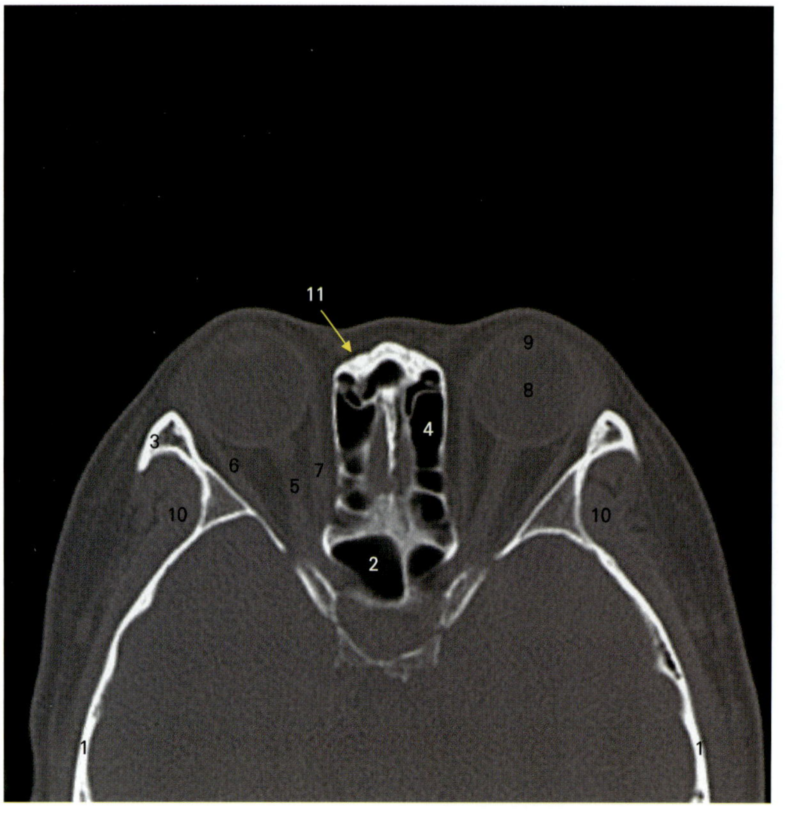

Facial CT axial image

1

2

3

4

5

6

7

8

9

10

11

12

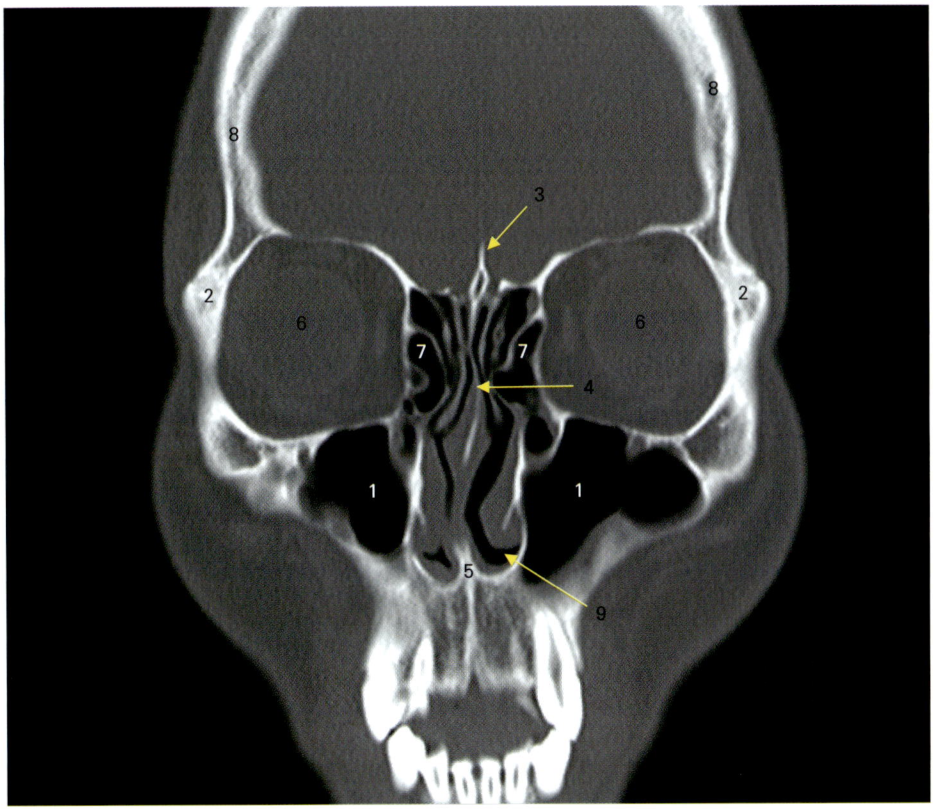

Facial CT coronal image

1

2

3

4

5

6

7

8

9

13

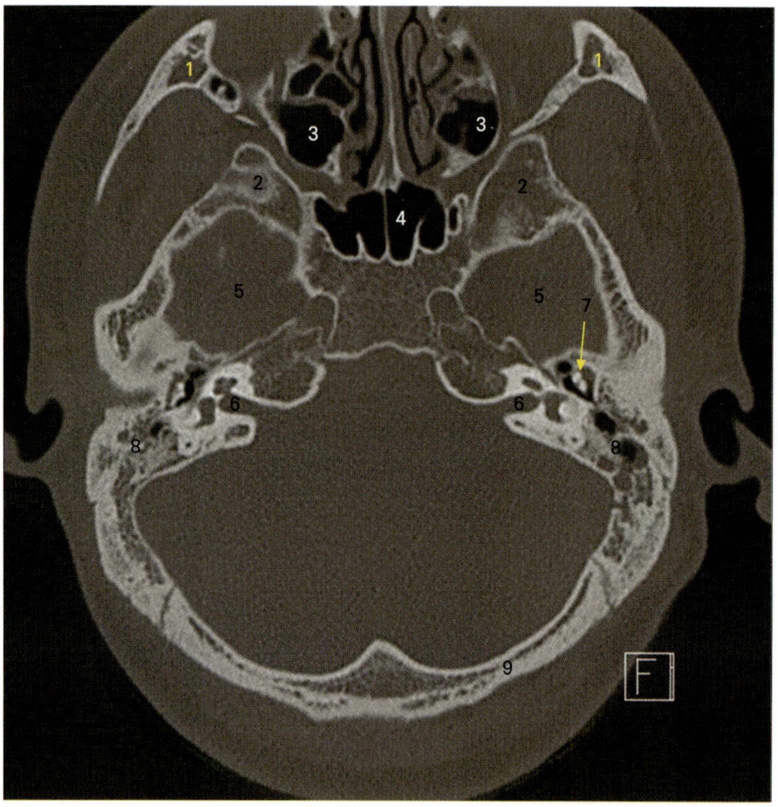

Temporal CT axial image

1

2

3

4

5

6

7

8

9

14

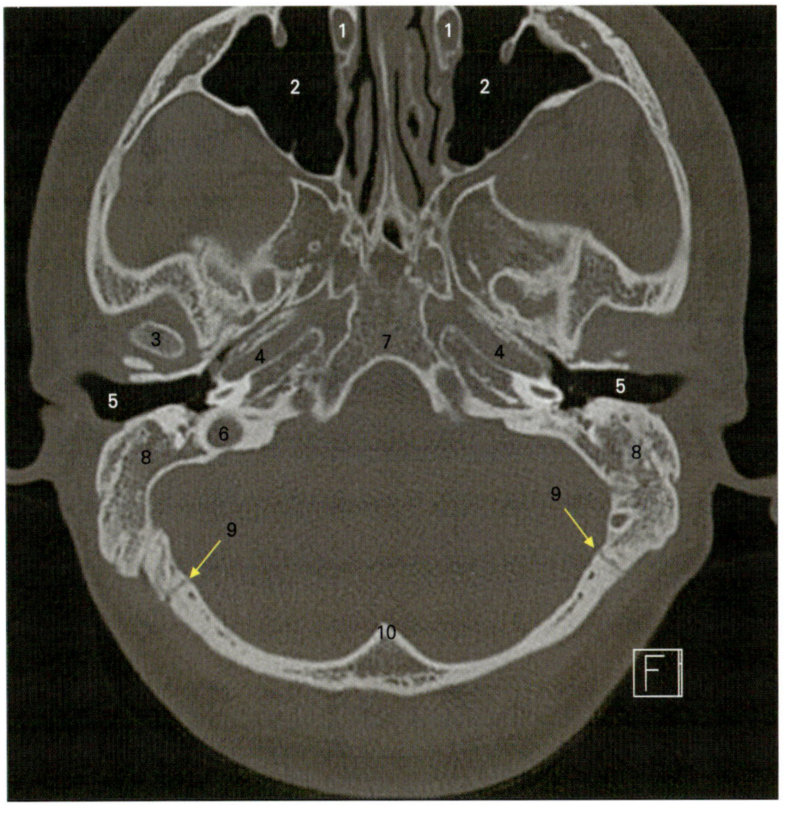

Temporal CT axial image

1

2

3

4

5

6

7

8

9

10

15

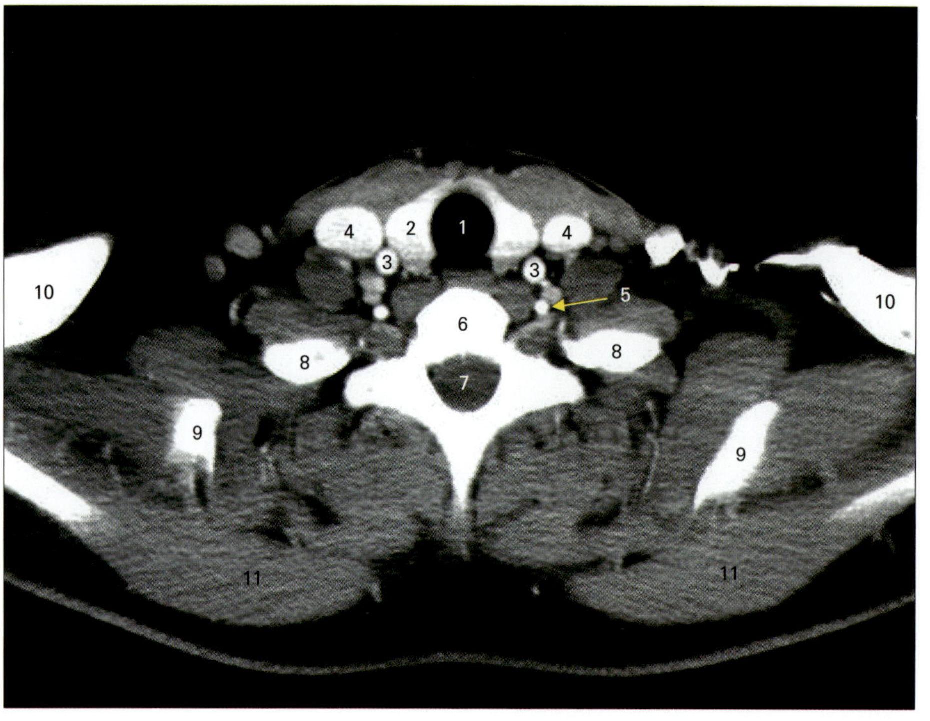

Neck CT axial image

1

2

3

4

5

6

7

8

9

10

11

Vertebral cloumn

Anatomy

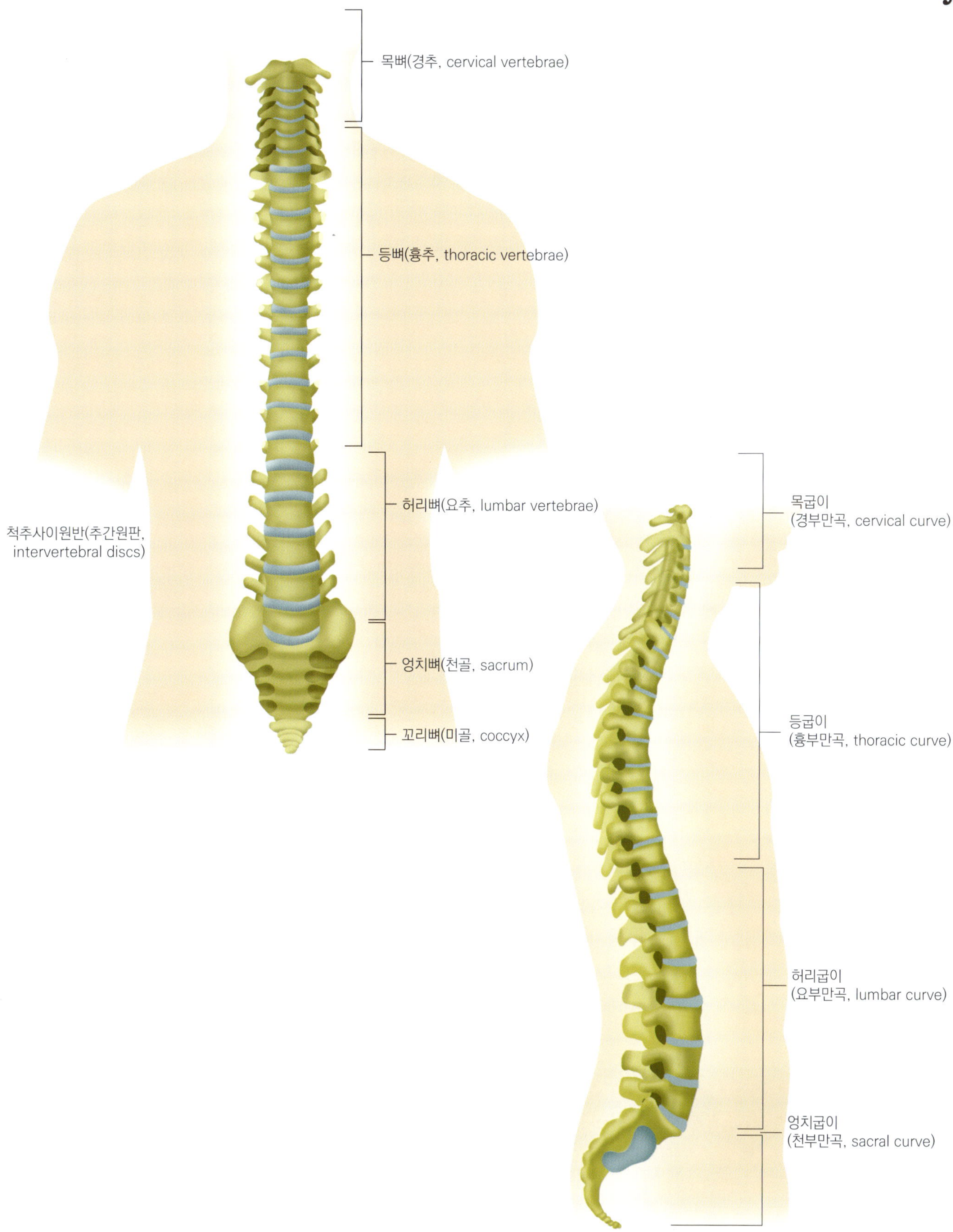
목뼈(경추, cervical vertebrae)
등뼈(흉추, thoracic vertebrae)
허리뼈(요추, lumbar vertebrae)
척추사이원반(추간원판,
intervertebral discs)
엉치뼈(천골, sacrum)
꼬리뼈(미골, coccyx)
목굽이
(경부만곡, cervical curve)
등굽이
(흉부만곡, thoracic curve)
허리굽이
(요부만곡, lumbar curve)
엉치굽이
(천부만곡, sacral curve)

척주

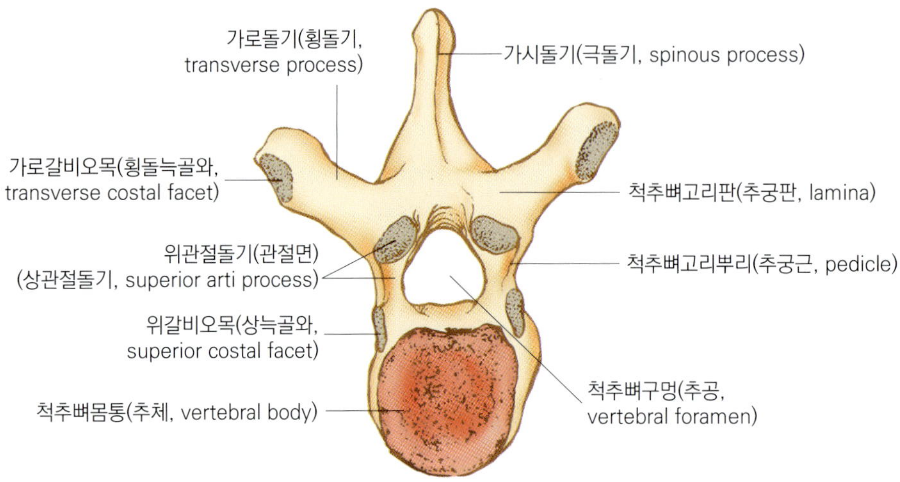

척추뼈(추골)의 기본형(등뼈)

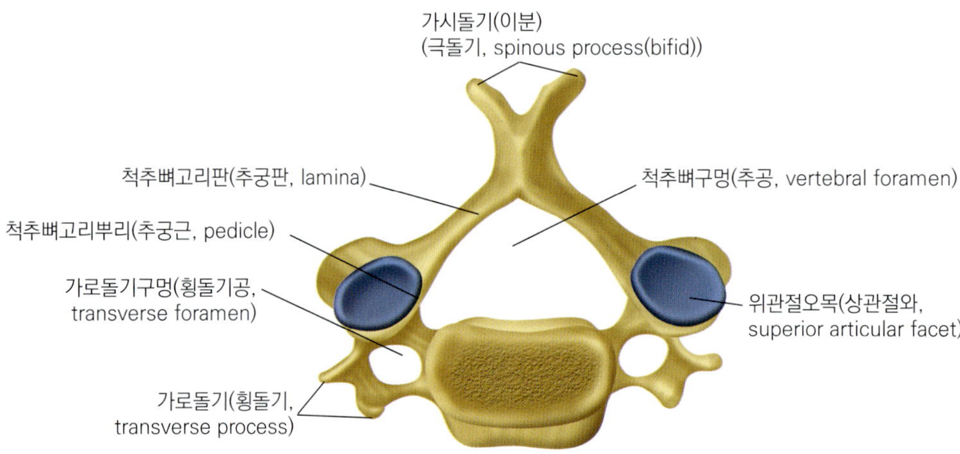

목뼈(경추)의 일반적 형태(윗면)

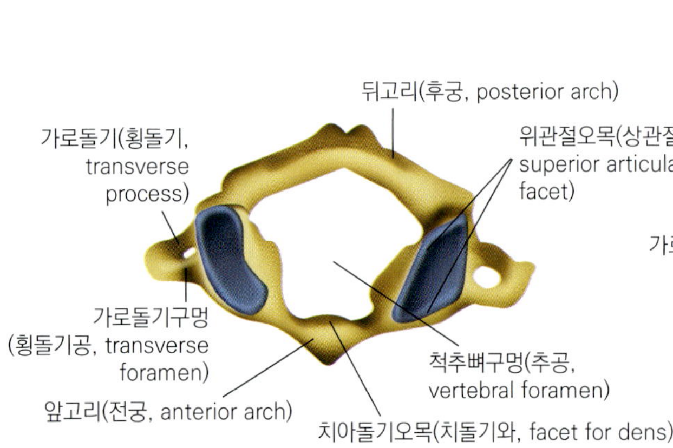

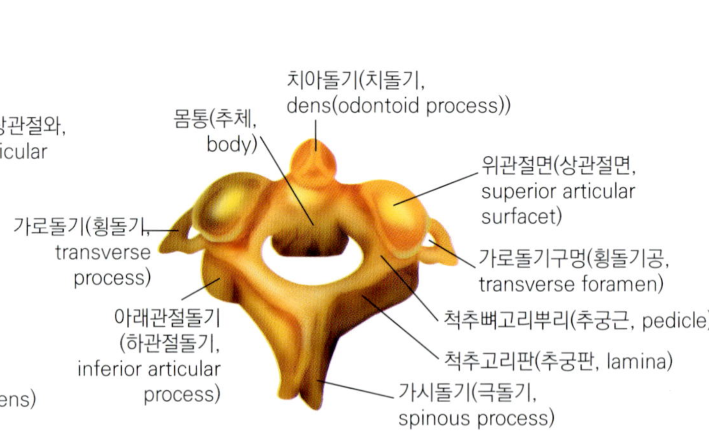

고리뼈(환추)

중쇠뼈(축추(윗면))

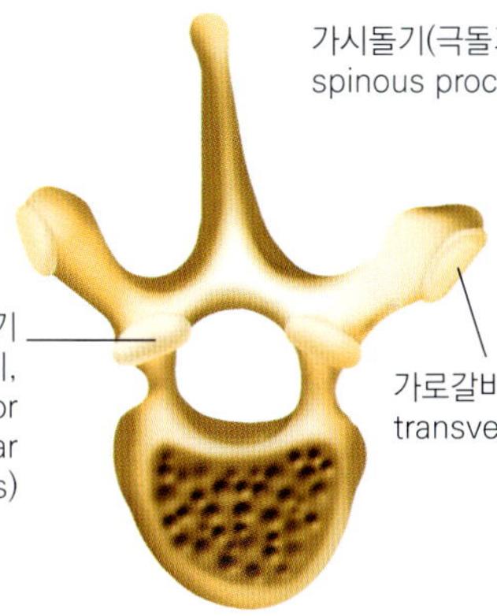

윗상면

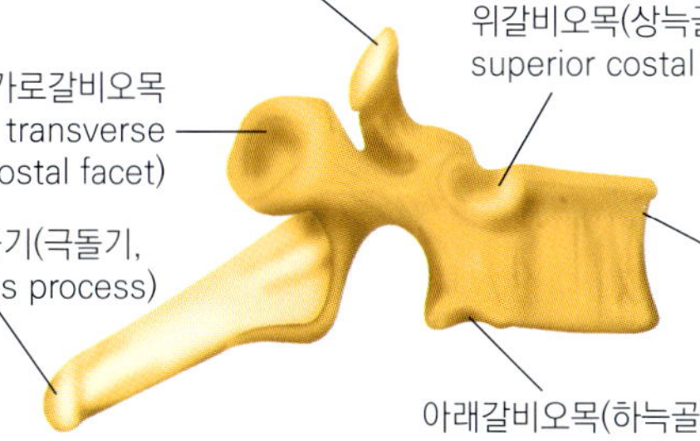

가쪽면

등뼈(흉추)

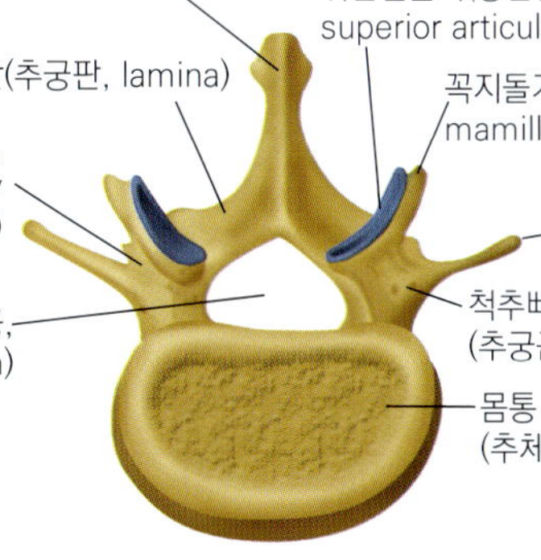

윗상면

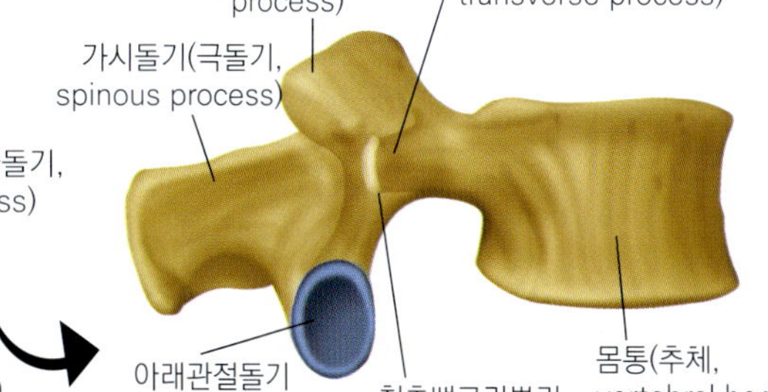

가쪽측면

허리뼈(요추)

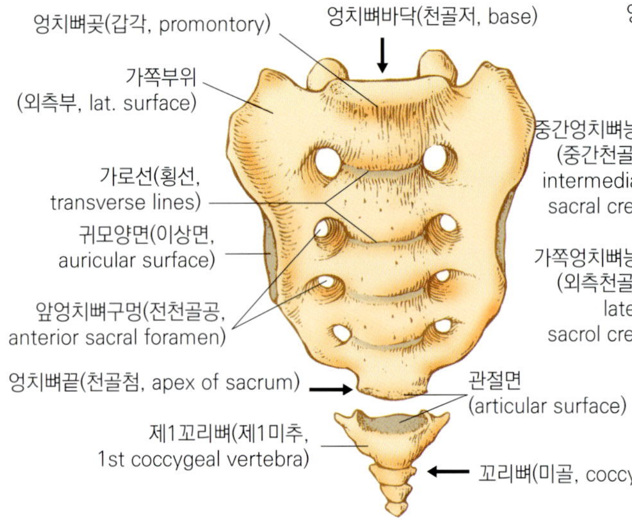

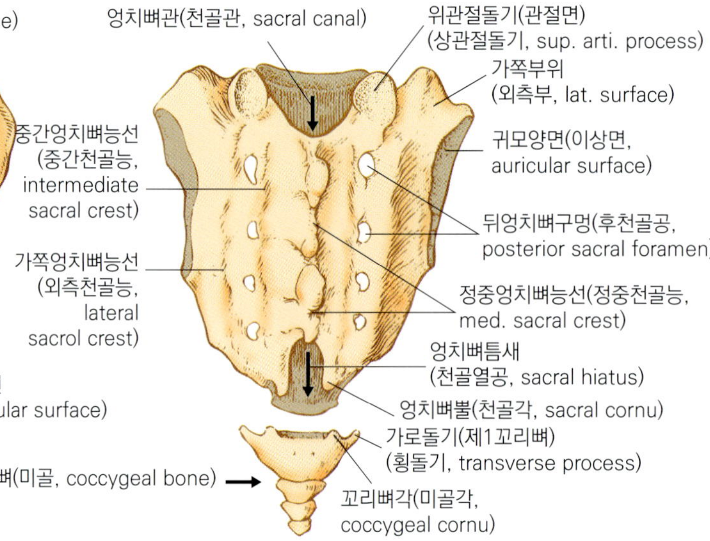

엉치뼈(천골)와 꼬리뼈(미골)(앞면)

엉치뼈(천골)와 꼬리뼈(미골)(뒤면)

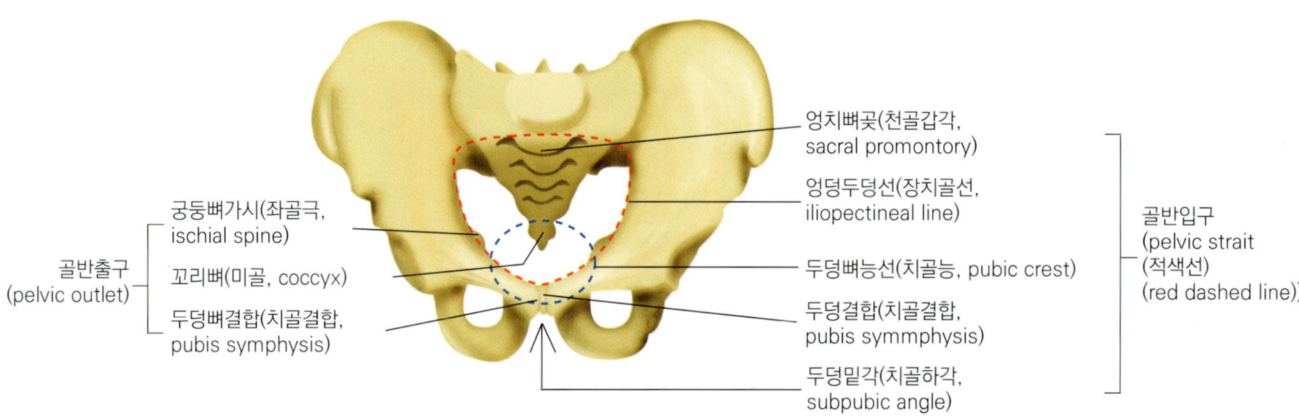

골반(남자)

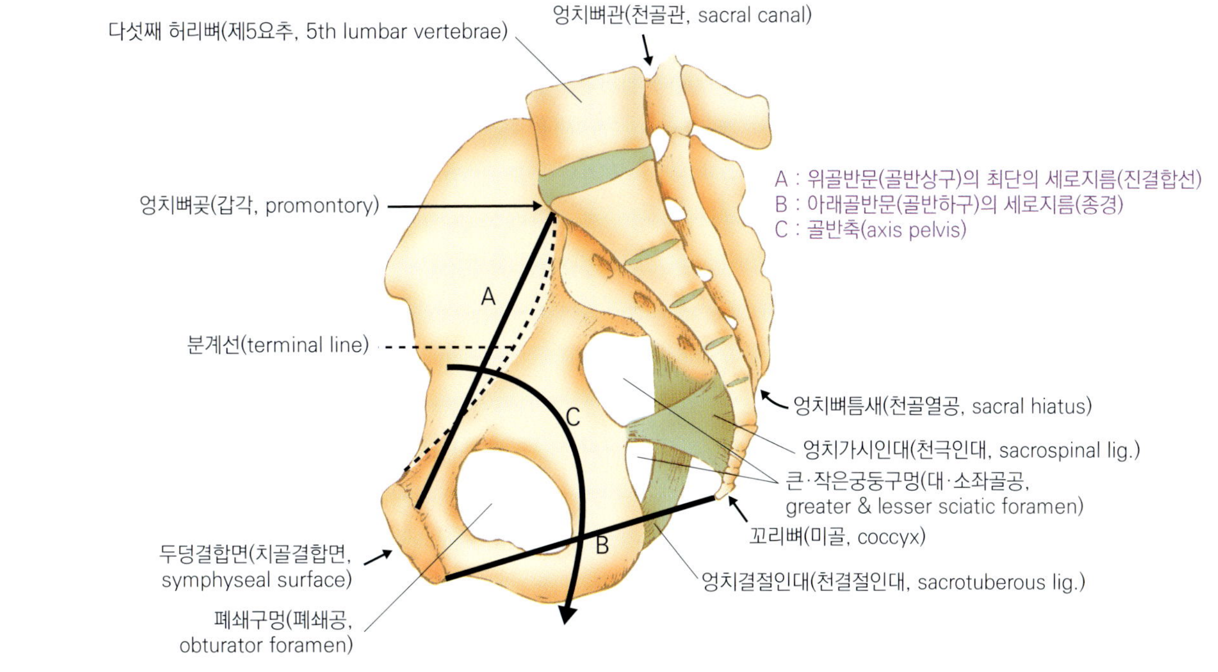

골반(정중시상단면)

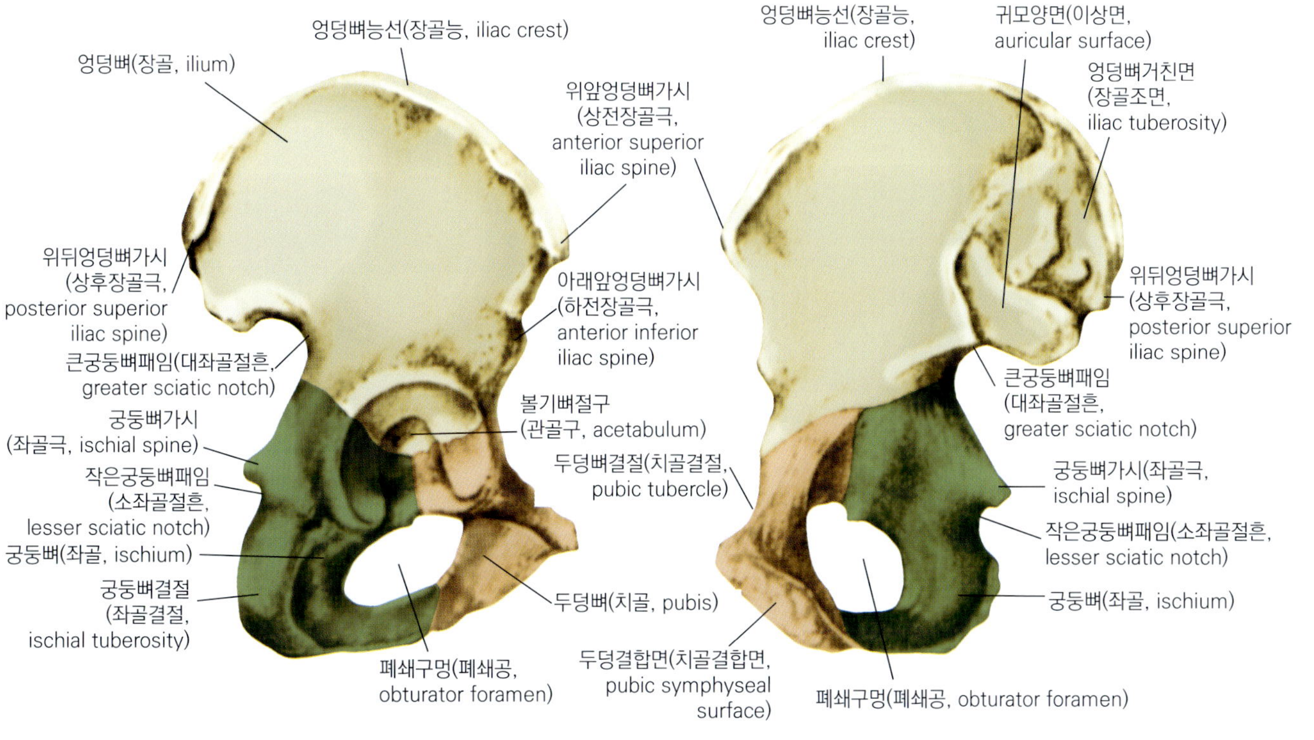

볼기뼈(관골)

Spine general radiography

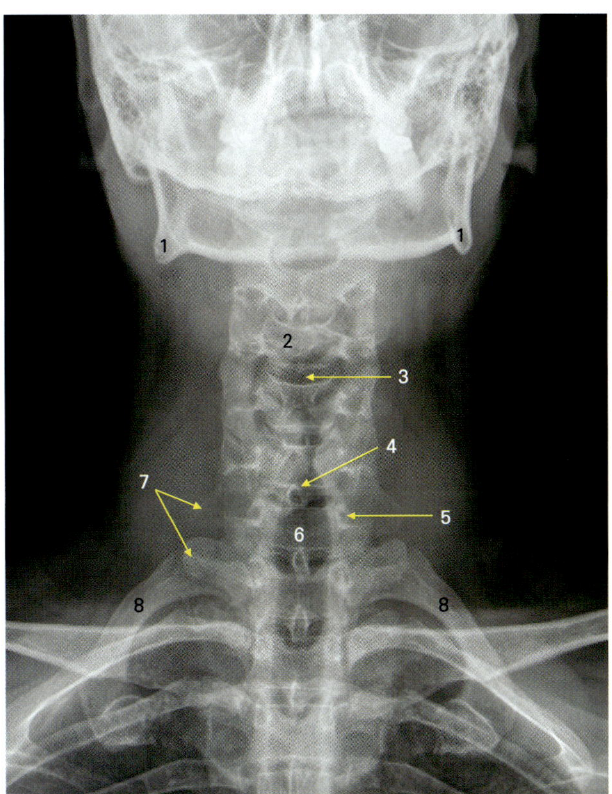

C-spine AP image

1 Mandibular angle (아래턱뼈각)
2 C4 body (네번째목뼈몸통)
3 Intervertebral disc (척추사이원반)
4 Spinous process (가시돌기)
5 Superior articular process (위관절돌기)
6 Trachea (기관)
7 Transverse process (가로돌기)
8 1st rib (첫번째 갈비뼈)

척주(vertebral column) : 26개

① 목뼈(cervical vertebrae) : 7개
② 등뼈(thoracic vertebrae) : 12개
③ 허리뼈(lumbar vertebrae) : 5개
④ 엉치뼈(sacrum) : 1개
⑤ 꼬리뼈(coccyx) : 1개

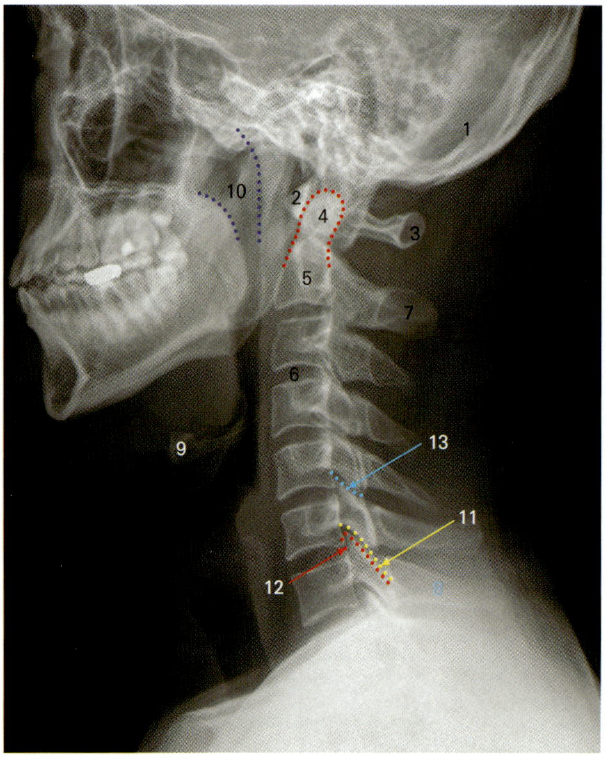

C-spine lateral image

1 Occipital bone (뒤통수뼈)
2 Anterior tubercle (앞결절)
3 Posterior tubercle (뒤결절)
4 Odontoid process (치아돌기)
5 C2 body (두번째목뼈몸통)
6 Intervertebral disc (척추사이원반)
7 Spinous process (가시돌기)
8 Vertebral prominence (솟을뼈)
9 Hyoid bone (목뿔뼈)
10 Nasopharynx (코인두)
11 Inferior articular process (아래관절돌기)
12 Superior articular process (위관절돌기)
13 Zygapophysial joint (돌기사이관절)

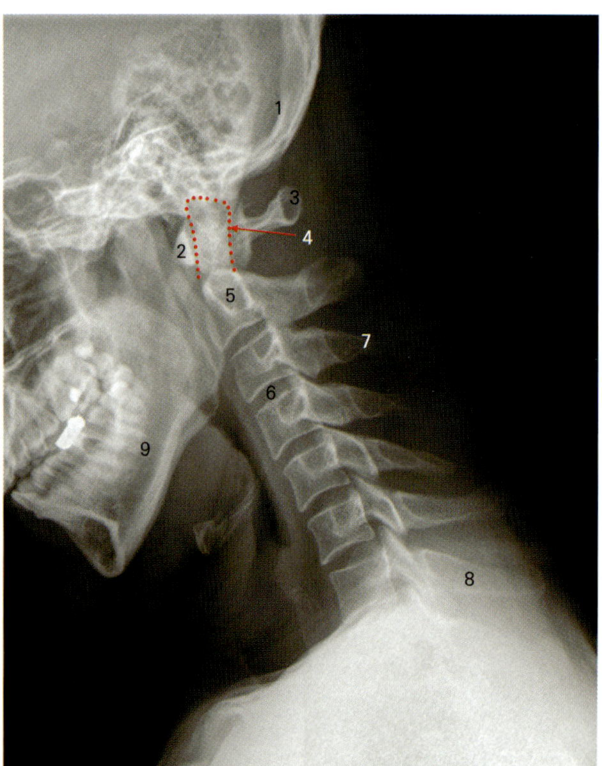

C-spine lateral flexion image

1 Occipital bone (뒤통수뼈)
2 Anterior tubercle (앞결절)
3 Posterior tubercle (뒤결절)
4 Odontoid process (치아돌기)
5 C2 body (두번째목뼈몸통)
6 Intervertebral disc (척추사이원반)
7 Spinous process (가시돌기)
8 Vertebral prominence (솟을뼈)
9 Mandible (아래턱뼈)

척추뼈의 구성

① 척추뼈몸통(vertebral body)
② 척추뼈고리(vertebral arch)
③ 척추뼈구멍(vertebral foramen)
④ 가로돌기(transverse process)
⑤ 관절돌기(articular process)
⑥ 가시돌기(spinous process)

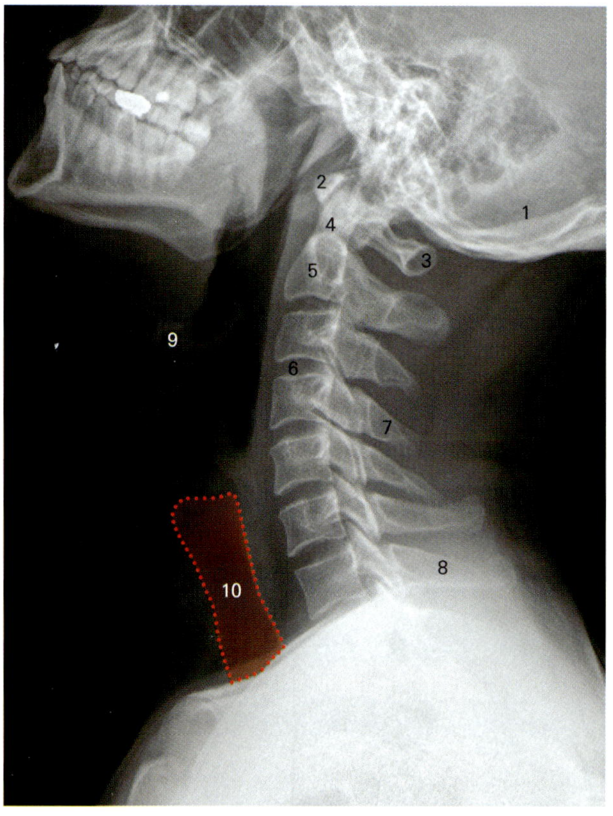

C-spine lateral extension image

1 Occipital bone (뒤통수뼈)
2 Anterior tubercle (앞결절)
3 Posterior tubercle (뒤결절)
4 Odontoid process (치아돌기)
5 C2 body (두번째목뼈몸통)
6 Intervertebral disc (척추사이원반)
7 Spinous process (가시돌기)
8 Vertebral prominence (솟을뼈)
9 Hyoid bone (목뿔뼈)
10 Trachea (기관)

척주와 머리뼈 관절

① 고리뒤통수관절(atlantooccipitla joint) : 전후좌우 굽힘
② 고리중쇠관절(atlantoaxial joint) : 좌우로 회전

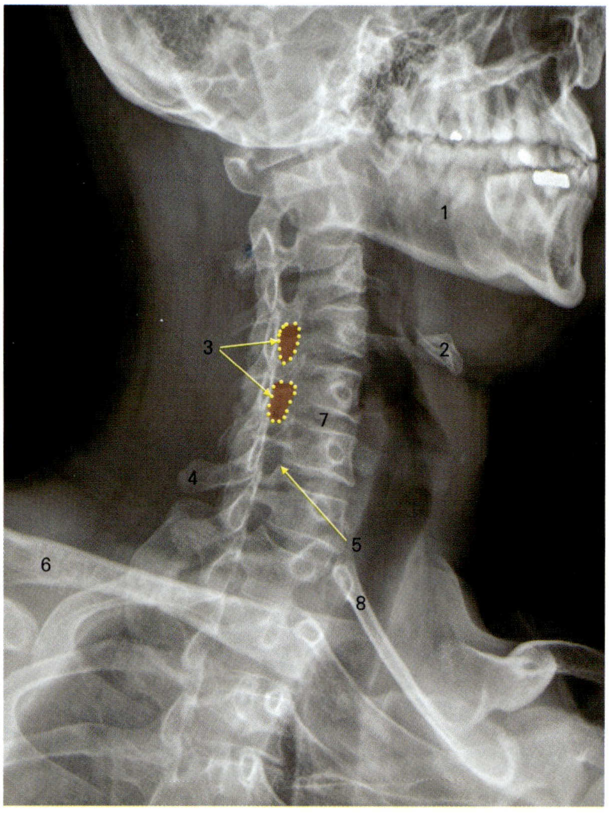

C-spine AP oblique image

1 Mandible (아래턱뼈)
2 Hyoid bone (목뿔뼈)
3 Intervertebral foramen (척추사이구멍)
4 Spinous process (가시돌기)
5 Uncinate process (갈고리돌기)
6 Right clavicle (오른빗장뼈)
7 Intervertebral disc (척추사이원반)
8 1st rib (첫번째 갈비뼈)

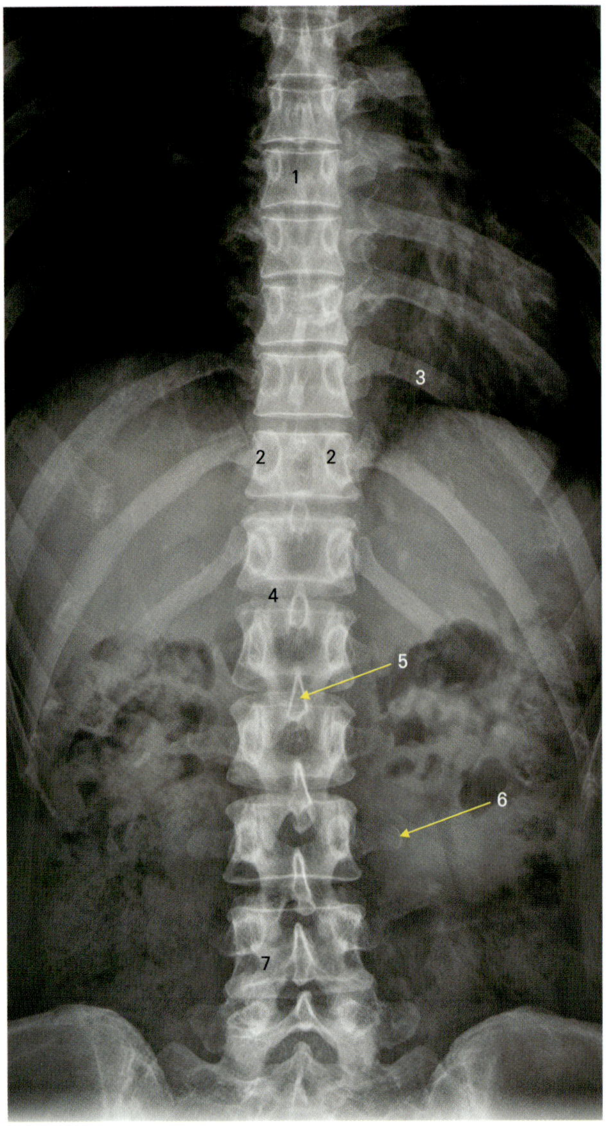

T-L-spine AP image

1 T7 body (일곱번째등뼈 몸통)
2 Pedicle (척추뼈고리뿌리)
3 10th rib (열번째갈비뼈)
4 Intervertebral disc (척추사이원반)
5 Spinous process (가시돌기)
6 Transverse process (가로돌기)
7 L4 body (네번째허리뼈 몸통)

등뼈의 특징

① 12개의 뼈로 구성
② 12쌍이 갈비뼈와 관절 함
③ 가시돌기가 비스듬히 아래로 향함
④ 갈비뼈결절과 관절하는 가로갈비오목이 있음

척주굽이(vertebral curvature)

① 목굽이(cervical curvature) : 2차굽이
② 등굽이(thoracic curvature) : 1차굽이
③ 허리굽이(lumbar curvature) : 2차굽이
④ 엉치굽이 및 꼬리굽이(sacrococcygeal curvature) : 1차굽이

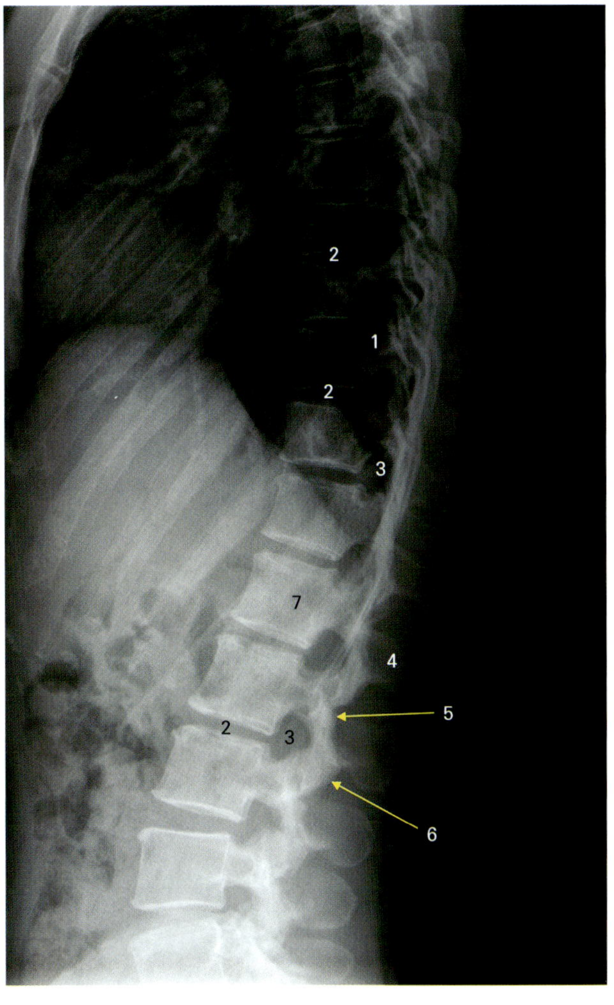

T-L-spine lateral image

1 Pedicle (척추뼈고리뿌리)
2 Intervertebral disc (척추사이공간)
3 Intervertebral foramen (척추사이구멍)
4 Spinous process (가시돌기)
5 Inferior articular process (아래관절돌기)
6 Superior articular process (위관절돌기)
7 L1 body (첫번째허리뼈 몸통)

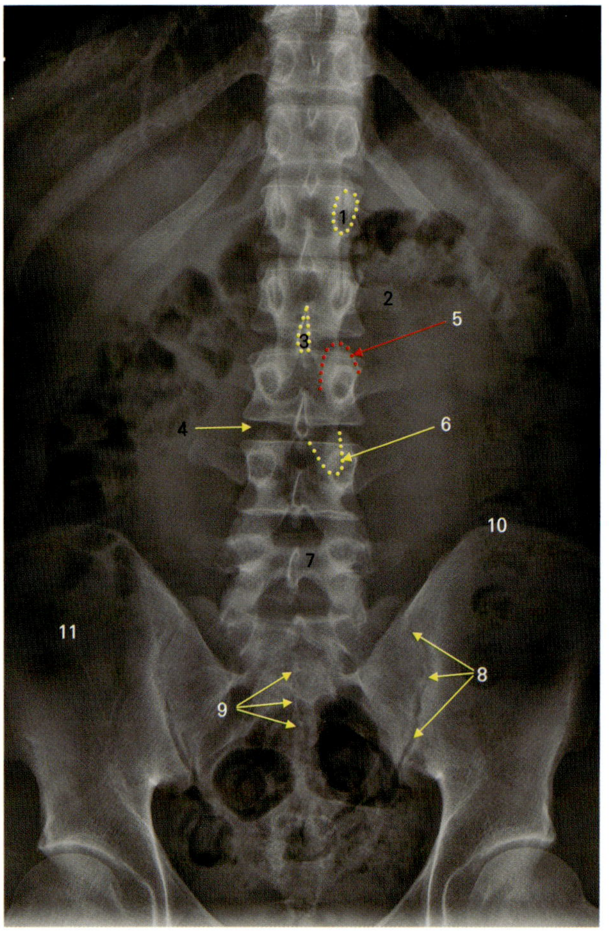

L-spine AP image

1 Pedicle (척추뼈고리뿌리)
2 Transverse process (가로돌기)
3 Spinous process (가시돌기)
4 Intervertebral disc (척추사이원반)
5 Superior articular process (위관절돌기)
6 Inferior articular process (아래관절돌기)
7 Body of 5th lumbar vertebra (5번째 척추뼈 몸통)
8 Sacroiliac joint (엉치엉덩관절)
9 Medial sacral crest (정중엉치뼈능선)
10 Iliac crest (엉덩뼈능선)
11 Iliac fossa (엉덩뼈오목)

허리뼈의 특징

① 목뼈, 등뼈에 비해 크고 강하며 튼튼함
② 가로구멍과 가로갈비오목이 없음
③ 가시돌기는 크고, 넓적하면 수평방향
④ 덧돌기(accessory process), 꼭지돌기(mamillary process)에 근육이 부착함

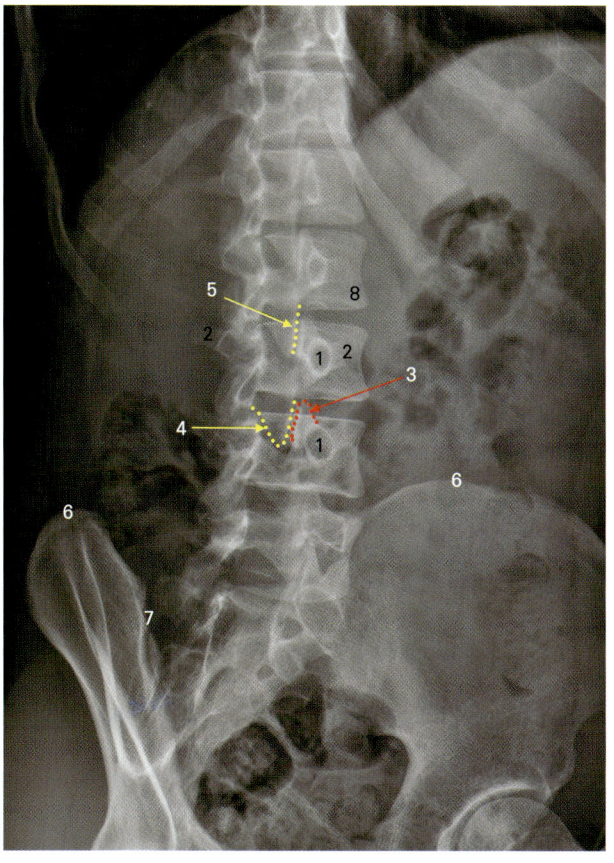

L-spine AP oblique image

1 Pedicle (척추뼈고리뿌리)
2 Transverse process (가로돌기)
3 Superior articular process (위관절돌기)
4 Inferior articular process (아래관절돌기)
5 Zygapophysial joint (돌기사이관절)
6 Iliac crest (엉덩뼈능선)
7 Sacroiliac joint (엉치엉덩관절)
8 L2 body (2번째 척추뼈 몸통)

+ O

척수신경 : 31쌍

① 목신경(cervical nerve) : 8쌍
② 가슴신경(thoracic nerve) : 12쌍
③ 허리신경(lumbar nerve) : 5쌍
④ 엉치신경(sacral nerve) : 5쌍
⑤ 꼬리신경(coccygeal nerve) : 1쌍

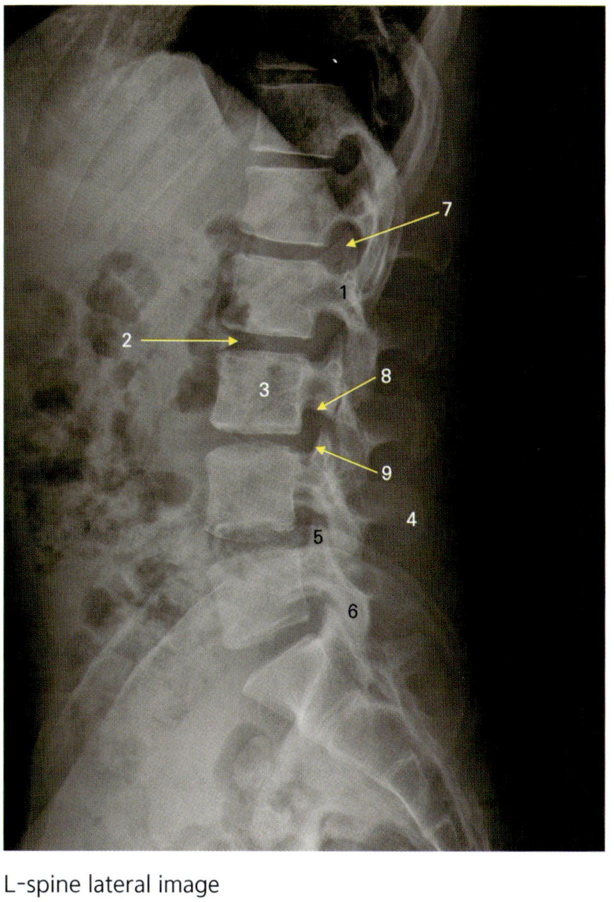

L-spine lateral image

1 Pedicle (척추뼈고리뿌리)
2 Intervertebral disc (척추사이원반)
3 L3 body (3번째 척추뼈 몸통)
4 Spinous process (가시돌기)
5 Superior articular process (위관절돌기)
6 Inferior articular process (아래관절돌기)
7 Intervertebral foramen (척추사이구멍)
8 Inferior vertebral notch (아래척추뼈패임)
9 Superior vertebral notch (위척추뼈패임)

Pelvis general radiography

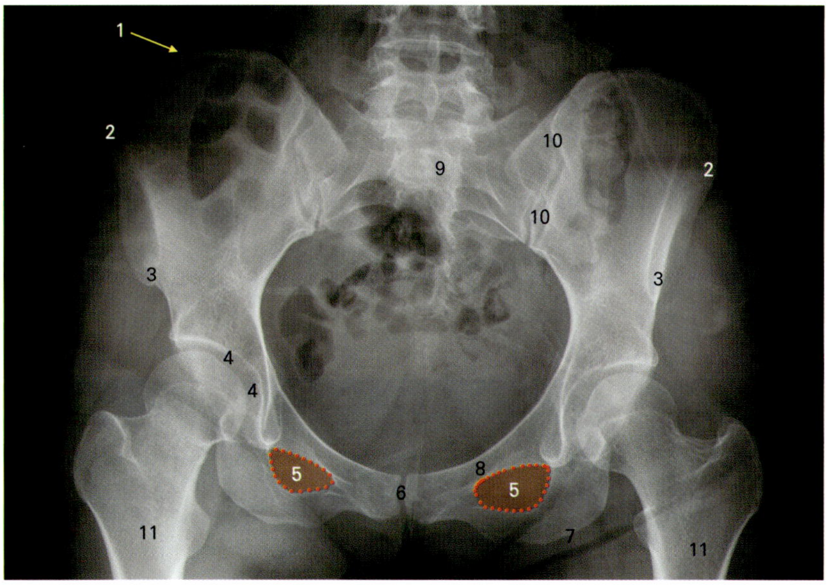

Pelvis AP image

골반(pelvis)의 구성

① 볼기뼈(hip bone)
② 엉치뼈(sacrum)
③ 꼬리뼈(coccyx)

1 Iliac crest (엉덩뼈능선)
2 Anterior superior iliac spine (앞위엉덩뼈가시)
3 Anterior inferior iliac spine (앞아래엉덩뼈가시)
4 Acetabulum (절구)
5 Obturator foramen (폐쇄구멍)
6 Pubic symphysis (두덩결합)
7 Ischial tuberosity (궁둥뼈결절)
8 Pubis (두덩뼈)
9 Sacrum (엉치뼈)
10 Sacroiliac joint (엉치엉덩관절)
11 Femoral bone (넙다리뼈)

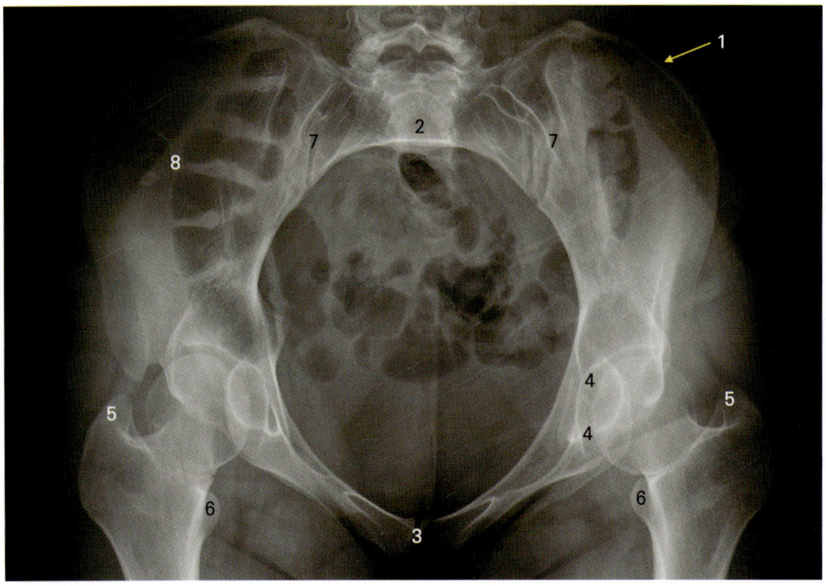

Pelvis inlet image

1 Iliac crest (엉덩뼈능선)
2 Sacrum (엉치뼈)
3 Pubic symphysis (두덩결합)
4 Acetabulum (절구)
5 Greater trochanter (큰돌기)
6 Lesser trochanter (작은돌기)
7 Sacroiliac joint (엉치엉덩관절)
8 Iliac fossa (엉덩뼈오목)

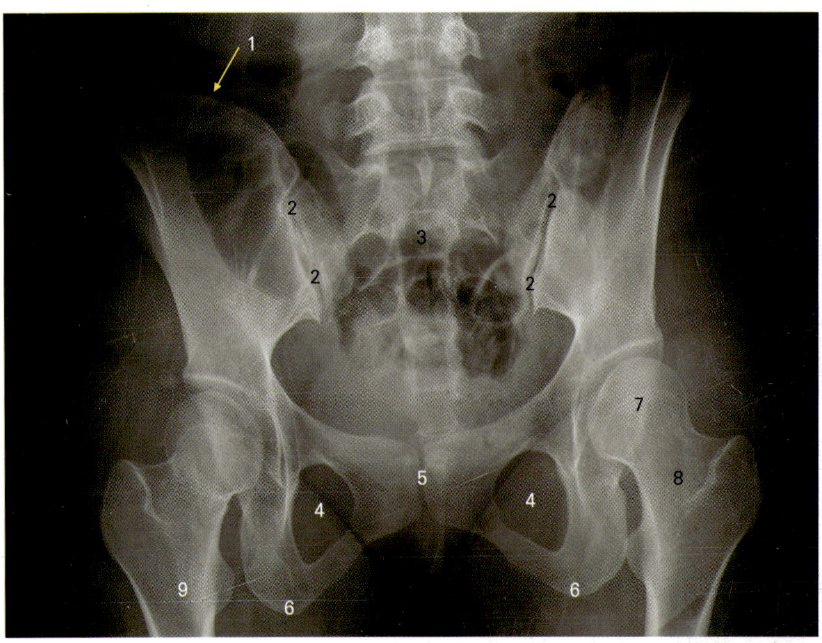

Pelvis outlet image

1 Iliac crest (엉덩뼈능선)
2 Sacroiliac joint (엉치엉덩관절)
3 Sacrum (엉치뼈)
4 Obturator foramen (폐쇄구멍)
5 Pubic symphysis (두덩결합)
6 Ischial tuberosity (궁둥뼈결절)
7 Head of femoral bone (넙다리뼈 머리)
8 Neck of femoral bone (넙다리뼈 목)
9 Femoral bone (넙다리뼈)

볼기뼈(hip bone)의 구성

① 엉덩뼈(ilium)
② 궁둥뼈(ischium)
③ 두덩뼈(pubis)

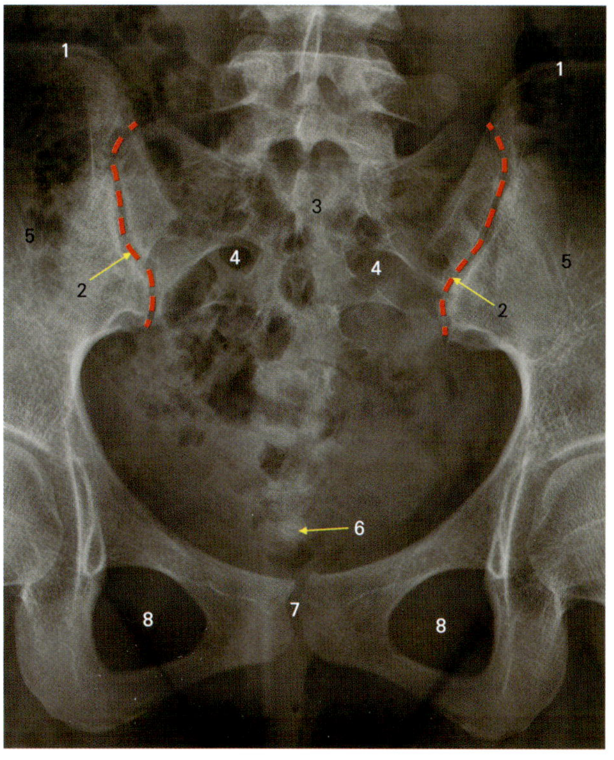

Sacrum AP image

1 Iliac crest (엉덩뼈능선)
2 Sacroiliac joint (엉치엉덩관절)
3 Sacrum (엉치뼈)
4 Sacral foramen (엉치뼈구멍)
5 Iliac bone (엉덩뼈)
6 Coccyx (꼬리뼈)
7 Pubic symphysis (두덩결합)
8 Obturator foramen (폐쇄구멍)

엉치뼈의 구성

① 엉치뼈바닥(base)
② 엉치뼈곶(promontory)
③ 귀모양면(auricular surface)
④ 가로선(transverse line) : 4개
⑤ 엉치뼈구멍(sacral foramen) : 4쌍

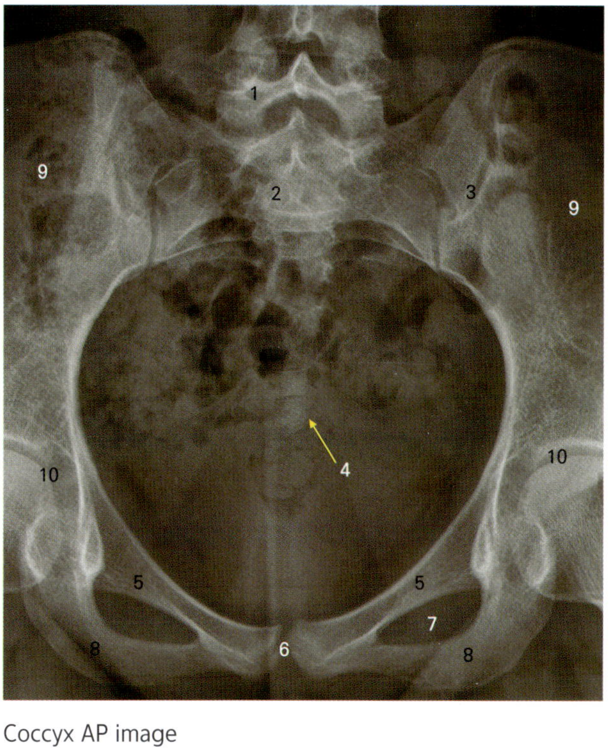

Coccyx AP image

1 L5 body (다섯번째허리뼈 몸통)
2 Sacrum (엉치뼈)
3 Sacroiliac joint (엉치엉덩관절)
4 Coccyx (꼬리뼈)
5 Pubis (두덩뼈)
6 Pubic symphysis (두덩결합)
7 Obturator foramen (폐쇄구멍)
8 Ischium (궁둥뼈)
9 Ilium (엉덩뼈)
10 Acetabulum (절구)

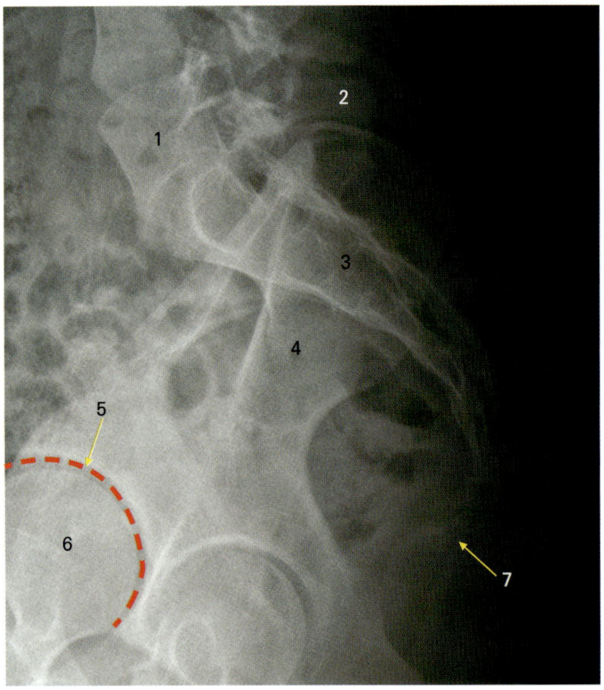

Sacrum lateral image

1 Lumbar vertebrae (허리뼈)
2 Spinous process (가시돌기)
3 Sacrum (엉치뼈)
4 Iliac bone (엉덩뼈)
5 Acetabulum (절구)
6 Femoral bone (넙다리뼈)
7 Coccyx (꼬리뼈)

엉치뼈(sacrum) 융합

① 정중엉치뼈능선(median sacral crest) : 가시돌기 융합
② 중간엉치뼈능선(intermediate sacral crest) : 관절돌기 융합
③ 외측엉치뼈능선(lateral sacral crest) : 가로돌기 융합

Spine CT

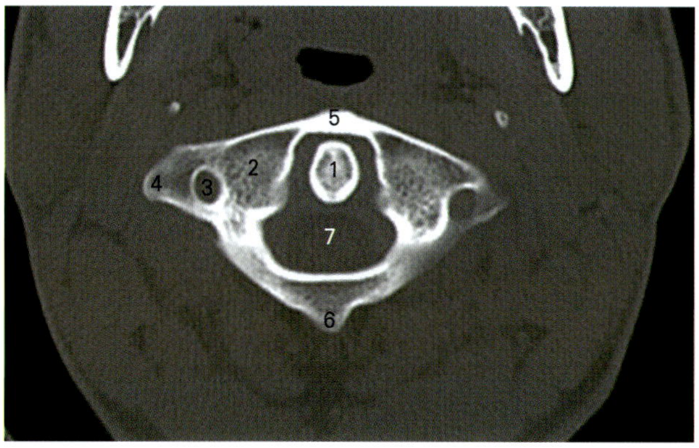

C-spine axial image

1 Odontoid process (치아돌기)
2 Superior articular facet (위관절면)
3 Transverse foramen (가로돌기구멍)
4 Transverse process (가로돌기)
5 Anterior tubercle (앞결절)
6 Posterior tubercle (뒤결절)
7 Spinal canal (척추관)

목뼈의 특징

① 가로구멍 – 척추동·정맥 통로
② 첫째 목뼈는 몸통과 가시돌기 없음
③ 가시돌기가 이분화 됨
④ 일곱째 목뼈의 가시돌기를 솟을뼈(Prominece)라 함

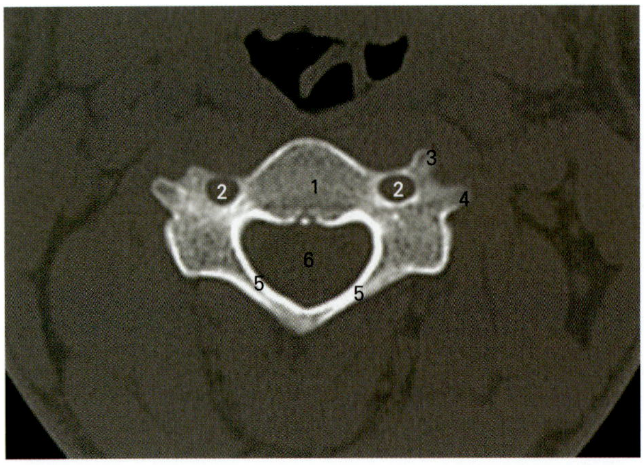

C-spine axial image

1 C3 body (세번째목뼈 몸통)
2 Transverse foramen (가로돌기구멍)
3 Anterior tubercle of transverse process (가로돌기의 앞결절)
4 Posterior tubercle of transverse process (가로돌기의 뒤결절)
5 Lamina (척추뼈고리판)
6 Spinal canal (척추관)

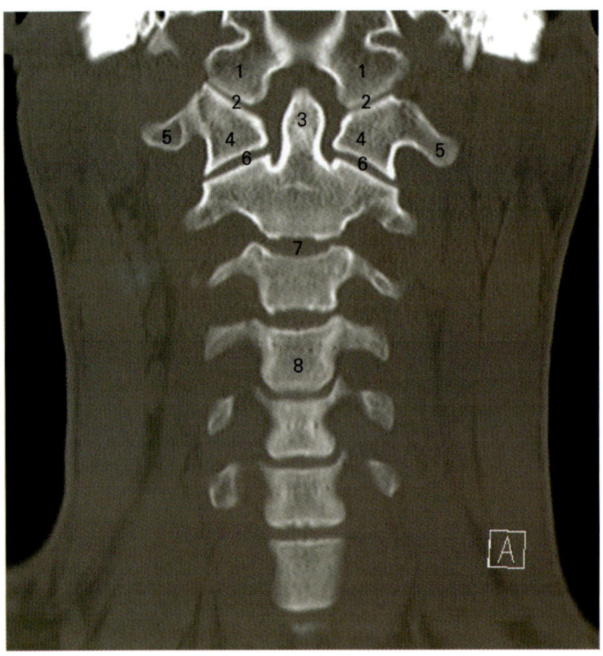

C-spine coronal image

1 Occipital bone (뒤통수뼈)
2 Atlantooccipital joint (고리뒤통수관절)
3 Odontoid process (치아돌기)
4 Lateral mass of atlas (가쪽덩이)
5 Transverse process (가로돌기)
6 Atlantoaxial joint (고리중쇠관절)
7 Intervertebral disc (척추사이원반)
8 C4 body (네번째목뼈 몸통)

척수막(spinal meninges)의 구성

① 척수경질막(spinal duramater)
② 척수거미막(spinal arachnoid)
③ 척수연질막(spinal piamater)

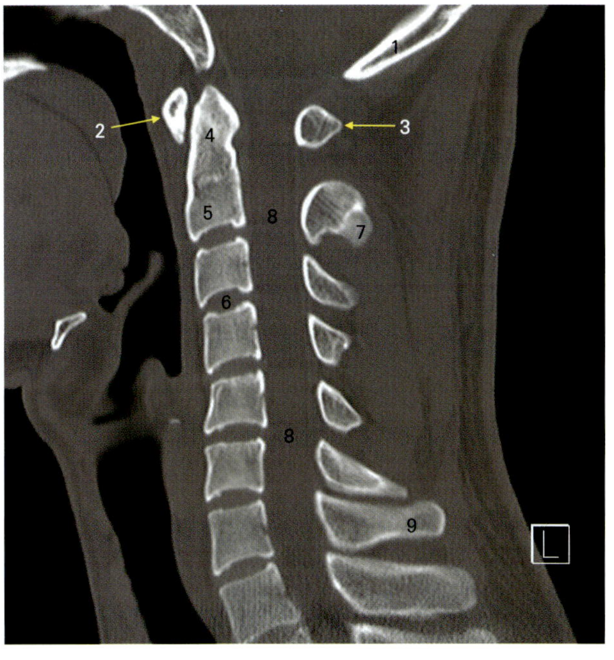

C-spine sagittal image

1 Occipital bone (뒤통수뼈)
2 Anterior tubercle (앞결절)
3 Posterior tubercle (뒤결절)
4 Odontoid process (치아돌기)
5 C2 body (두번째목뼈몸통)
6 Intervertebral disc (척추사이원반)
7 Spinous process (가시돌기)
8 Spinal cord (척수)
9 Vertebral prominence (솟을뼈)

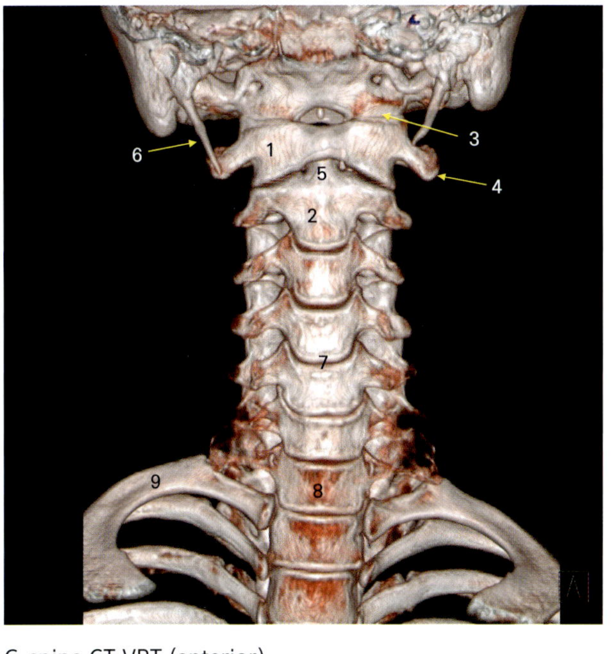

C-spine CT VRT (anterior)

1 Atlas (고리뼈)
2 Axis (중쇠뼈)
3 Atlantooccipital joint (고리뒤통수관절)
4 Transverse process (가로돌기)
5 Odontoid process (치아돌기)
6 Styloid process (붓돌기)
7 Intervertebral disc (척추사이원반)
8 C7 body (일곱번째목뼈몸통)
9 1st rib (첫번째 갈비뼈)

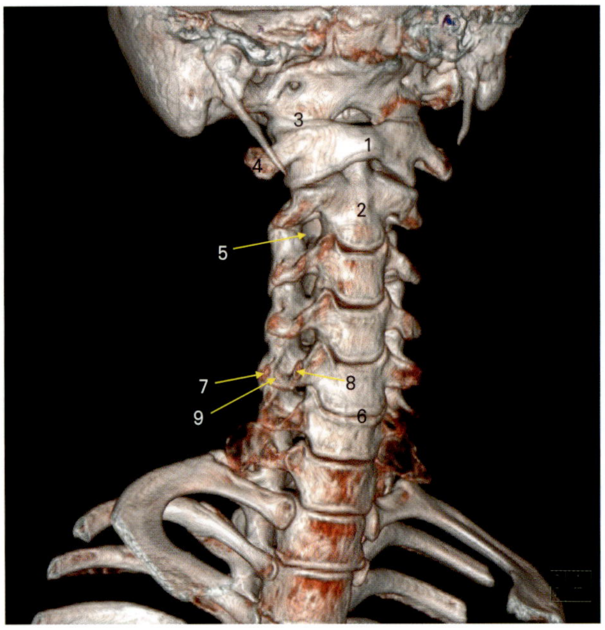

C-spine CT VRT (oblique)

1 Anterior tubercle (앞결절)
2 Axis (중쇠뼈)
3 Atlantooccipital joint (고리뒤통수관절)
4 Transverse process (가로돌기)
5 Intervertebral foramen (척추사이구멍)
6 Intervertebral disc (척추사이원반)
7 Posterior tubercle (뒤결절)
8 Anterior tubercle (앞결절)
9 Groove for spinal nerve (척수신경고랑)

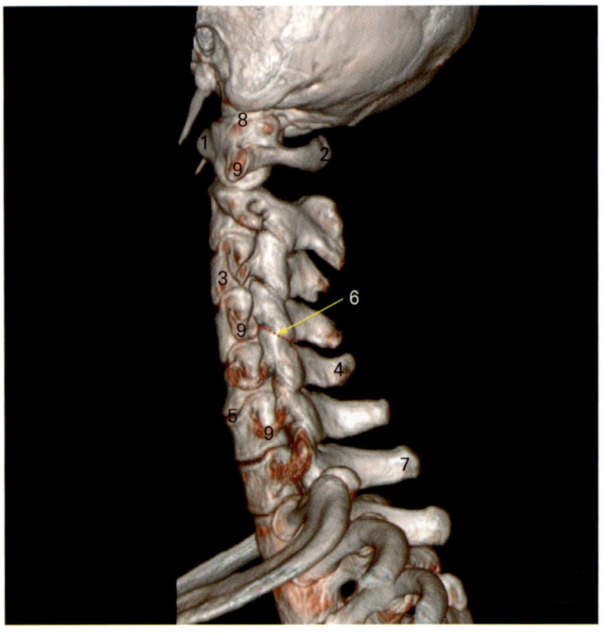

C-spine CT VRT (lateral)

1 Anterior tubercle (앞결절)
2 Posterior tubercle (뒤결절)
3 C3 body (세번째목뼈 몸통)
4 Spinous process (가시돌기)
5 Intervertebral disc (척추사이원반)
6 Zygapophysial joint (돌기사이관절)
7 Vertebral prominence (솟을뼈)
8 Atlantooccipital joint (고리뒤통수관절)
9 Transverse process (가로돌기)

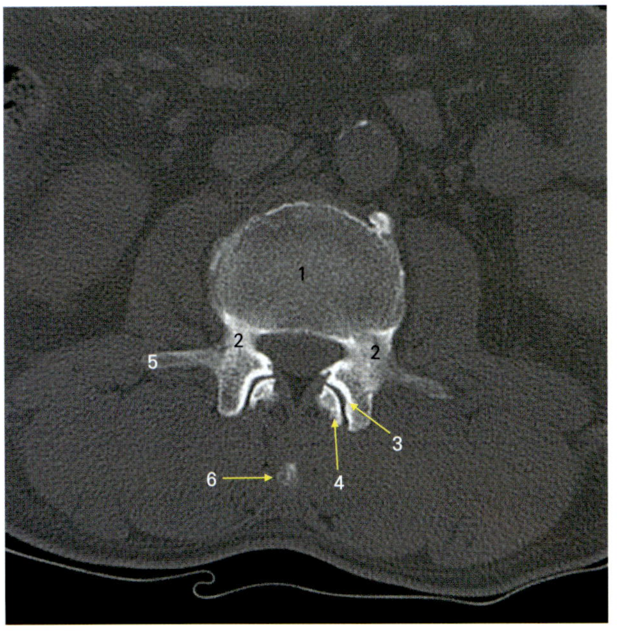

L-spine axial image

1 Vertebral body (척추뼈몸통)
2 Pedicle (척추뼈고리뿌리)
3 Superior articular process (위관절돌기)
4 Inferior articular process (아래관절돌기)
5 Transverse process (가로돌기)
6 Spinous process (가시돌기)

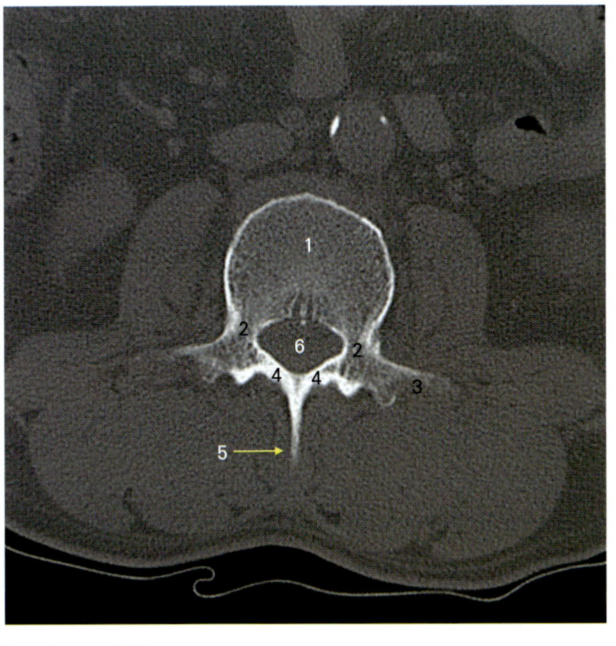

L-spine axial image

1 Vertebral body (척추뼈몸통)
2 Pedicle (척추뼈고리뿌리)
3 Transverse process (가로돌기)
4 Lamina (척추뼈고리판)
5 Spinous process (가시돌기)
6 Spinal cord (척수)

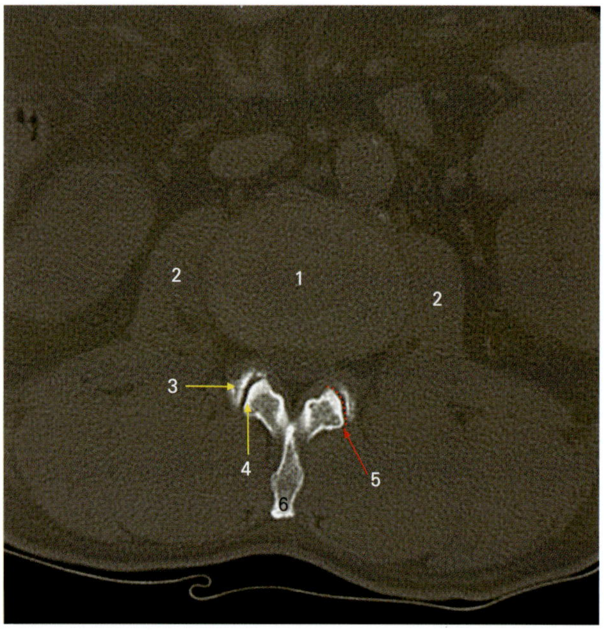

L-spine axial image

1 Intervertebral disc (척추사이원반)
2 Psoas muscle (허리근)
3 Superior articular process (위관절돌기)
4 Inferior articular process (아래관절돌기)
5 Zygapophysial joint (돌기사이관절)
6 Spinous process (가시돌기)

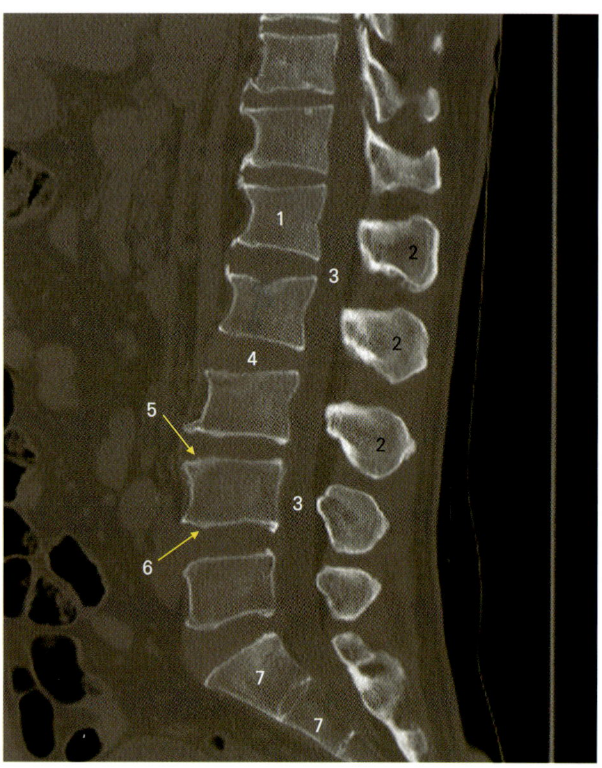

L-spine sagittal image

1 L1 body (첫번째허리뼈 몸통)
2 Spinous process (가시돌기)
3 Spinal cord (척수)
4 Intervertebral disc (척추사이원반)
5 Superior endplate of L4 (네번째허리뼈위끝판)
6 Inferior endplate of L4 (네번째허리뼈아래끝판)
7 Sacrum (엉치뼈)

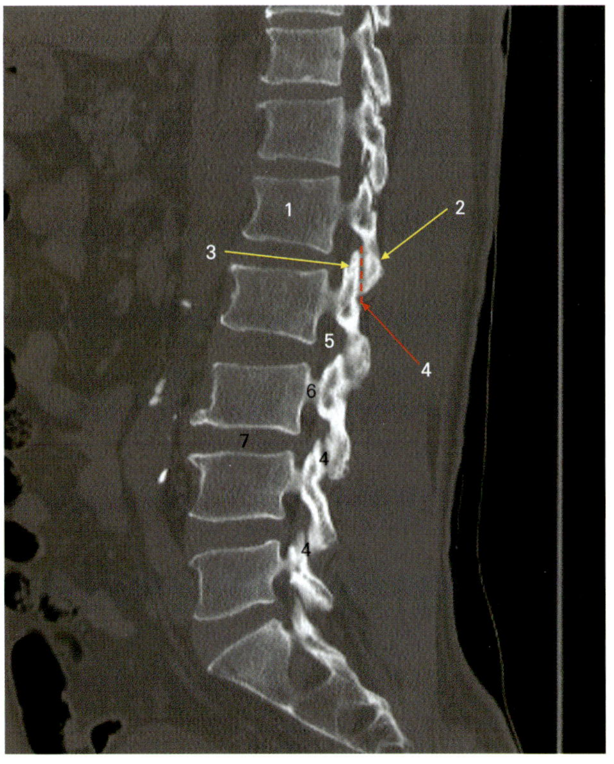

L-spine sagittal image

1 L1 body (첫번째허리뼈 몸통)
2 Inferior articular process (아래관절돌기)
3 Superior articular process (위관절돌기)
4 Zygapophysial joint (돌기사이관절)
5 Intervertebral foramen (척추사이구멍)
6 Pedicle (척추뼈고리뿌리)
7 Intervertebral disc (척추사이원반)

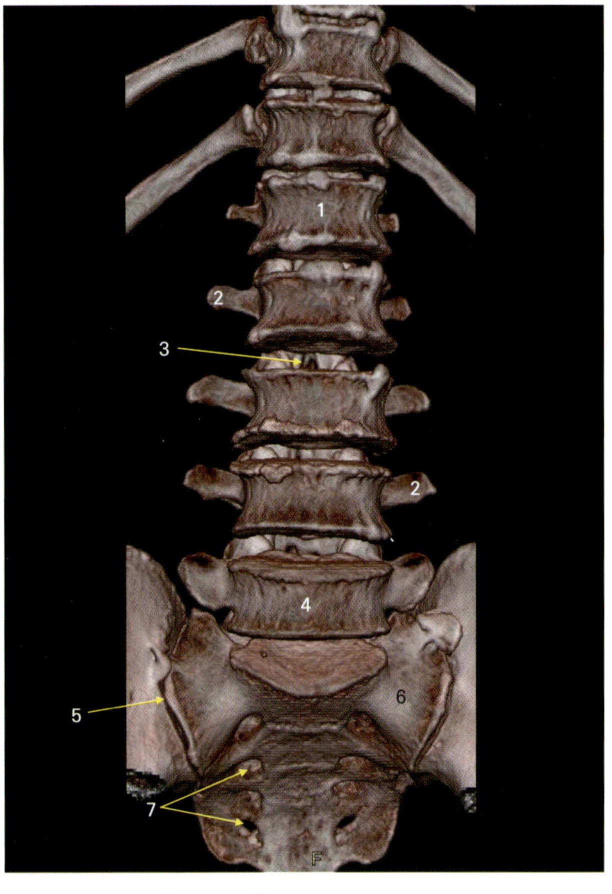

L-spine CT VRT (anterior)

1 L1 body (첫번째허리뼈 몸통)
2 Transverse process (가로돌기)
3 Intervertebral space (척추사이공간)
4 L5 body (다섯번째허리뼈 몸통)
5 Sacroiliac joint (엉치엉덩관절)
6 Sacrum (엉치뼈)
7 Anterior sacral foramen (앞엉치뼈구멍)

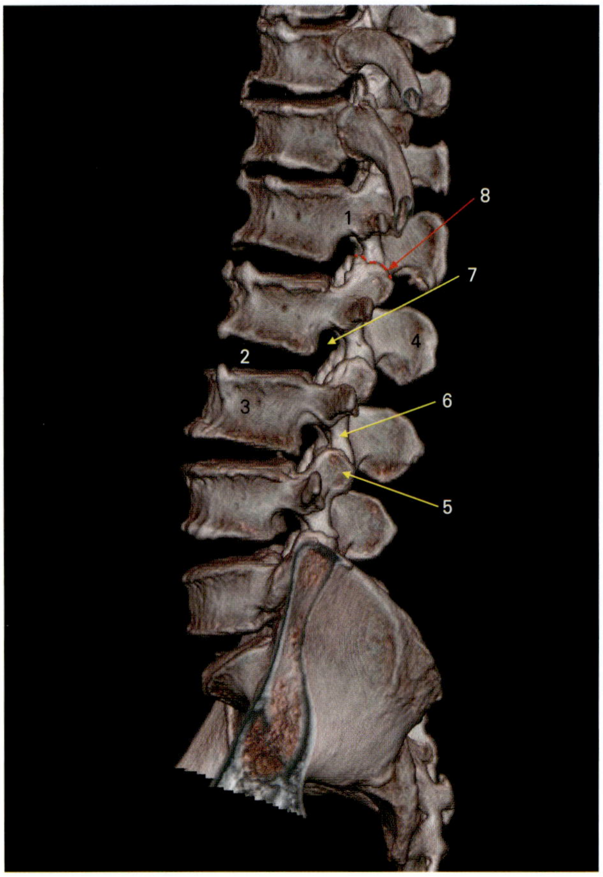

L-spine CT VRT (lateral)

1 Pedicle (척추뼈고리뿌리)
2 Intervertebral space (척추사이공간)
3 L3 body (3번째 척추뼈 몸통)
4 Spinous process (가시돌기)
5 Superior articular process (위관절돌기)
6 Inferior articular process (아래관절돌기)
7 Intervertebral foramen (척추사이구멍)
8 Zygapophysial joint (돌기사이관절)

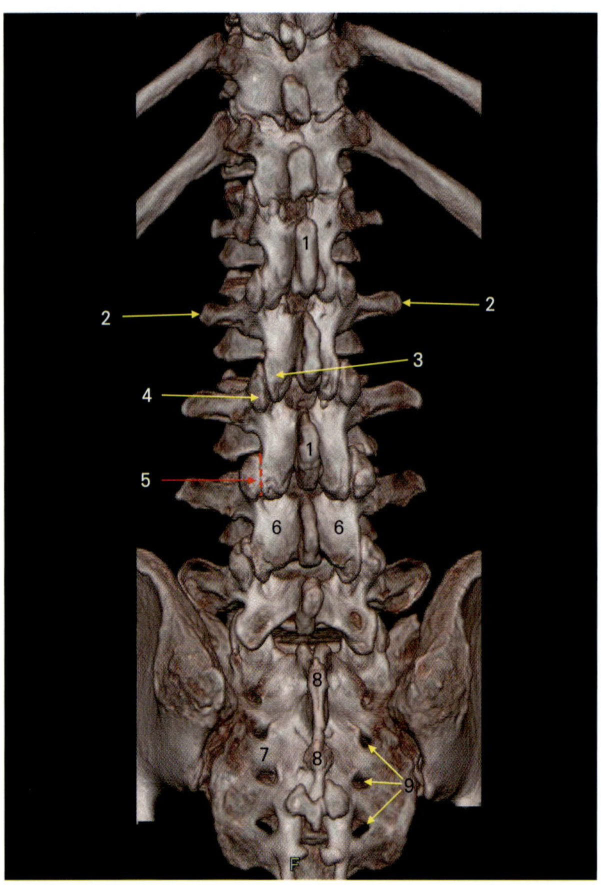

L-spine CT VRT (posterior)

1 Spinous process (가시돌기)
2 Transverse process (가로돌기)
3 Inferior articular process (아래관절돌기)
4 Superior articular process (위관절돌기)
5 Zygapophysial joint (돌기사이관절)
6 Lamina (척추뼈고리판)
7 Sacrum (엉치뼈)
8 Medial sacral crest (정중엉치뼈능선)
9 Posterior sacral foramen (뒤엉치뼈구멍)

Pelvis CT

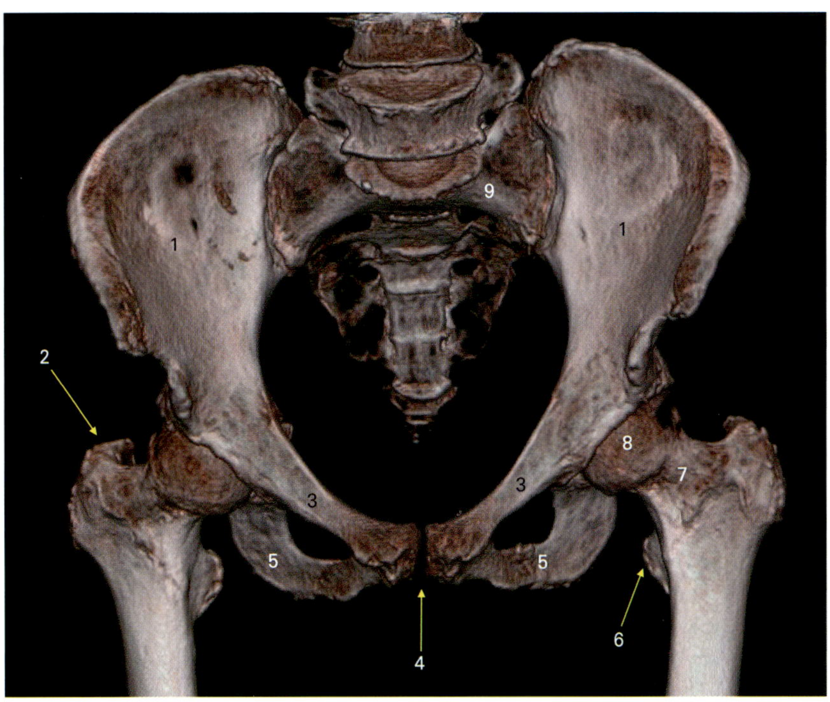

Pelvis CT VRT (anterior)

1 Iliac fossa (엉덩뼈오목)
2 Greater trochanter (큰돌기)
3 Pubis (두덩뼈)
4 Pubic symphysis (두덩결합)
5 Ischium (궁둥뼈)
6 Lesser trochanter (작은돌기)
7 Femoral neck (넙다리뼈목)
8 Femoral head (넙다리뼈머리)
9 Sacrum (엉치뼈)

엉덩뼈(ilium)의 구성

① 볼기뼈절구의 상방 2/5
② 엉덩뼈날개(wing of ilium)
③ 엉덩뼈오목(iliac fossa) : 엉덩뼈근 기시
④ 귀모양면(auricular surface)
⑤ 위·아래앞엉덩뼈가시(superior and inferior anterior iliac spine)

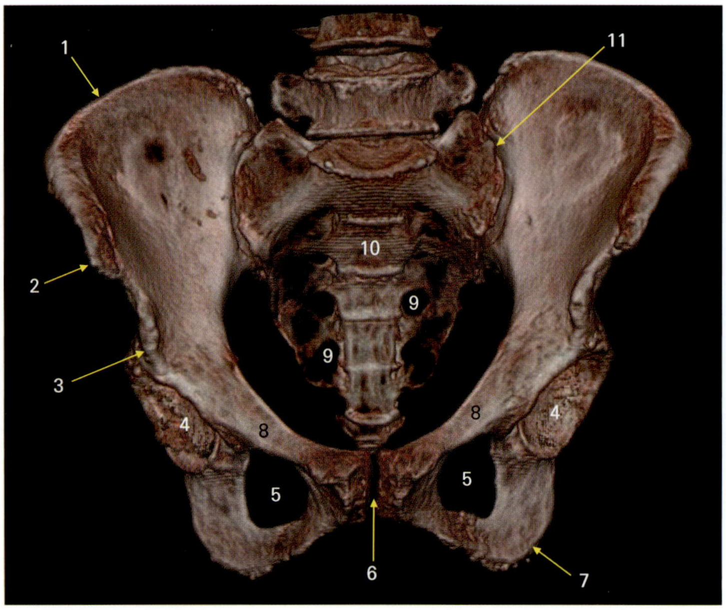

Pelvis CT VRT (anterior)

궁둥뼈(ischium)의 구성

① 볼기뼈절구의 후하방 2/5
② 궁둥뼈가시(ischial spine)
③ 궁둥뼈결절(ischial tuberosity)
  : 앉을 때 체중 지탱
④ 작은궁둥뼈패임(lesser ischial notch)

1 Iliac crest (엉덩뼈능선)
2 Anterior superior iliac spine (앞위엉덩뼈가시)
3 Anterior inferior iliac spine (앞아래엉덩뼈가시)
4 Acetabulum (절구)
5 Obturator foramen (폐쇄구멍)
6 Pubic symphysis (두덩결합)
7 Ischial tuberosity (궁둥뼈결절)
8 Pubis (두덩뼈)
9 Anterior sacral foramen (앞엉치뼈구멍)
10 Sacrum (엉치뼈)
11 Sacroiliac joint (엉치엉덩관절)

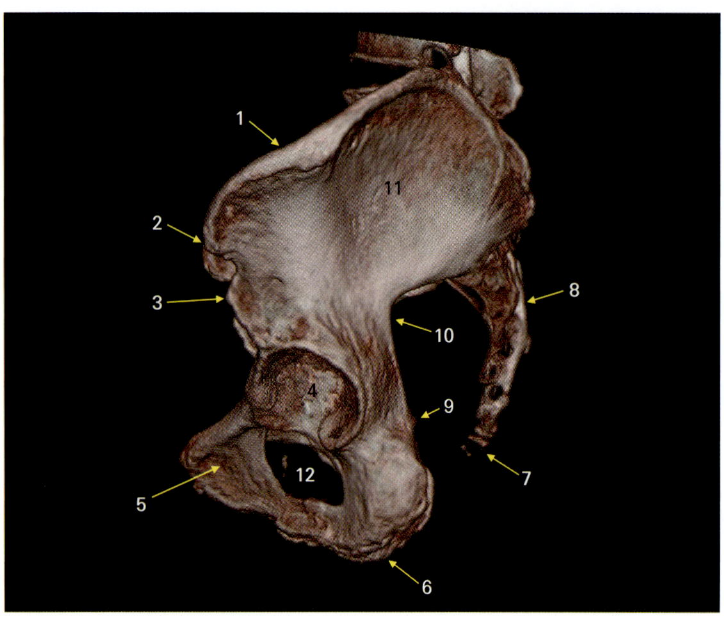

Pelvis CT VRT (lateral)

1 Iliac crest (엉덩뼈능선)
2 Anterior superior iliac spine (앞위엉덩뼈가시)
3 Anterior inferior iliac spine (앞아래엉덩뼈가시)
4 Acetabulum (절구)
5 Pubis (두덩뼈)
6 Ischial tuberosity (궁둥뼈결절)
7 Coccyx (꼬리뼈)
8 Sacrum (엉치뼈)
9 Ischial spine (궁둥뼈가시)
10 Greater sciatic notch (큰궁둥패임)
11 Iliac bone (엉덩뼈)
12 Obturator foramen (폐쇄구멍)

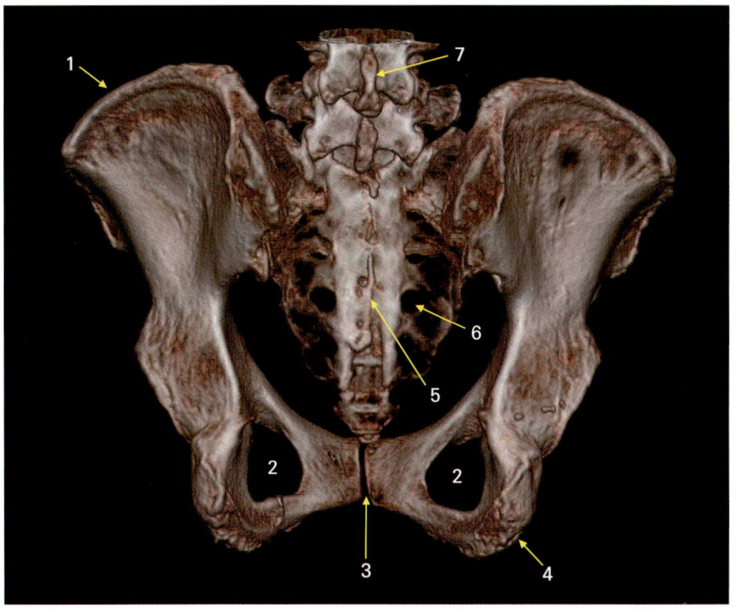

Pelvis CT VRT (posterior)

1 Iliac crest (엉덩뼈능선)
2 Obturator foramen (폐쇄구멍)
3 Pubic symphysis (두덩결합)
4 Ischial tuberosity (궁둥뼈결절)
5 Medial sacral crest (정중엉치뼈능선)
6 Posterior sacral foramen (뒤엉치뼈구멍)
7 Spinous process (가시돌기)

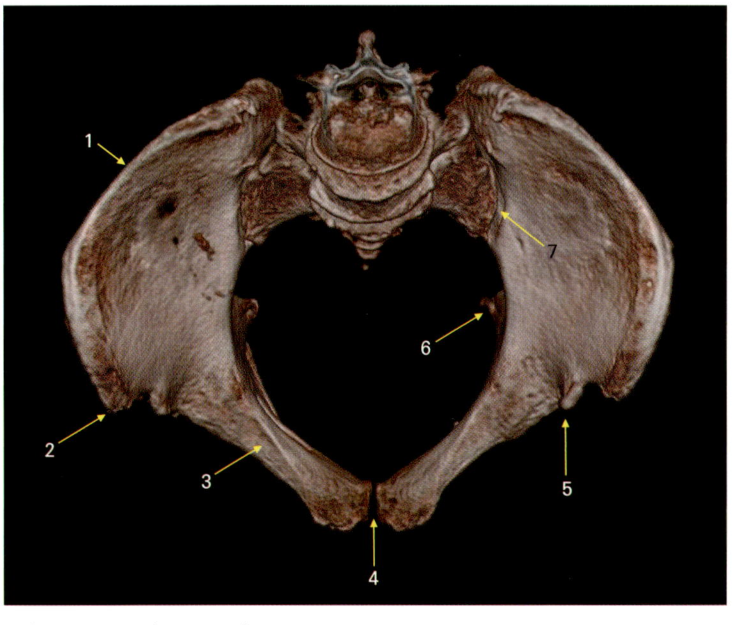

Pelvis CT VRT (superior)

1 Iliac crest (엉덩뼈능선)
2 Anterior superior iliac spine (앞위엉덩뼈가시)
3 Pubis (두덩뼈)
4 Pubic symphysis (두덩결합)
5 Anterior inferior iliac spine (앞아래엉덩뼈가시)
6 Ischial spine (궁둥뼈가시)
7 Sacroiliac joint (엉치엉덩관절)

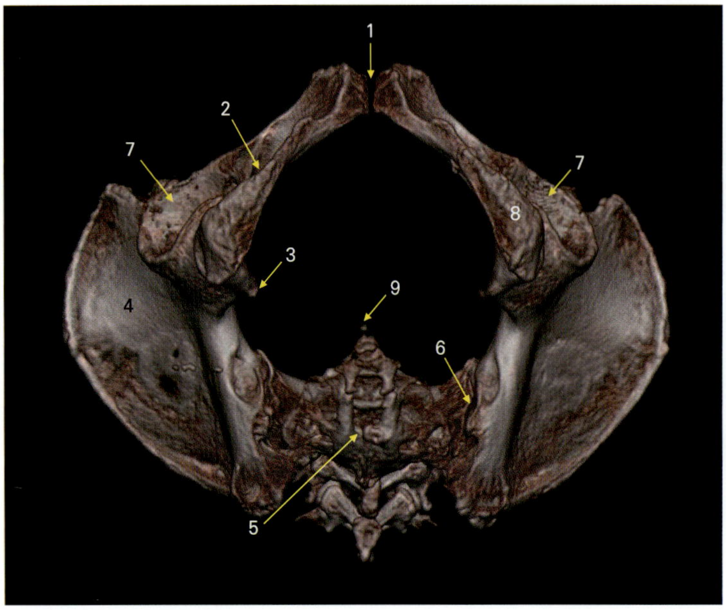

Pelvis CT VRT (inferior)

1 Pubic symphysis (두덩결합)
2 Ischium (궁둥뼈)
3 Ischial spine (궁둥뼈가시)
4 Iliac bone (엉덩뼈)
5 Sacrum (엉치뼈)
6 Sacroiliac joint (엉치엉덩관절)
7 Acetabulum (절구)
8 Ischial tuberosity (궁둥뼈결절)
9 Coccyx (꼬리뼈)

두덩뼈(pubis)의 구성

① 볼기뼈절구의 전방 1/5
② 두덩결합(pubis symphysis)
③ 폐쇄구멍(obturator foramen)

Exercise

01

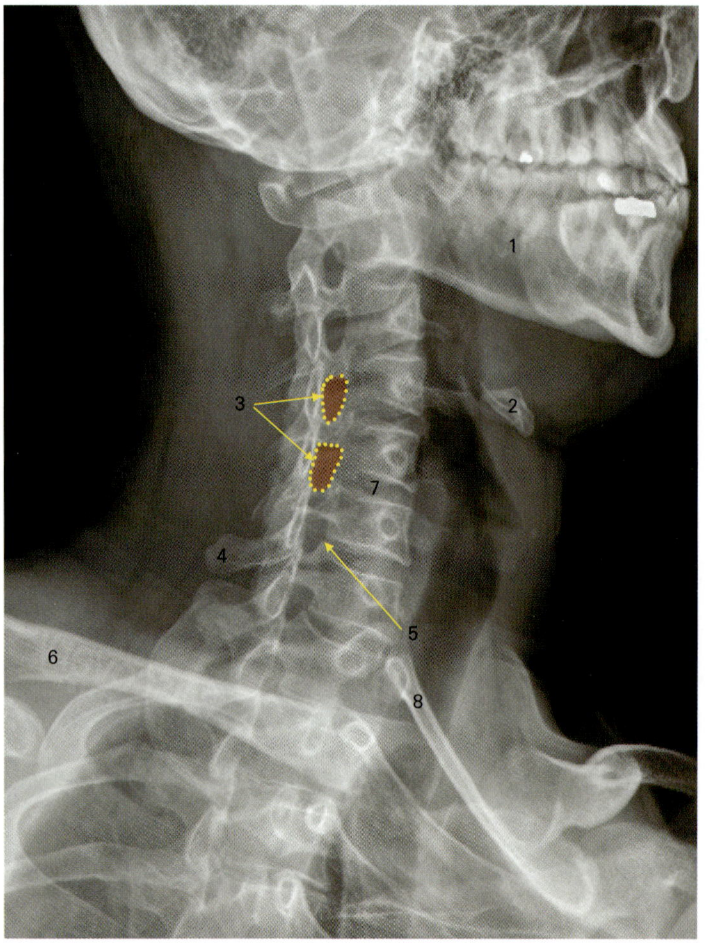

C-spine AP oblique image

1

2

3

4

5

6

7

8

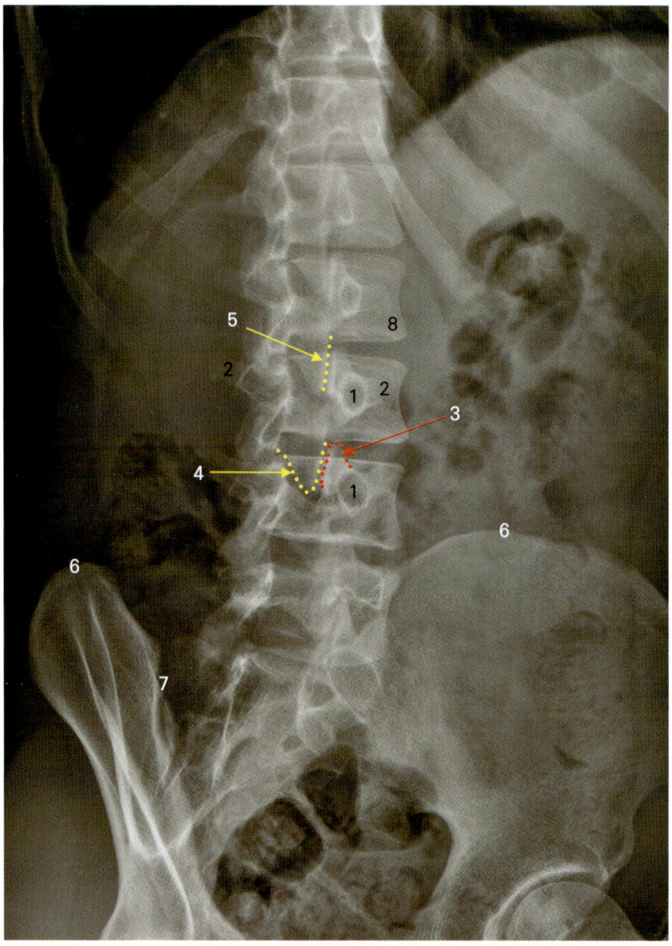

L-spine AP oblique image

1

2

3

4

5

6

7

8

03

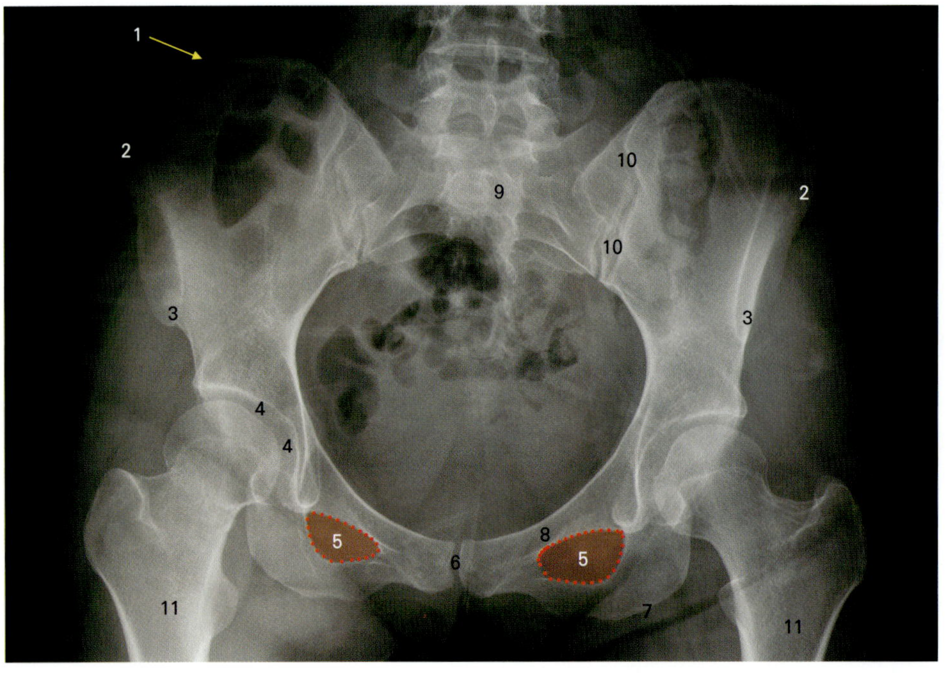

Pelvis AP image

1 ____________

2 ____________

3 ____________

4 ____________

5 ____________

6 ____________

7 ____________

8 ____________

9 ____________

10 ____________

11 ____________

04

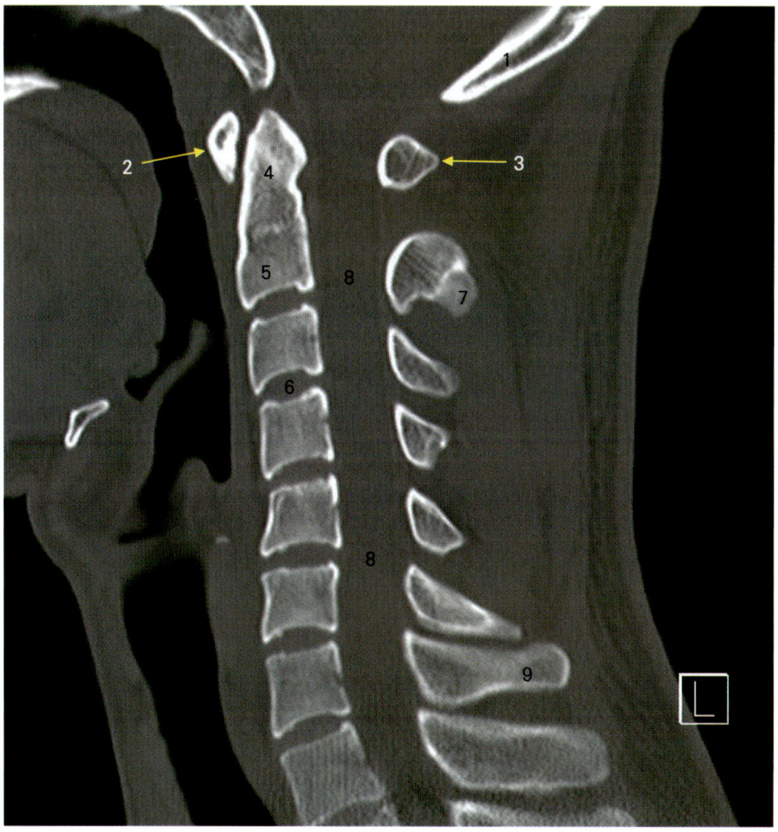

C-spine sagittal image

1

2

3

4

5

6

7

8

9

05

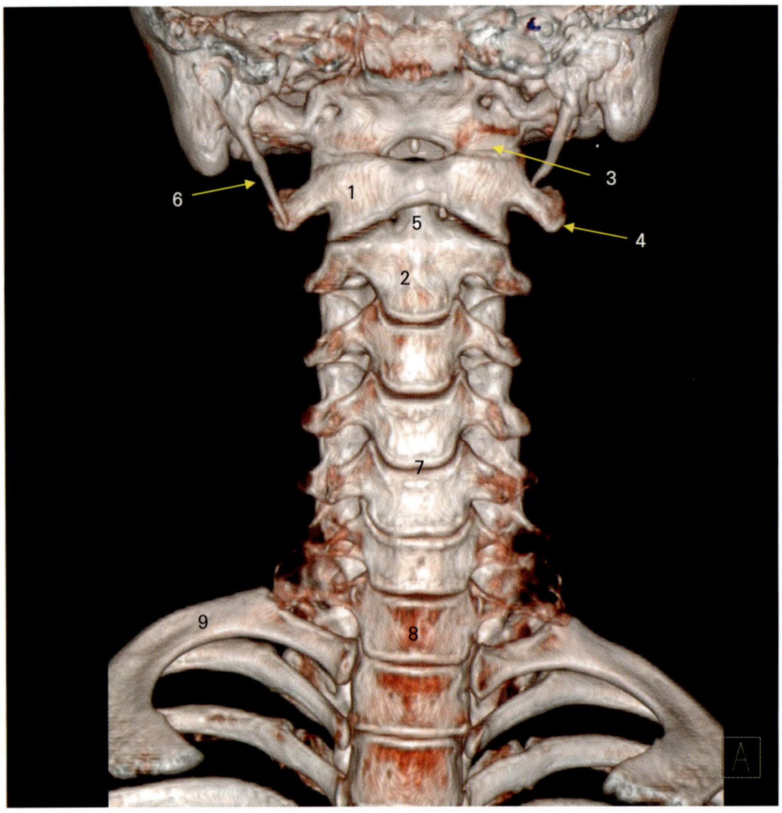

C-spine CT VRT (anterior)

1

2

3

4

5

6

7

8

9

Chest

Anatomy

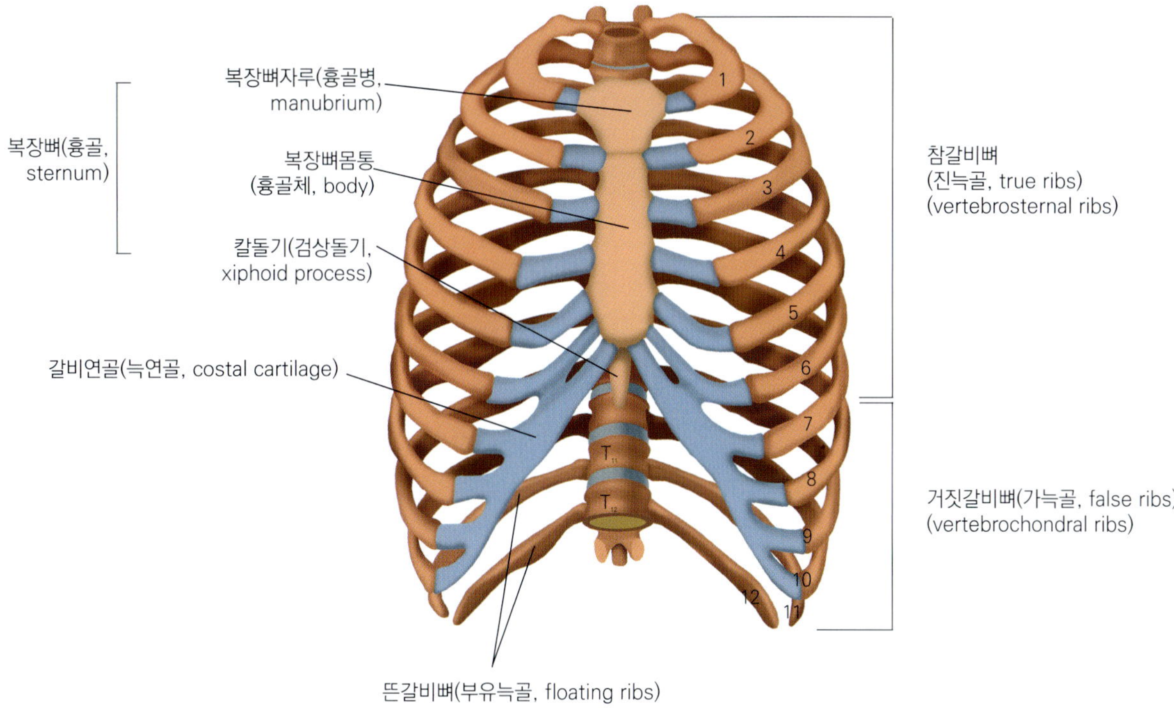

가슴우리(흉곽) 앞면

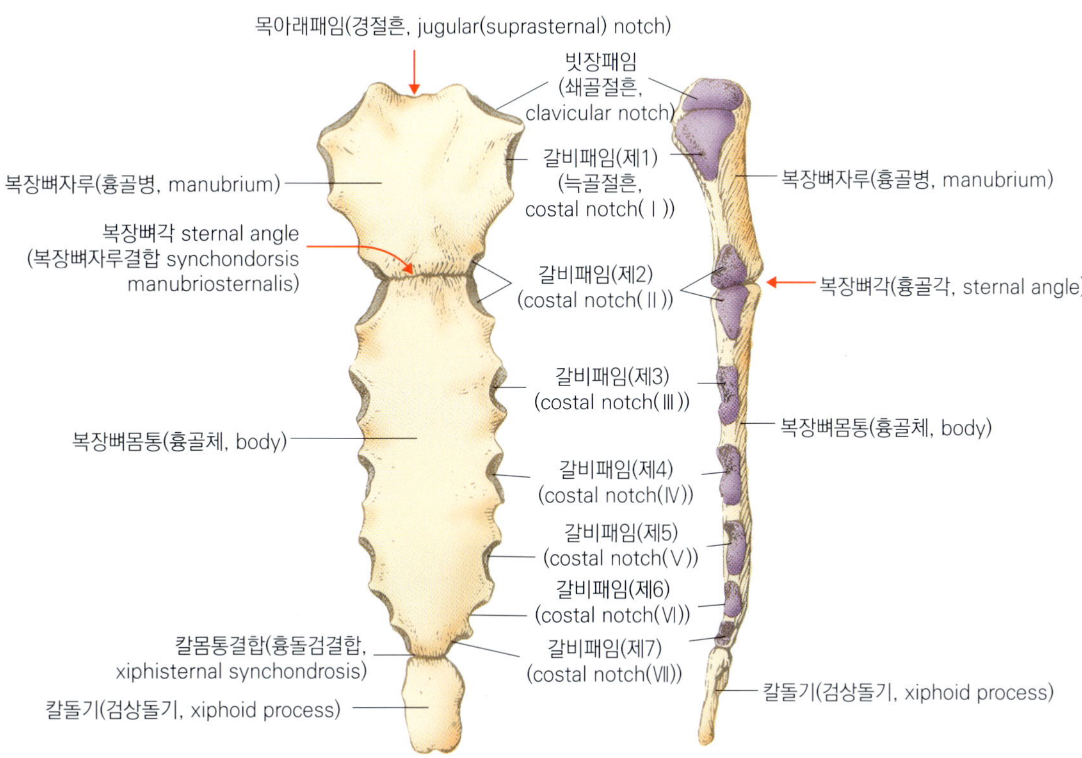

복장뼈(흉골)(앞면과 오른쪽면)

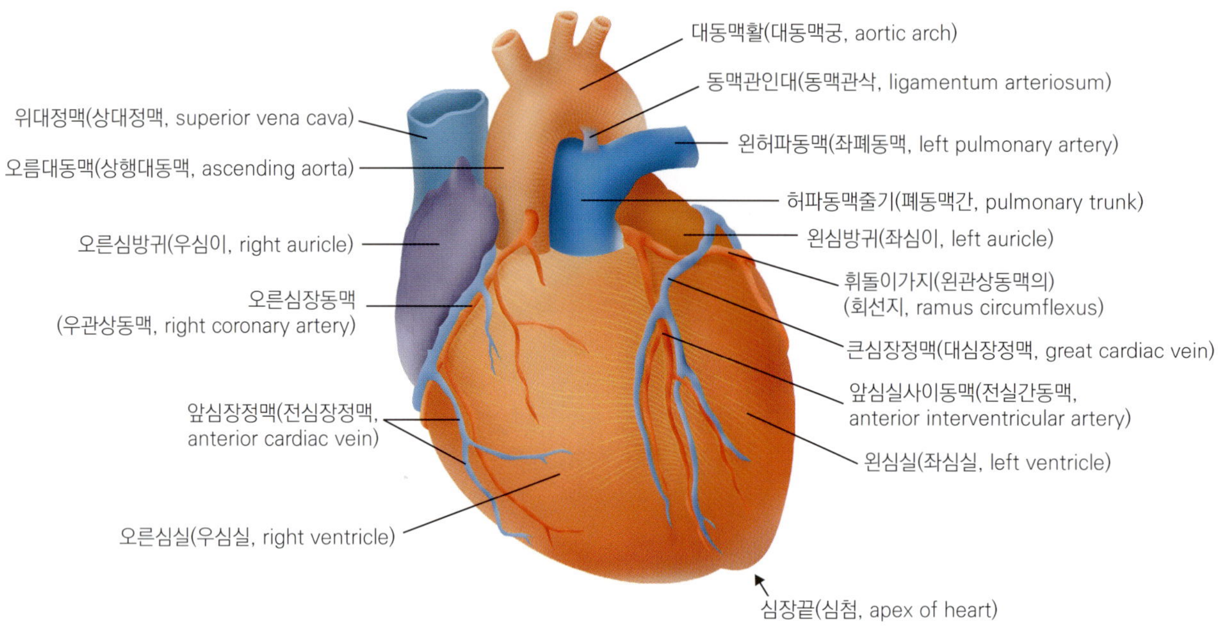

심장의 위앞면(복장갈비면)

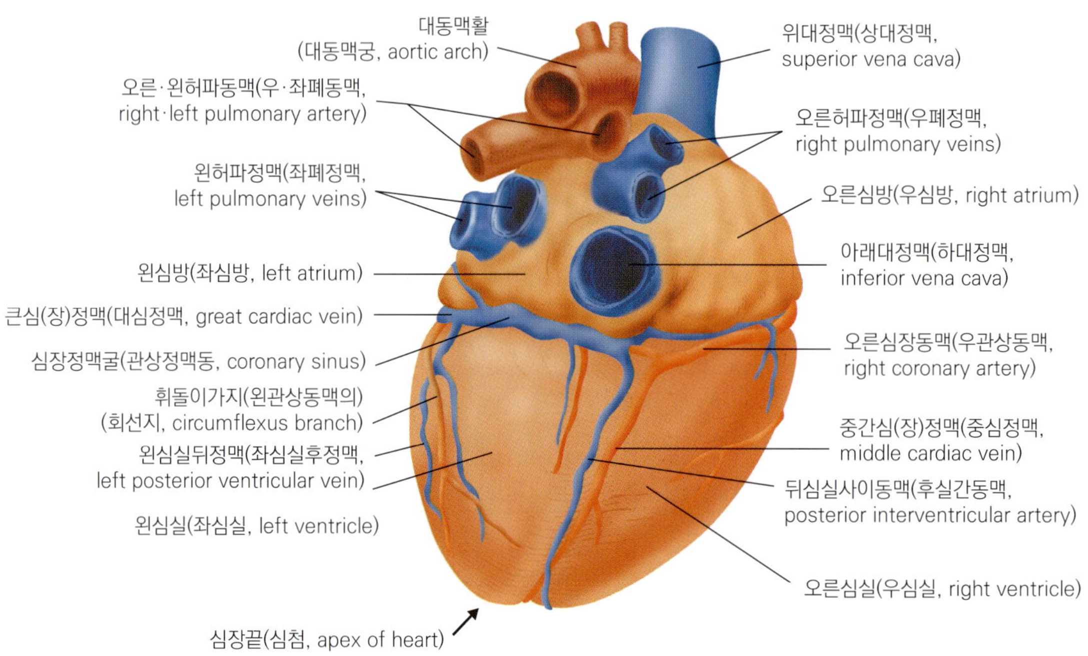

심장의 아래뒤면(횡격면)

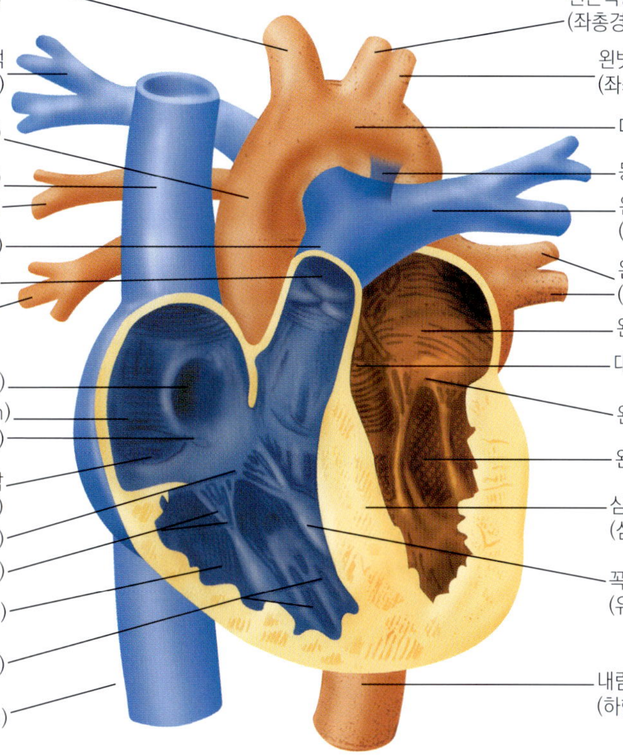
팔머리동맥
(완두동맥, brachiocephalic artery)
오른허파동맥
(우폐동맥, right pulmonary artery)
오름대동맥(상행대동맥, ascending aorta)
위대정맥(상대정맥, superior vena cave)
오른허파정맥(우폐정맥, right pulmonary vein)
허파동맥줄기(폐동맥간, pulmonary trunk)
허파동맥판막(폐동맥판, pulmonary valve)
오른허파정맥(우폐정맥, righ pulmonary vein)
타원오목(난원와, fossa ovalis)
오른심방(우심방, right atrium)
심장정맥판막(valve of coronary sinus)
아래대정맥판막
(하대정맥판, valve of inferior vena cava)
오른방실판막(삼첨판, tricuspid valve)
힘줄끈(건삭, chordae tendineae)
오른심실(우심실, right ventricle)
근육기둥(육주, trabeculae carneae)
아래대정맥(하대정맥, inferior vena cava)
왼온목동맥
(좌총경동맥, left common carotid artery)
왼빗장밑동맥
(좌쇄골하동맥, left subclavian artery)
대동맥활(대동맥궁, aorta arch)
동맥관인대(ligamentum arteriosum)
왼허파동맥
(좌폐동맥, left pulmonary artery)
왼허파정맥
(좌폐정맥, left pulmonary veins)
왼심방(좌심방, left atrium)
대동맥판막(aortic valve)
왼방실판막(이첨판, bicuspid valve)
왼심실(좌심실, left ventricle)
심실사이막
(심실중격, interventricular septum)
꼭지근육
(유두근, papillary muscle)
내림대동맥
(하행대동맥, descending aorta)

심장의 위앞면(흉늑면)

Chest general radiography

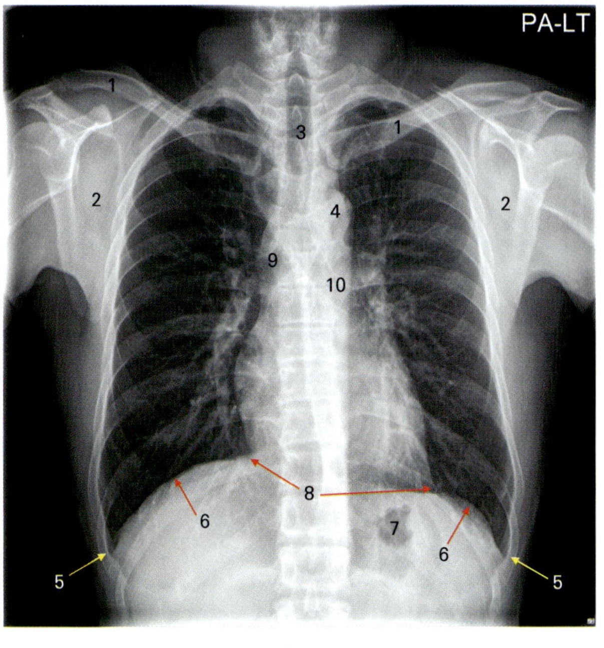

Chest PA image (Inspiration)

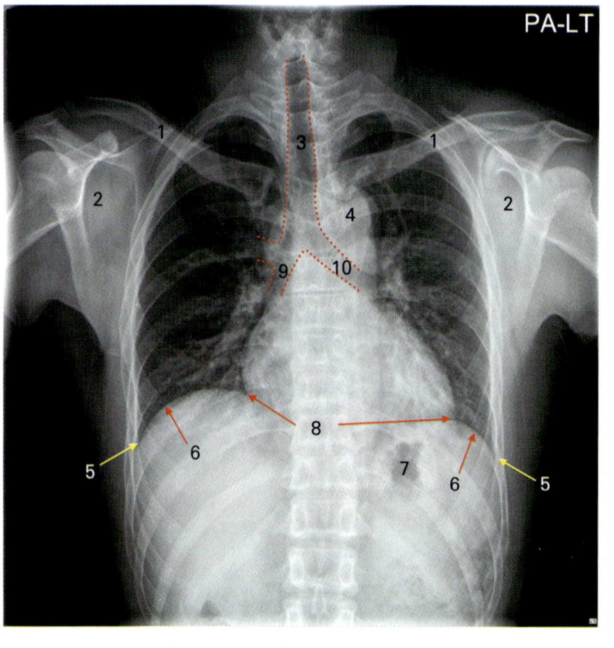

Chest PA image (Expiration)

1 Clavicle (빗장뼈)
2 Scapula (어깨뼈)
3 Trachea (기관)
4 Aortic arch (대동맥활)
5 Costophrenic angle (갈비가로막각)
6 Diaphragm (가로막)
7 Gas in stomach (위장내가스)
8 Costocardiac angle (갈비심장각)
9 Right bronchus (오른기관지)
10 Left bronchus (왼기관지)

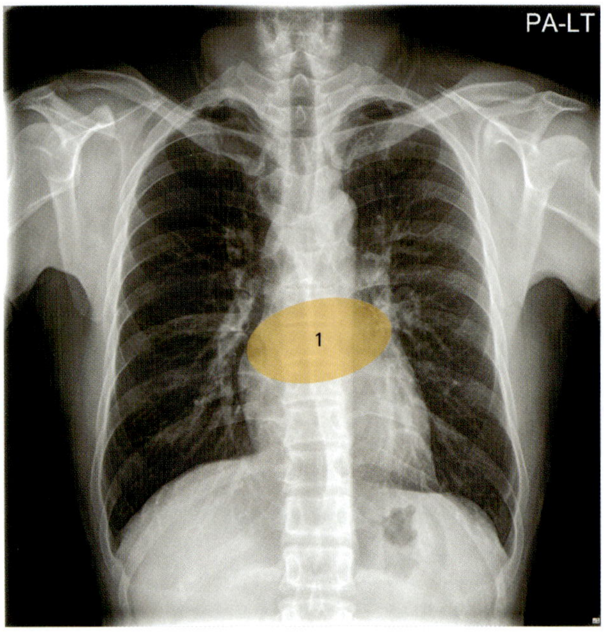

Chest PA image (heart)

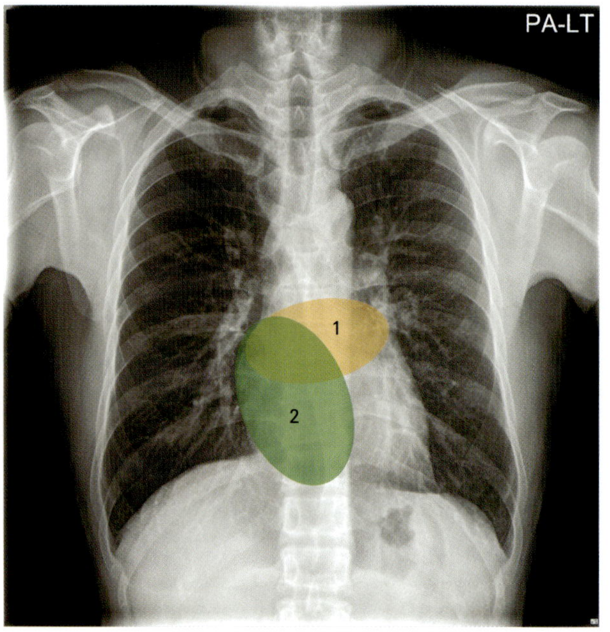

Chest PA image (heart)

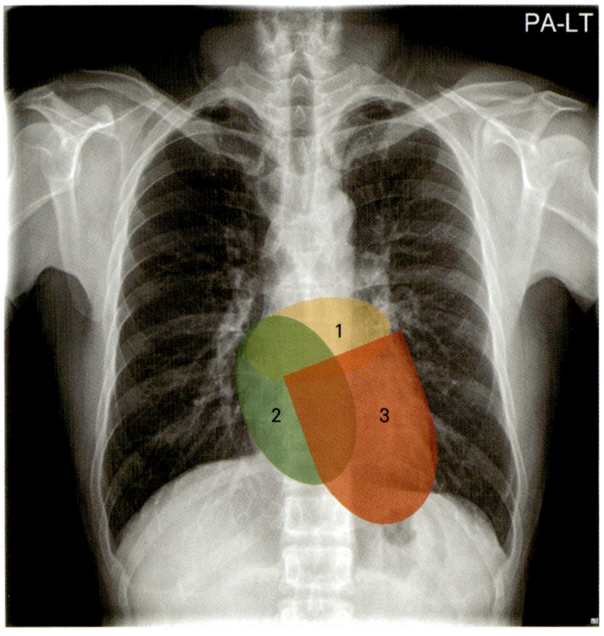

Chest PA image (heart)

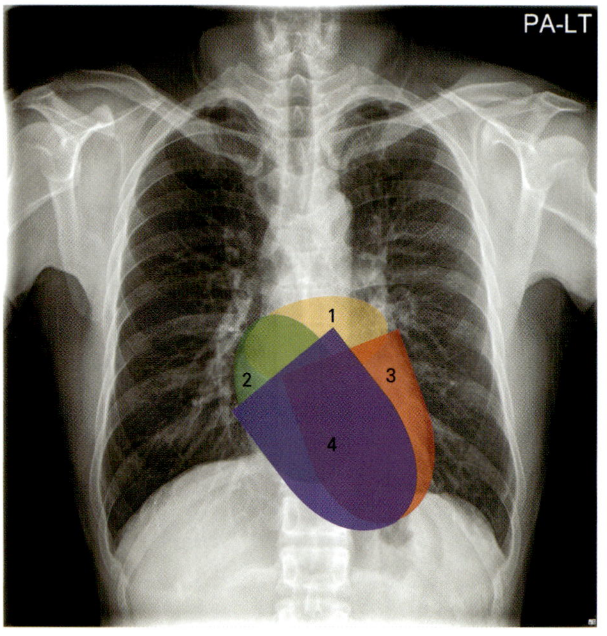

Chest PA image (heart)

1 Left atrium (왼심방)
2 Right atrium (오른심방)
3 Left ventricle (왼심실)
4 Right ventricle (오른심실)

가슴우리의 구성

① 등뼈(thoracic vertebrae) : 12개
② 복장뼈(sternum) : 1개
③ 갈비뼈(ribs) : 12쌍

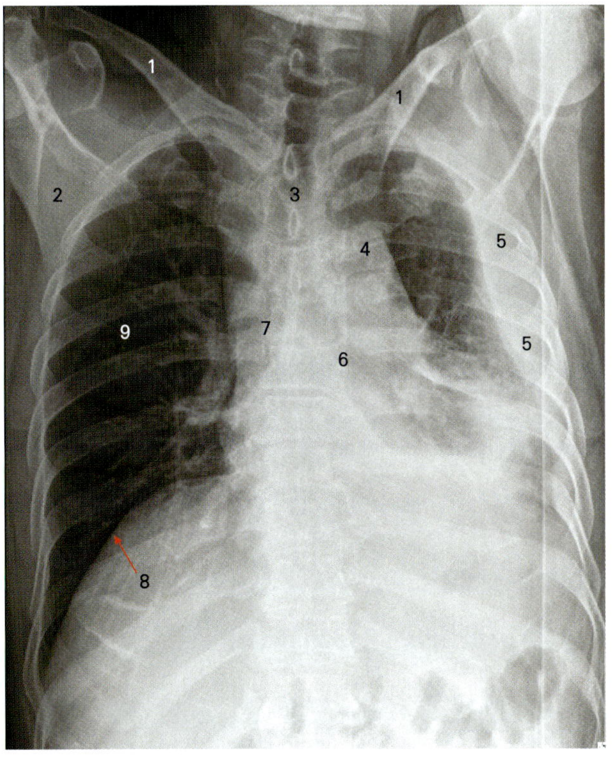

Chest LT lateral decubitus image

1 Clavicle (빗장뼈)
2 Scapula (어깨뼈)
3 Trachea (기관)
4 Aortic arch (대동맥활)
5 Pleural effusion (가슴막삼출)
6 Left bronchus (왼기관지)
7 Right bronchus (오른기관지)
8 Right diaphragm (오른가로막)
9 Right lung (오른허파)

기도(respiratory tract)의 구성

① 코 및 코안
② 코곁굴
③ 인두, 후두기관
④ 기관지

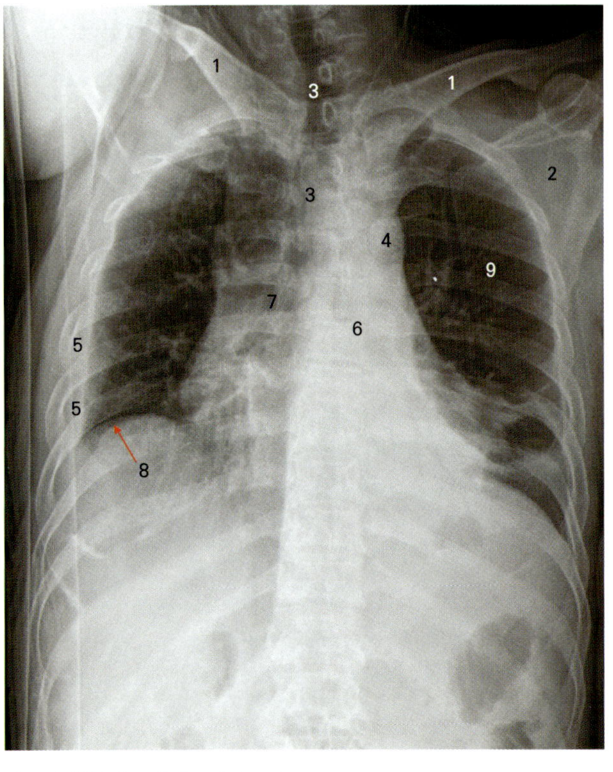

Chest RT lateral decubitus image

1 Clavicle (빗장뼈)
2 Scapula (어깨뼈)
3 Trachea (기관)
4 Aortic arch (대동맥활)
5 Pleural effusion (가슴막삼출)
6 Left bronchus (왼기관지)
7 Right bronchus (오른기관지)
8 Right diaphragm (오른가로막)
9 Left lung (왼허파)

인두(pharynx)의 분류

① 코인두(nasopharynx)
② 입인두(oropharynx)
③ 후두인두(laryngopharynx)

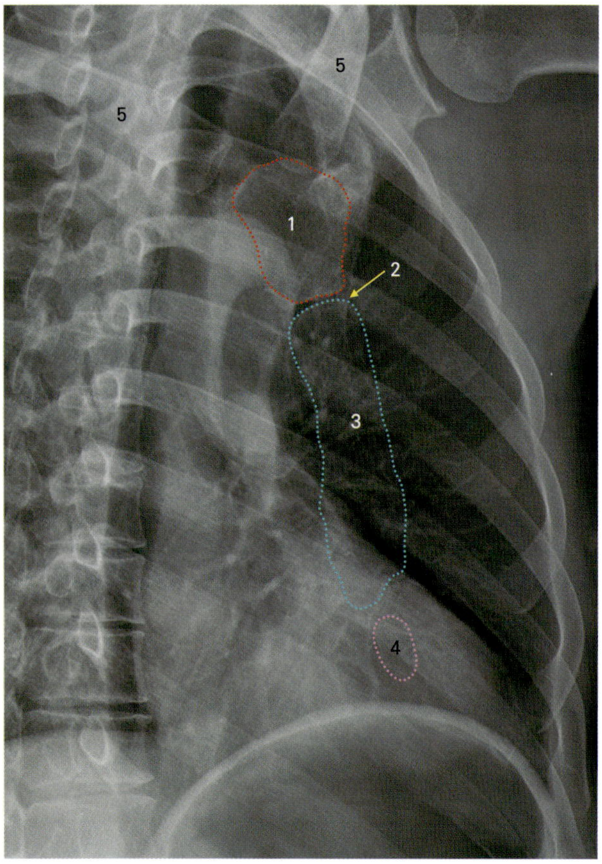

Sternum PA oblique image

1 Manubrium (복장뼈자루)
2 Sternal angle (복장뼈각)
3 Body of sternum (복장뼈 몸통)
4 Xiphoid process (칼돌기)
5 Clavicle (빗장뼈)

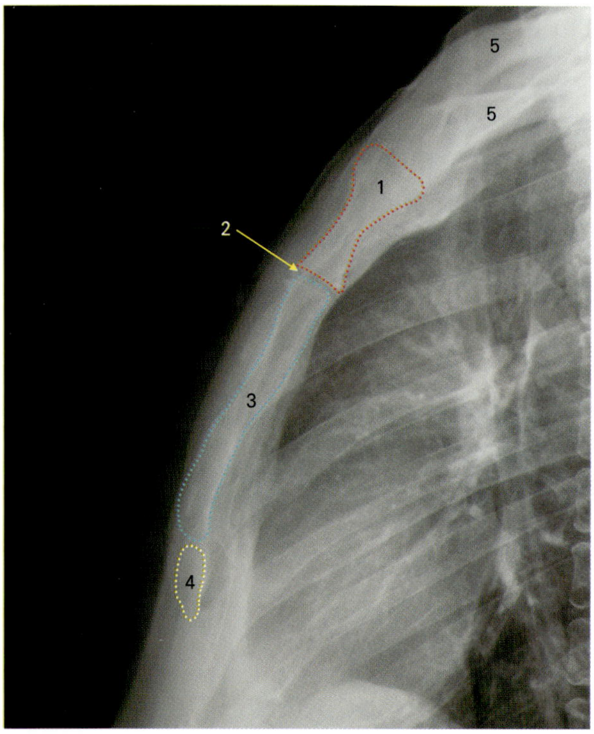

Sternum lateral image

1 Manubrium (복장뼈자루)
2 Sternal angle (복장뼈각)
3 Body of sternum (복장뼈 몸통)
4 Xiphoid process (칼돌기)
5 Clavicle (빗장뼈)

복장뼈(sternum)의 구성

① 복장뼈자루(manubrium)
② 복장뼈몸통(body)
③ 칼돌기(xiphoid process)

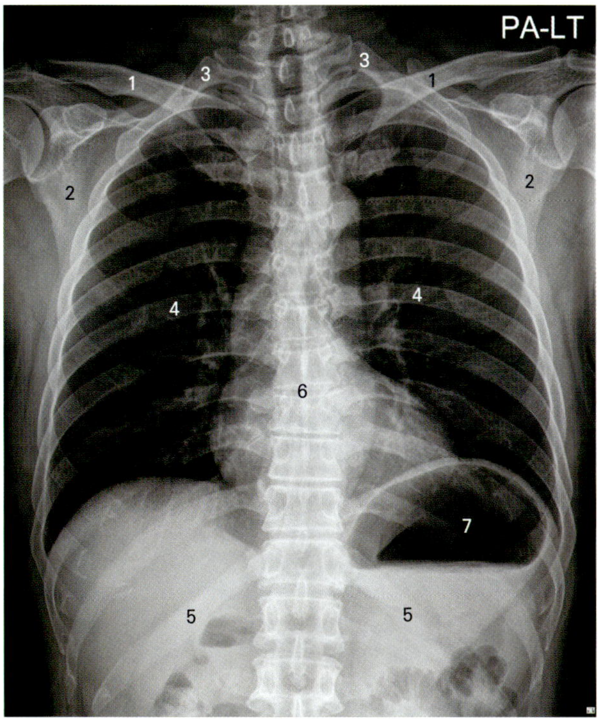

Rib PA image

갈비뼈(ribs) 분류

① 참갈비뼈(true ribs) : 1~7번째 갈비뼈
② 거짓갈비뼈(false ribs) : 8~12번째 갈비뼈
③ 뜬갈비뼈(floating ribs) : 11,12번째 갈비뼈

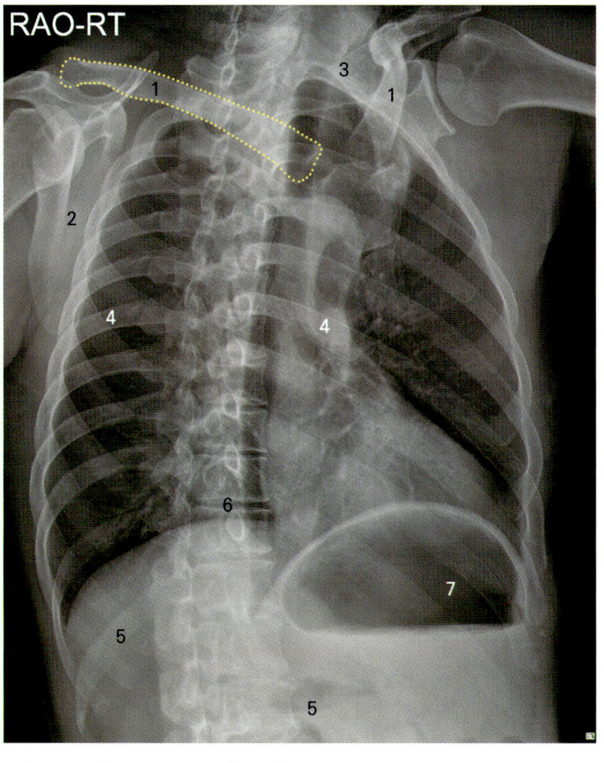

Rib PA oblique image (RAO)

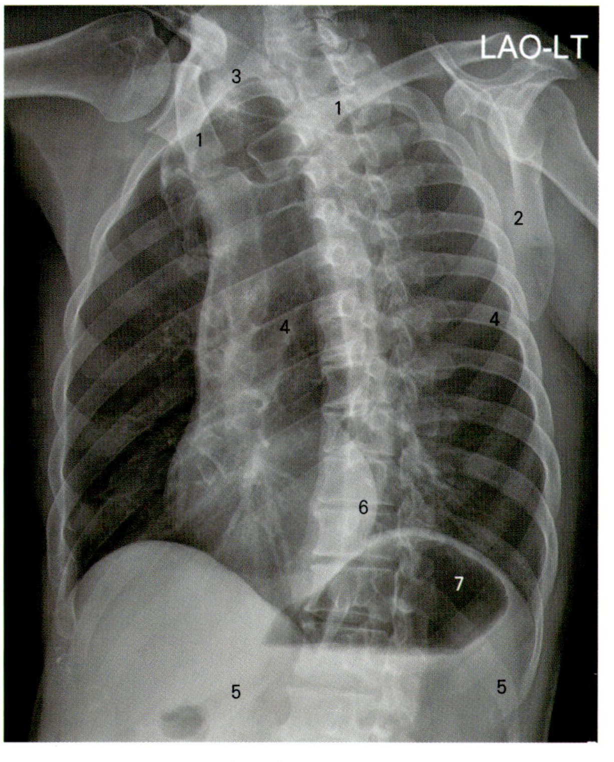

Rib PA oblique image (LAO)

1 Clavicle (빗장뼈)
2 Scapula (어깨뼈)
3 First rib (첫째갈비뼈)
4 7th rib (일곱번째 갈비뼈)
5 12th rib (열두번째 갈비뼈)
6 Intervertebral disc (척추사이원반)
7 Gas in stomach (위장내가스)

Chest CT

가슴막(pleura) 의 구성

① 내장쪽가슴막(visceral pleural)
② 벽쪽가슴막(parietal pleural)
- 가슴막공간(pleural cavity) : 가슴막액(pleural fluid)이 들어 있음

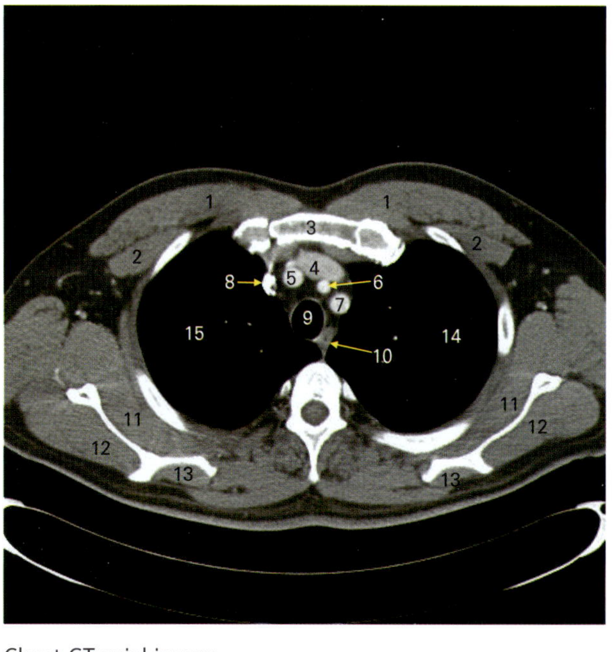

Chest CT axial image

1 Pectoralis major muscle (큰가슴근)
2 Pectoralis minor muscle (작은가슴근)
3 Sternum (복장뼈)
4 Left brachiocephalic vein (왼팔머리정맥)
5 Brachiocephalic artery (팔머리동맥)
6 Left common carotid artery (왼온목동맥)
7 Left subclavian artery (왼빗장밑동맥)
8 Right brachiocephalic vein (오른팔머리정맥)
9 Trachea (기관)
10 Esophagus (식도)
11 Subscapularis muscle (어깨밑근)
12 Infraspinatus muscle (가시아래근)
13 Supraspinatus muscle (가시위근)
14 Left lung (왼허파)
15 Right lung (오른허파)

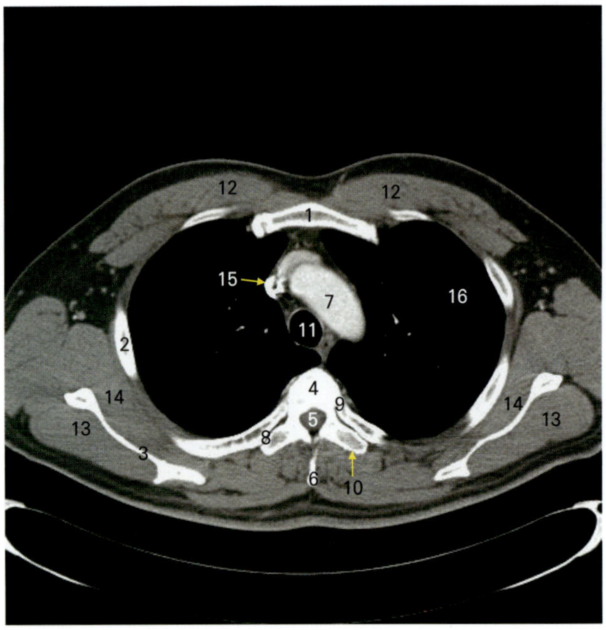

Chest CT axial image

1 Sternum (복장뼈)
2 Rib (갈비뼈)
3 Scapula (어깨뼈)
4 Thoracic vertebra (등뼈)
5 Spinal cord (척수)
6 Spinous process (가시돌기)
7 Aortic arch (대동맥활)
8 Costotransverse joint (갈비가로돌기관절)
9 Costovertebral joint (갈비척추관절)
10 Transverse process (가로돌기)
11 Trachea (기관)
12 Pectoralis major muscle (큰가슴근)
13 Infraspinatus muscle (가시아래근)
14 Subscapularis muscle (어깨밑근)
15 Right brachiocephalic vein (오른팔머리정맥)
16 Left lung (왼허파)

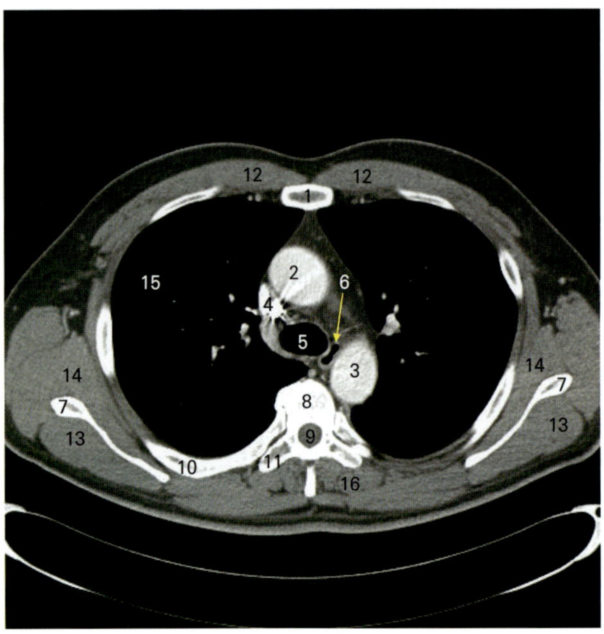

Chest CT axial image

1 Sternum (복장뼈)
2 Ascending aorta (오름대동맥)
3 Descending aorta (내림대동맥)
4 Superior vena cava (위대정맥)
5 Trachea (기관)
6 Esophagus (식도)
7 Scapula (어깨뼈)
8 Thoracic vertebra (등뼈)
9 Spinal cord (척수)
10 Rib (갈비뼈)
11 Transverse process (가로돌기)
12 Pectoralis major muscle (큰가슴근)
13 Infraspinatus muscle (가시아래근)
14 Subscapularis muscle (어깨밑근)
15 Right lung (오른허파)
16 Erector spinae muscle (척주세움근)

허파(lung)의 구성

① 세기관지(bronchioles)
② 허파꽈리관(alveolar duct)
③ 허파꽈리(alveoli)

기관(trachea)의 특징

① C6~T5
② 길이 10~12cm
③ 가로지름 2~2.5cm
④ 기관연골 : 16~20개
⑤ 앞쪽 갑상선, 뒤쪽 식도 위치

허파(lung)의 특징

① 왼 허파 : 2엽 8구역
② 오른 허파 : 3엽 10구역
③ 허파문으로 기관지, 혈관 림프관 및 신경 출입 함

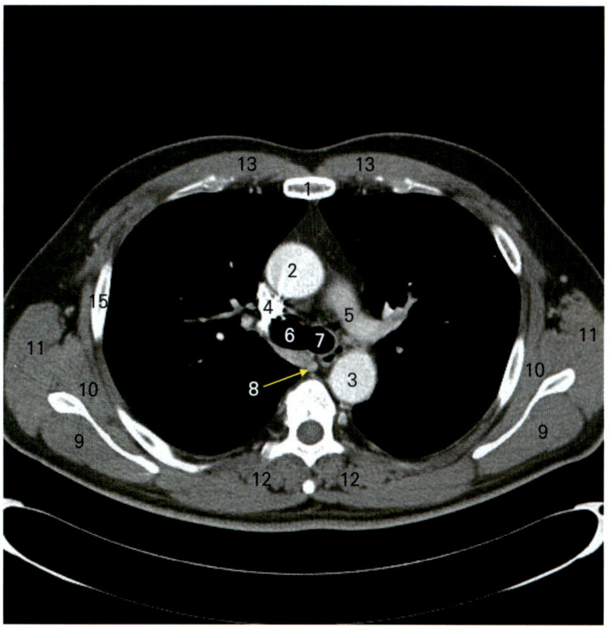

Chest CT axial image

1 Sternum (복장뼈)
2 Ascending aorta (오름대동맥)
3 Descending aorta (내림대동맥)
4 Superior vena cava (위대정맥)
5 Left pulmonary artery (왼허파동맥)
6 Right bronchus (오른기관지)
7 Left bronchus (왼기관지)
8 Azygos vein (홀정맥)
9 Infraspinatus muscle (가시아래근)
10 Subscapularis muscle (어깨밑근)
11 Latissimus dorsi muscle (넓은등근)
12 Erector spinae muscle (척주세움근)
13 Pectoralis major muscle (큰가슴근)
14 Right lung (오른허파)
15 Rib (갈비뼈)

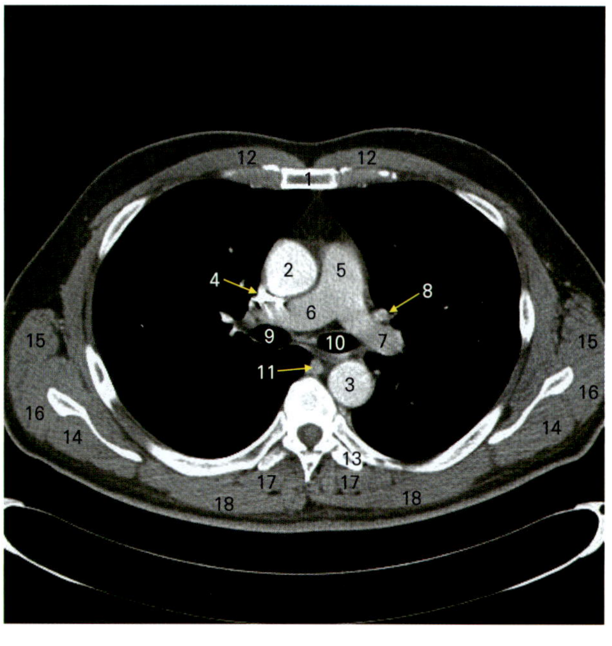

Chest CT axial image

1 Sternum (복장뼈)
2 Ascending aorta (오름대동맥)
3 Descending aorta (내림대동맥)
4 Superior vena cava (위대정맥)
5 Pulmonary trunk (허파동맥)
6 Right pulmonary artery (오른허파동맥)
7 Left pulmonary artery (왼허파동맥)
8 Left superior pulmonary vein (왼위허파정맥)
9 Right bronchus (오른기관지)
10 Left bronchus (왼기관지)
11 Azygos vein (홀정맥)
12 Pectoralis major muscle (큰가슴근)
13 Costotransverse joint (갈비가로돌기관절)
14 Infraspinatus muscle (가시아래근)
15 Latissimus dorsi muscle (넓은등근)
16 Teres major muscle (큰원근)
17 Erector spinae muscle (척주세움근)
18 Trapezius muscle (등세모근)

기관지(bronchus) 분지

① 주기관지(main bronchi) → ② 엽기관지(lobar bronchi) → ③ 구역기관지(segmental bronchi) → ④ 세기관지(bronchioles) → ⑤ 종말세기관지(terminal bronchioles) → ⑥ 호흡세기관지(respiratory bronchioles) → ⑦ 허파꽈리관(alveolar ducts) → ⑧ 허파꽈리주머니(alveolar sac) → ⑨ 허파꽈리(alveoli)

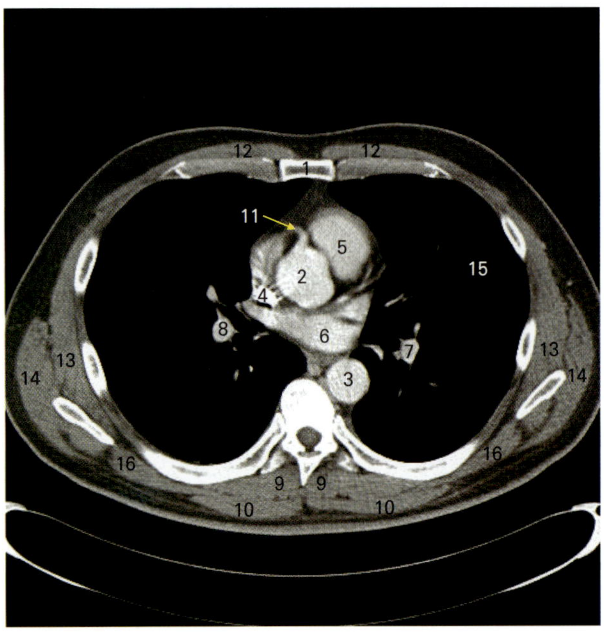

Chest CT axial image

1 Sternum (복장뼈)
2 Ascending aorta (오름대동맥)
3 Descending aorta (내림대동맥)
4 Superior vena cava (위대정맥)
5 Right ventricle (오른심실)
6 Left atrium (왼심방)
7 Left pulmonary artery (왼허파동맥)
8 Right pulmonary artery (오른허파동맥)
9 Erector spinae muscle (척주세움근)
10 Trapezius muscle (등세모근)
11 Right coronary artery (오른심장동맥)
12 Pectoralis major muscle (큰가슴근)
13 Serratus anterior muscle (앞톱니근)
14 Latissimus dorsi muscle (넓은등근)
15 Left lung (왼허파)
16 Rhomboid major muscle (큰마름근)

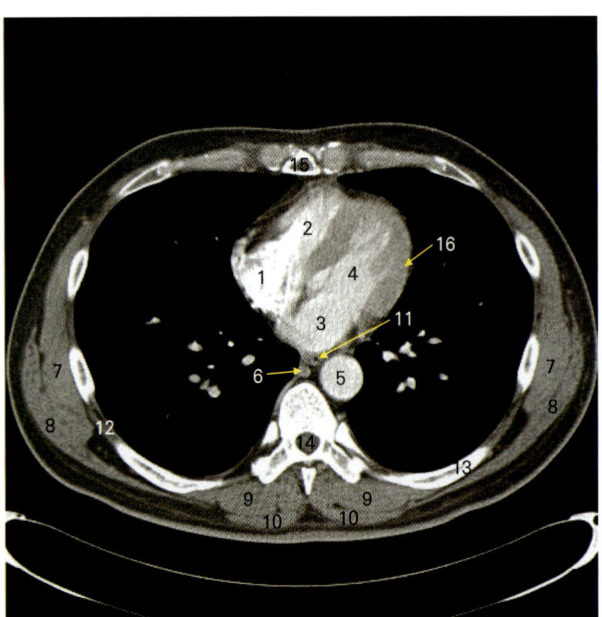

Chest CT axial image

1 Right atrium (오른심방)
2 Right ventricle (오른심실)
3 Left atrium (왼심방)
4 Left ventricle (왼심실)
5 Descending aorta (내림대동맥)
6 Azygos vein (홀정맥)
7 Serratus anterior muscle (앞톱니근)
8 Latissimus dorsi muscle (넓은등근)
9 Erector spinae muscle (척주세움근)
10 Trapezius muscle (등세모근)
11 Esophagus (식도)
12 Intercostal muscle (갈비사이근)
13 Rib (갈비뼈)
14 Spinal cord (척수)
15 Sternum (복장뼈)
16 Myocardium (심장근육)

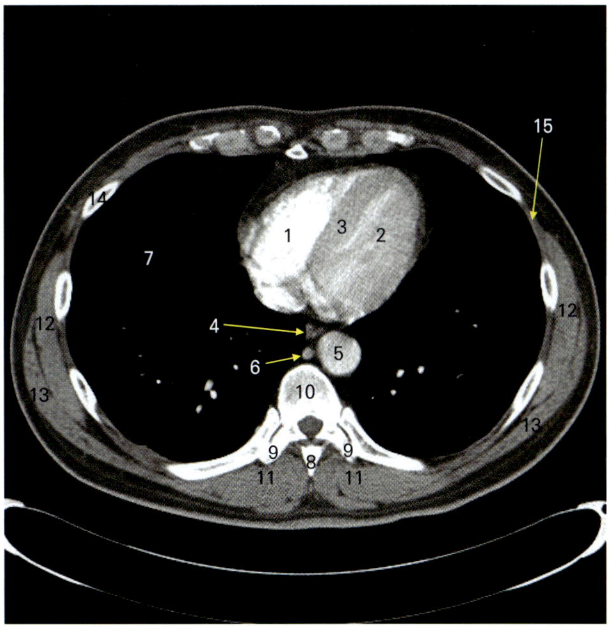

Chest CT axial image

1 Right ventricle (오른심실)
2 Left ventricle (왼심실)
3 Interventricular septum (심실사이막)
4 Esophagus (식도)
5 Descending aorta (내림대동맥)
6 Azygos vein (홀정맥)
7 Right lung (오른허파)
8 Spinous process (가시돌기)
9 Transverse process (가로돌기)
10 Thoracic vertebra (등뼈)
11 Erector spinae muscle (척주세움근)
12 Serratus anterior muscle (앞톱니근)
13 Latissimus dorsi muscle (넓은등근)
14 Rib (갈비뼈)
15 Intercostal muscle (갈비사이근)

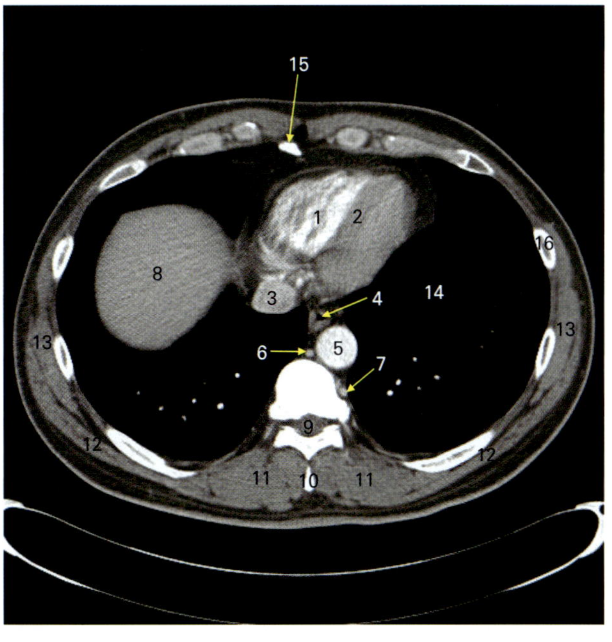

Chest CT axial image

1 Right ventricle (오른심실)
2 Interventricular septum (심실사이막)
3 Inferior vena cava (아래대정맥)
4 Esophagus (식도)
5 Descending aorta (내림대동맥)
6 Azygos vein (홀정맥)
7 Hemiazygos vein (반홀정맥)
8 Liver (간)
9 Spinal cord (척수)
10 Spinous process (가시돌기)
11 Erector spinae muscle (척주세움근)
12 Latissimus dorsi muscle (넓은등근)
13 Serratus anterior muscle (앞톱니근)
14 Left lung (왼허파)
15 Sternum (복장뼈)
16 Rib (갈비뼈)

들숨근의 구성

① 큰가슴근(pectoralis major)
② 바깥갈비사이근(external intercostales)
③ 갈비올림근(levatores costarum)
④ 위뒤톱니근(serratus posterior superior)
⑤ 가로막(diaphragm) 수축

날숨근의 구성

① 가슴가로근(transversus thoracis)
② 속갈비사이근(internal intercostales)
③ 갈비밑근(subcostalis)
④ 아래뒤톱니근(serratus posterior inferior)
⑤ 가로막(diaphragm) 이완

Chest Pulmonary CT

가로막(diaphragm)의 구멍

① 대동맥구멍(aortic hiatus) : 내림대동맥, 홀정맥, 가슴림프관, 교감신경줄기
② 대정맥구멍(vena cava foramen) : 아래대정맥, 오른가로막신경
③ 식도구멍(esophagus hiatus) : 식도, 왼·오른미주신경

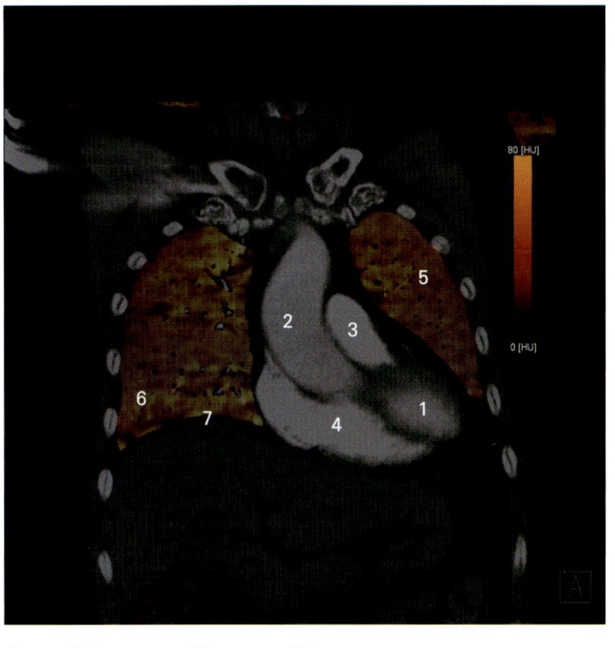

Chest Pulmonary CT coronal image

1 Left ventricle (왼심실)
2 Ascending aorta (오름대동맥)
3 Pulmonary trunk (허파동맥)
4 Right ventricle (오른심실)
5 Left lung (왼허파)
6 Right lung (오른허파)
7 Right diaphragm (오른가로막)

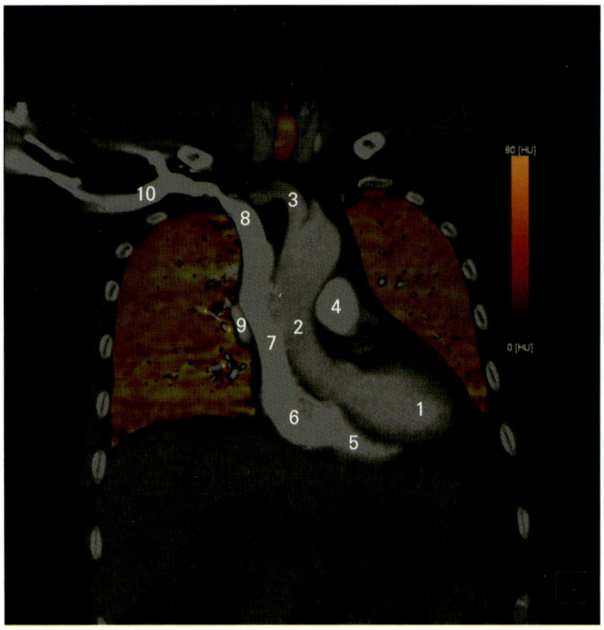

Chest Pulmonary CT coronal image

1 Left ventricle (왼심실)
2 Ascending aorta (오름대동맥)
3 Brachiocephalic artery (팔머리동맥)
4 Pulmonary trunk (허파동맥)
5 Right ventricle (오른심실)
6 Right atrium (오른심방)
7 Superior vena cava (위대정맥)
8 Right brachiocephalic vein (오른팔머리정맥)
9 Right pulmonary vein (오른허파정맥)
10 Right subclavian vein (오른빗장밑정맥)

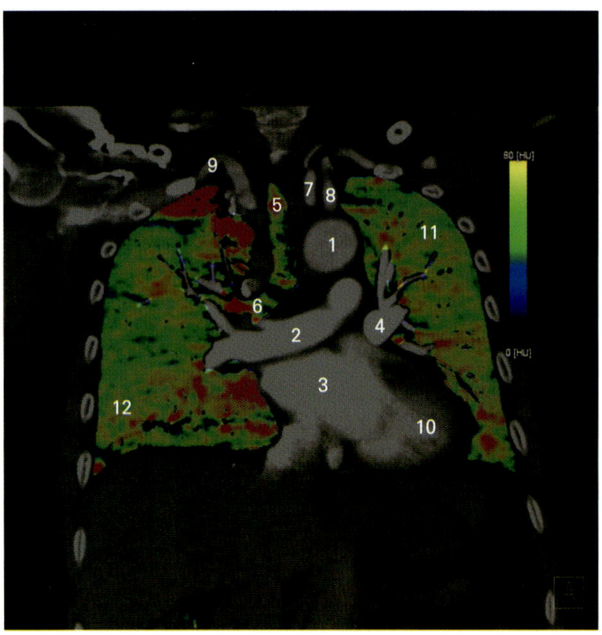

Chest Pulmonary CT coronal image

1 Aortic arch (대동맥활)
2 Right pulmonary artery (오른허파동맥)
3 Left atrium (왼심방)
4 Left pulmonary vein (왼허파정맥)
5 Trachea (기관)
6 Right bronchus (오른기관지)
7 Left common carotid artery (왼온목동맥)
8 Left subclavian artery (왼빗장밑동맥)
9 Brachiocephalic artery (팔머리동맥)
10 Left ventricle (왼심실)
11 Left lung (왼허파)
12 Right lung (오른허파)

세로칸(mediastinum)

① 세로칸앞부분(anterior mediastinum)
② 세로칸중간부분(middle mediastinum)
③ 세로칸뒤부분(posterior mediastinum)
④ 세로칸위부분(superior mediastinum)

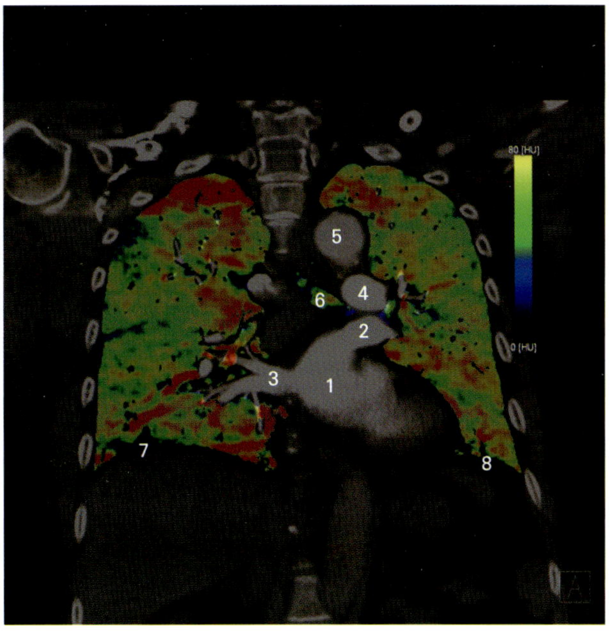

Chest Pulmonary CT coronal image

1 Left atrium (왼심방)
2 Left pulmonary vein (왼허파정맥)
3 Right pulmonary vein (오른허파정맥)
4 Left pulmonary artery (왼허파동맥)
5 Aortic arch (대동맥활)
6 Left bronchus (왼기관지)
7 Right diaphragm (오른가로막)
8 Left diaphragm (왼가로막)

소순환(허파순환)

: 오른심실 - 허파동맥 - 허파모세혈관 - 허파정맥 - 왼심방

Aorta CT

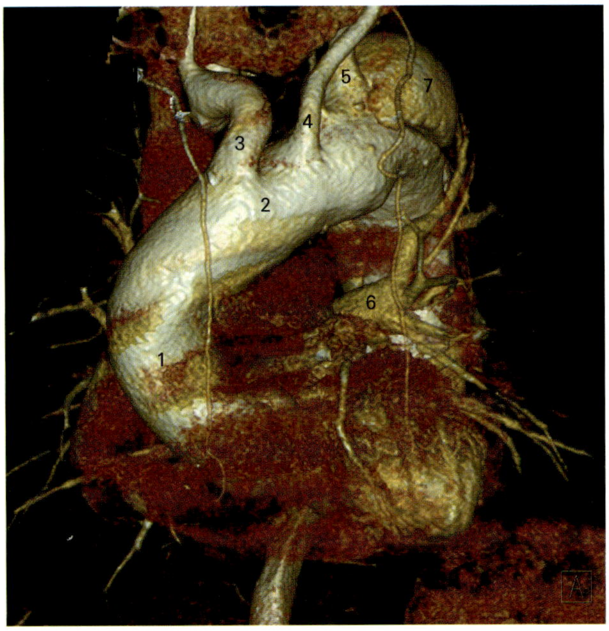

Aorta CT angio VRT (anterior)

1 Ascending aorta (오름대동맥)
2 Aortic arch (대동맥활)
3 Brachiocephalic artery (팔머리동맥)
4 Left common carotid artery (왼온목동맥)
5 Left subclavian artery (왼빗장밑동맥)
6 Left pulmonary vein (왼허파정맥)
7 Dissecting aneurysm (박리동맥자루)

대동맥활(aortic arch)에서 분지하는 혈관

① 팔머리동맥(brachiocephalic trunk)
② 왼온목동맥(left common carotid artery)
③ 왼빗장밑동맥(left subclavian artery)

대순환(몸순환)

: 왼심실 - 대동맥 - 동맥 - 세동맥 - 모세혈관 - 세정맥 - 정맥 - 대정맥 - 오른심방

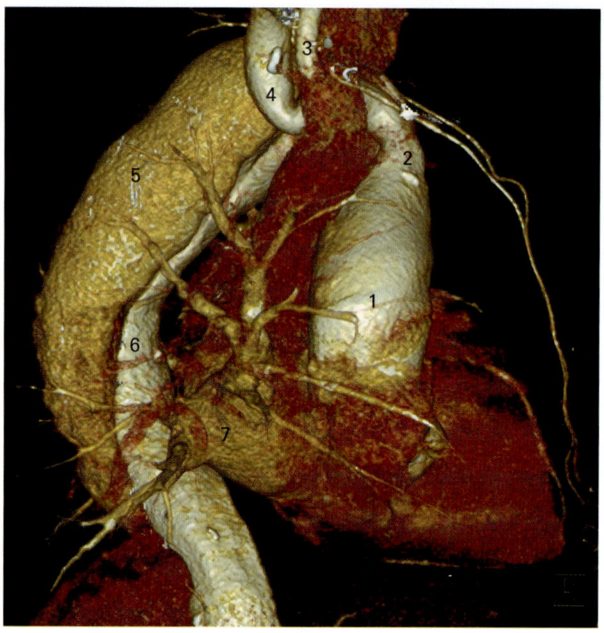

Aorta CT angio VRT (left lateral)

1 Ascending aorta (오름대동맥)
2 Aortic arch (대동맥활)
3 Right common carotid artery (오른온목동맥)
4 Right subclavian artery (오른빗장밑동맥)
5 Dissecting aneurysm (박리동맥자루)
6 Descending aorta (내림대동맥)
7 Right pulmonary vein (오른허파정맥)

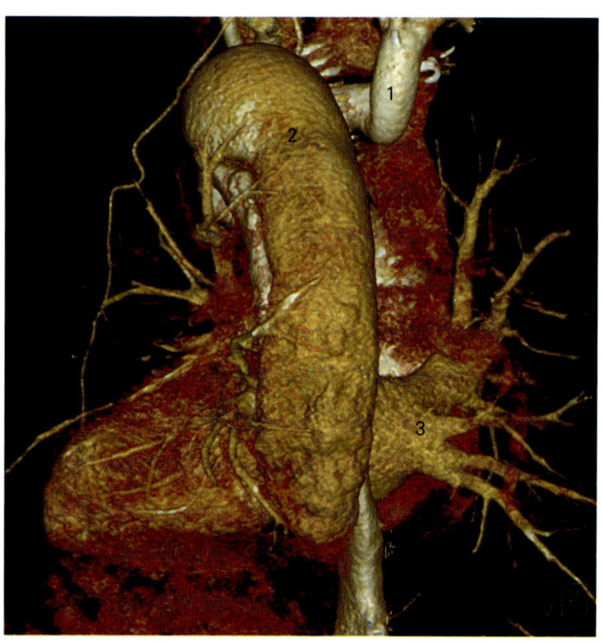

Aorta CT angio VRT (posterior)

1 Right subclavian artery (오른빗장밑동맥)
2 Dissecting aneurysm (박리동맥자루)
3 Right pulmonary vein (오른허파정맥)

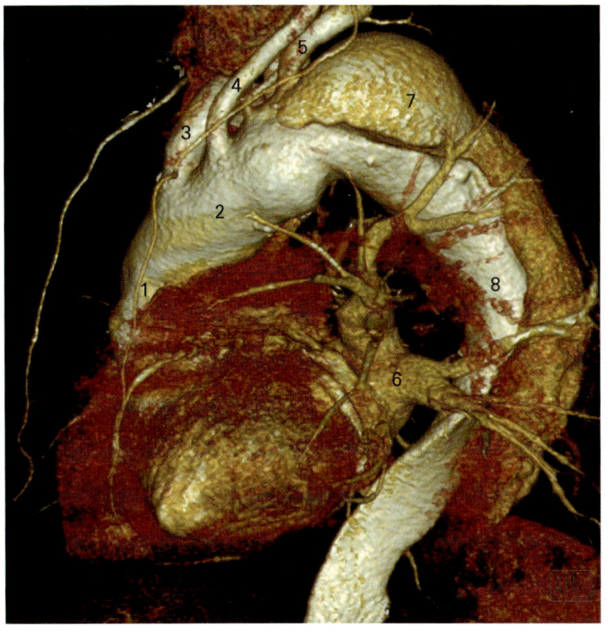

Aorta CT angio VRT (right lateral)

1 Ascending aorta (오름대동맥)
2 Aortic arch (대동맥활)
3 Brachiocephalic artery (팔머리동맥)
4 Left common carotid artery (왼온목동맥)
5 Left subclavian artery (왼빗장밑동맥)
6 Left pulmonary vein (왼허파정맥)
7 Dissecting aneurysm (박리동맥자루)
8 Descending aorta (내림대동맥)

심장의 외부구조

① 심장바닥(base) : 위쪽
② 심장끝(apex) : 아래쪽
③ 복장갈비면(sternocostal surface) : 앞면
④ 가로막면(diaphragmatic surface) : 아래면
⑤ 허파면(pleural surface) : 왼·오른 허파에 접촉
⑥ 방실사이고랑(coronary groove)
⑦ 앞·뒤심실사이고랑(anterior and posterior interventricular groove)

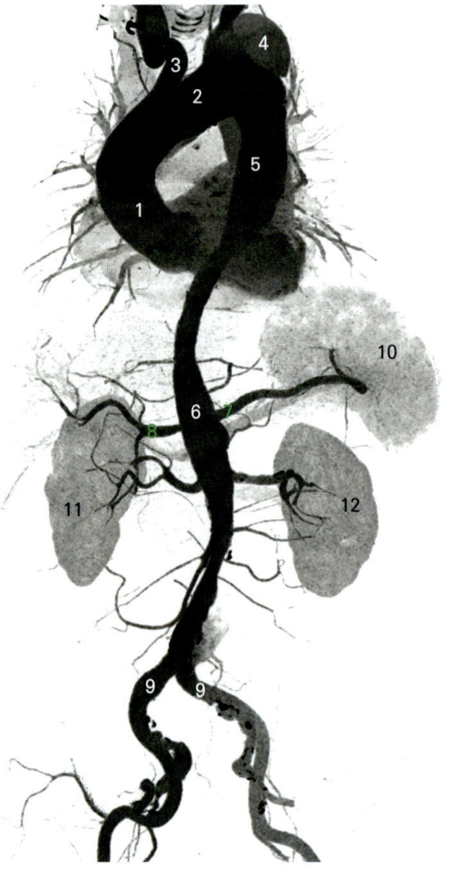

Aorta CT MIP (anterior)

1 Ascending aorta (오름대동맥)
2 Aortic arch (대동맥활)
3 Brachiocephalic artery (팔머리동맥)
4 Dissecting aneurysm (박리동맥자루)
5 Descending aorta (내림대동맥)
6 Abdominal aorta (복부대동맥)
7 Splenic artery (지라동맥)
8 Common hepatic artery (온간동맥)
9 Common iliac artery (온엉덩동맥)
10 Spleen (지라)
11 Right kidney (오른콩팥)
12 Left kidney (왼콩팥)

오른심방으로 유입되는 혈관

① 위대정맥(superior vena cava)
② 아래대정맥(inferior vena cava)
③ 심장정맥굴(coronary sinus)

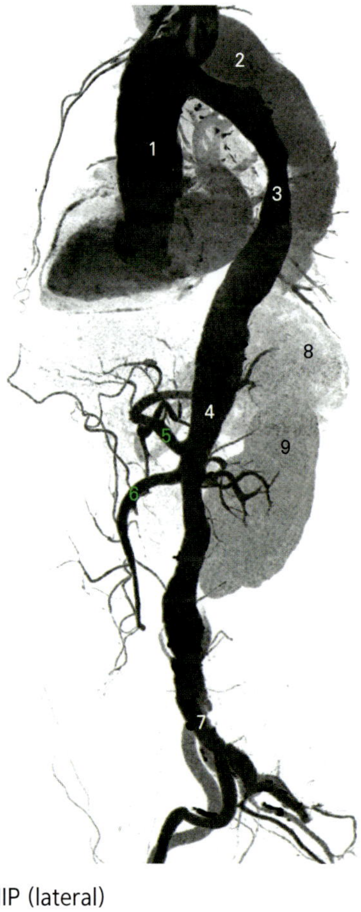

Aorta CT MIP (lateral)

1 Ascending aorta (오름대동맥)
2 Dissecting aneurysm (박리동맥자루)
3 Descending aorta (내림대동맥)
4 Abdominal aorta (복부대동맥)
5 Celiac trunk (복강동맥)
6 Superior mesenteric artery (위창자간막동맥)
7 Common iliac artery (온엉덩동맥)
8 Spleen (지라)
9 Left Kidney (왼콩팥)

Coronary CT

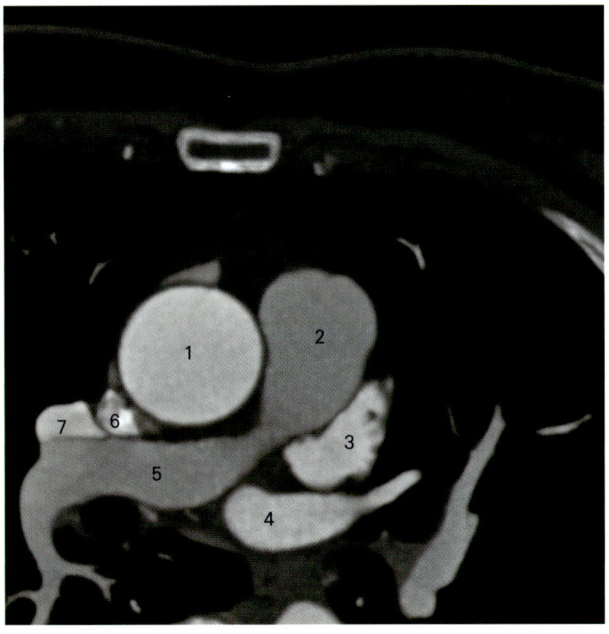

Coronary CT axial image

1 Ascending aorta (오름대동맥)
2 Pulmonary trunk (허파동맥)
3 Left atrial appendage (좌심방부속물)
4 Left atrium (왼심방)
5 Right pulmonary artery (오른허파동맥)
6 Superior vena cava (위대정맥)
7 Right superior pulmonary vein (오른위허파정맥)

심장의 크기

① 길이 : 12cm
② 폭 : 8~9cm
③ 두께 : 6cm
④ 무게 : 남자(280-340gm), 여자(230-280gm)

심장벽의 구조

① 심장속막(endocardium)
② 심장근육층(myocardium)
③ 심장바깥막(epicardium)

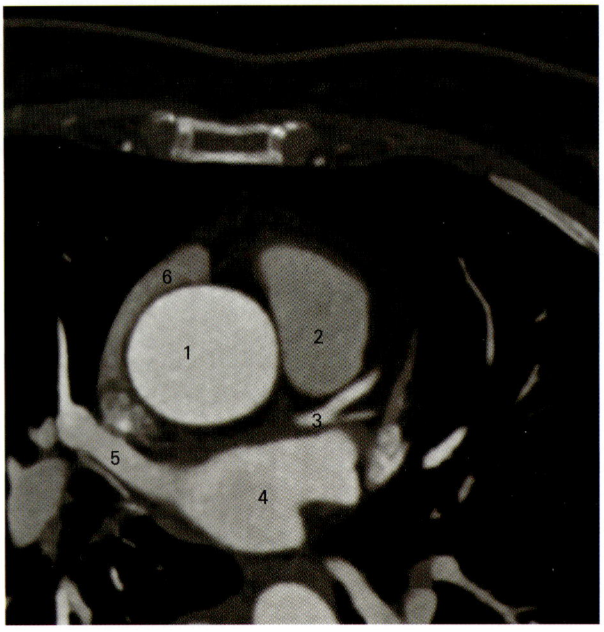

Coronary CT axial image

1 Ascending aorta (오름대동맥)
2 Right ventricular outflow tract (우심실유출로)
3 Left coronary artery (왼심장동맥)
4 Left atrium (왼심방)
5 Right superior pulmonary vein (오른위허파정맥)
6 Right atrial appendage (우심방부속물)

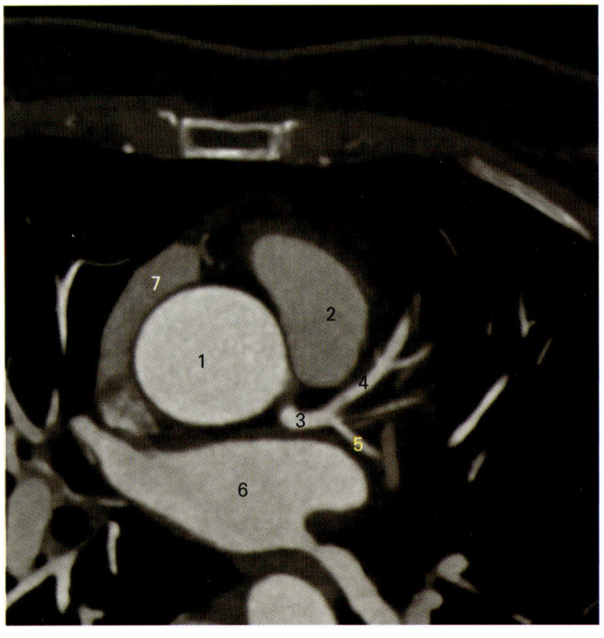

Coronary CT axial image

1 Ascending aorta (오름대동맥)
2 Pulmonary trunk (허파동맥)
3 Left coronary artery (왼심장동맥)
4 Anterior interventricular branch (앞심실사이가지)
5 Circumflex branch (휘돌이가지)
6 Left atrium (왼심방)
7 Right atrial appendage (우심방부속물)

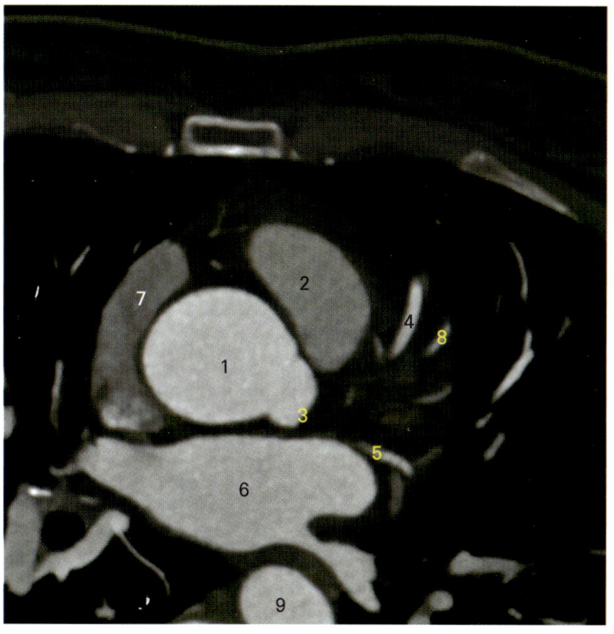

Coronary CT axial image

1 Ascending aorta (오름대동맥)
2 Pulmonary trunk (허파동맥)
3 Left coronary artery (왼심장동맥)
4 Anterior interventricular branch (앞심실사이가지)
5 Circumflex branch (휘돌이가지)
6 Left atrium (왼심방)
7 Right atrium (오른심방)
8 1st diagonal branch (첫번째대각선가지)
9 Descending aorta (내림대동맥)

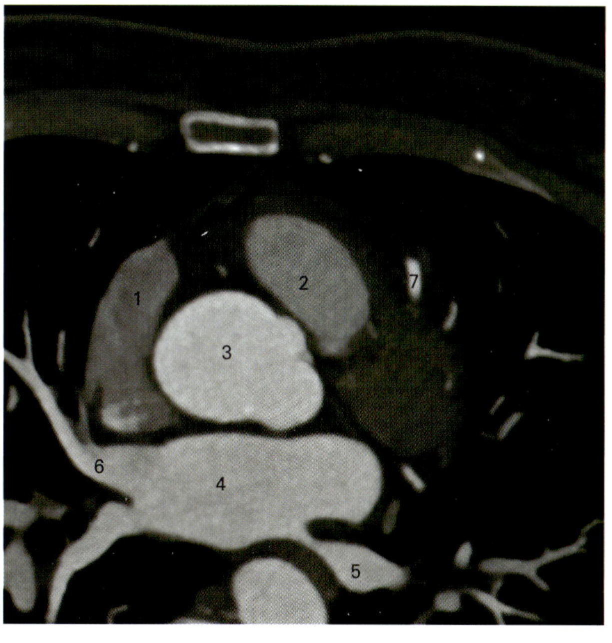

Coronary CT axial image

1 Right atrium (오른심방)
2 Right ventricle (오른심실)
3 Ascending aorta (오름대동맥)
4 Left atrium (왼심방)
5 Left pulmonary vein (왼허파정맥)
6 Right pulmonary vein (오른허파정맥)
7 Anterior interventricular branch (앞심실사이가지)

심장막(pericardium)

① 장막심장막(serous pericardium) : 속막
② 섬유심장막(fibrous pericardium) : 바깥막
③ 심장막강(pericardial cavity) : 속막과 바깥막 사이 공간
④ 심장막액(pericardial fluid) : 심장의 박동에 따른 주위조직과의 마찰방지

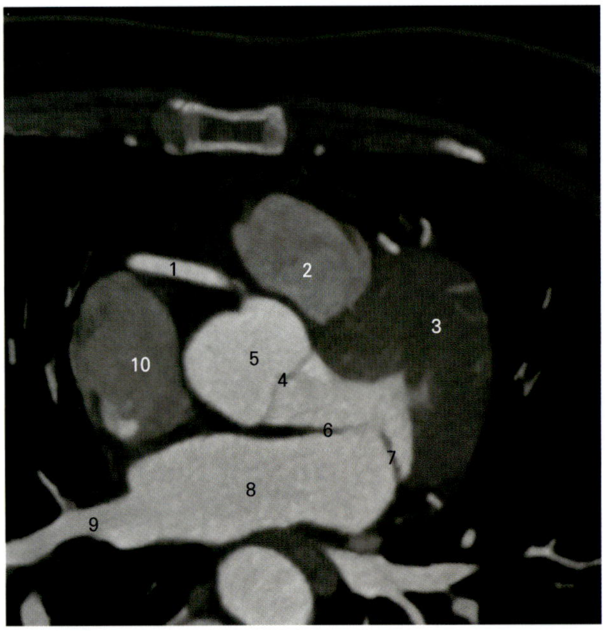

Coronary CT axial image

1 Right coronary artery (오른심장동맥)
2 Right ventricle (오른심실)
3 Left ventricular myocardium (왼심실심장근육)
4 Aortic valve (대동맥판)
5 Ascending aorta (오름대동맥)
6 Anterior mitral valve cusp (앞승모판막첨)
7 Posterior mitral valve cusp (뒤승모판막첨)
8 Left atrium (왼심방)
9 Right inferior pulmonary vein (오른아래허파정맥)
10 Right atrium (오른심방)

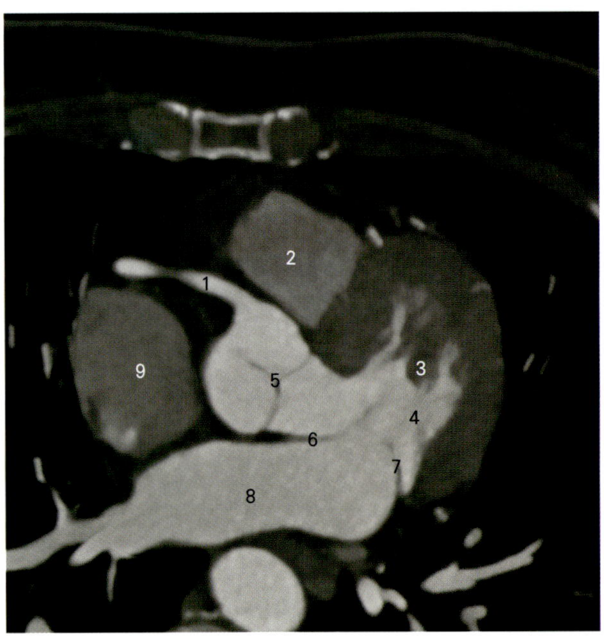

Coronary CT axial image

1 Right coronary artery (오른심장동맥)
2 Right ventricle (오른심실)
3 Papillary muscle (꼭지근육)
4 Left ventricle (왼심실)
5 Aortic valve (대동맥판)
6 Anterior mitral valve cusp (앞승모판막첨)
7 Posterior mitral valve cusp (뒤승모판막첨)
8 Left atrium (왼심방)
9 Right atrium (오른심방)

심장의 판막(valves of heart)

① 심방심실판막(atrioventricular valve)
- 왼방실판막 = 이첨판(bicuspid valve) = 승모판(mitral valve)
- 오른방실판막 = 삼첨판(tricuspid valve)

② 반달판막(semilunar valve)
- 대동맥판막(aortic valve)
- 허파동맥판막(pulmonary valve)

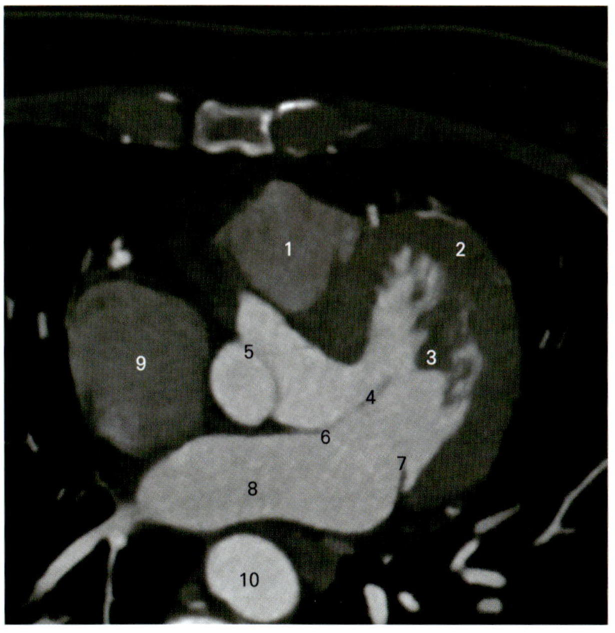

Coronary CT axial image

1 Right ventricle (오른심실)
2 Left ventricular myocardium (왼심실심장근육)
3 Papillary muscle (꼭지근육)
4 Chordae tendineae (힘줄끈)
5 Aortic valve (대동맥판)
6 Anterior mitral valve cusp (앞승모판막첨)
7 Posterior mitral valve cusp (뒤승모판막첨)
8 Left atrium (왼심방)
9 Right atrium (오른심방)
10 Descending aorta (내림대동맥)

심장의 내부구조

① 오른심방(Right atrium : RA)
② 오른심실(Right ventricle : RV)
③ 왼심방(Left atrium : LA)
④ 왼심실(Left ventricle : LV)

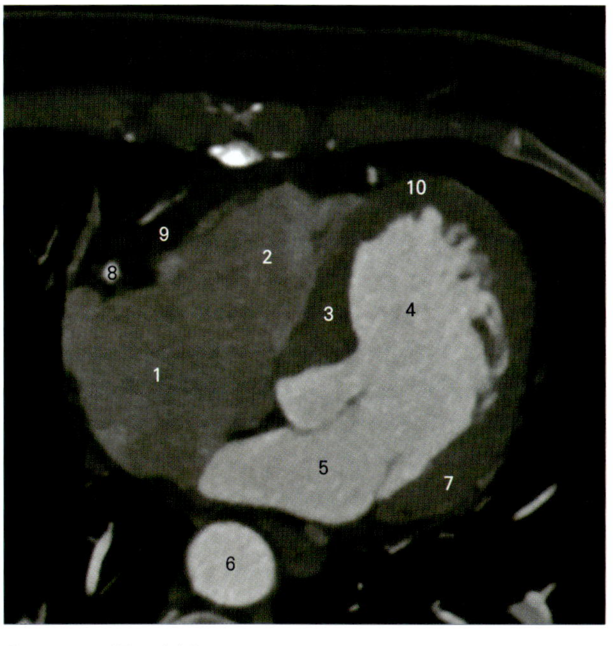

Coronary CT axial image

1 Right atrium (오른심방)
2 Right ventricle (오른심실)
3 Interventricular septum (심실사이막)
4 Left ventricle (왼심실)
5 Left atrium (왼심방)
6 Descending aorta (내림대동맥)
7 Left ventricular myocardium (왼심실심장근육)
8 Right coronary artery (오른심장동맥)
9 Right ventricular myocardium (오른심실심장근육)
10 Apex of heart (심장꼭지)

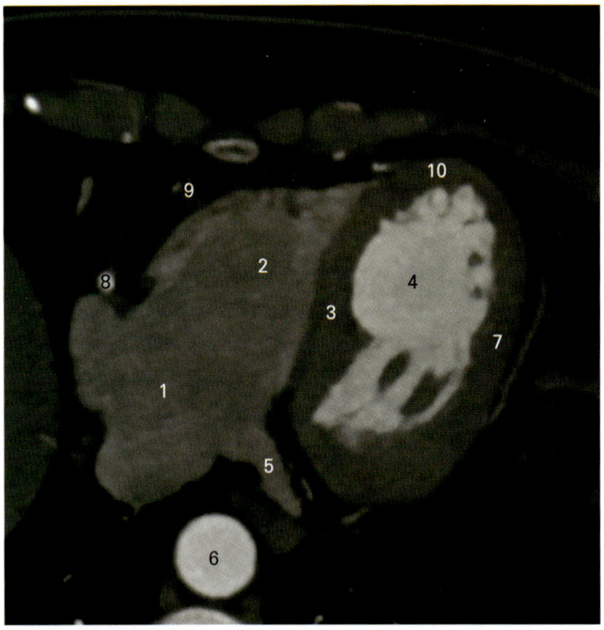

Coronary CT axial image

1 Right atrium (오른심방)
2 Right ventricle (오름심실)
3 Interventricular septum (심실사이막)
4 Left ventricle (왼심실)
5 Coronary sinus (심장정맥굴)
6 Descending aorta (내림대동맥)
7 Left ventricular myocardium (왼심실심장근육)
8 Right coronary artery (오른심장동맥)
9 Right ventricular myocardium (오른심실심장근육)
10 Apex of heart (심장꼭지)

심장의 자극전도계(Impulseconducting system of the heart)

① 굴심방결절(sinoatrial node : S-A node)
② 방실결절(atrioventricular node : A-V node)
③ 방실다발(atrioventricular bundle : A-V bundle)
④ 푸르키니에섬유(심장전도근육섬유 Purkinje fiber)

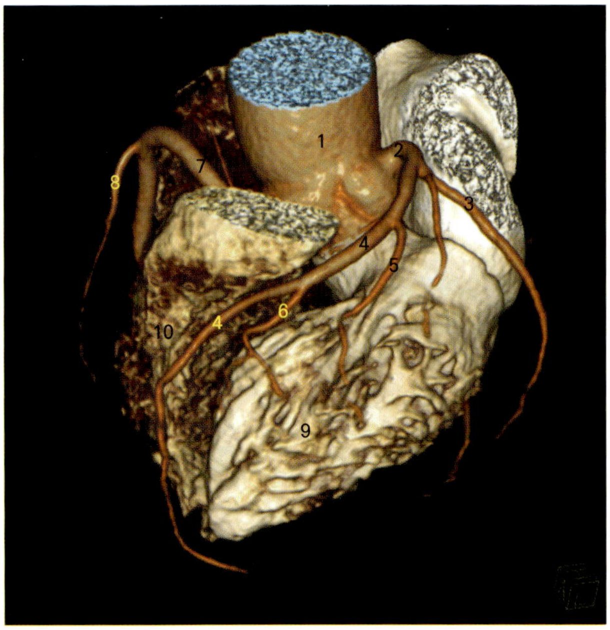

Coronary CT angio VRT

1 Ascending aorta (오름대동맥)
2 Left coronary artery (왼심장동맥)
3 Circumflex branch (휘돌이가지)
4 Anterior interventricular branch (앞심실사이가지)
5 1st diagonal branch (첫번째대각선가지)
6 2nd diagonal branch (두번째대각선가지)
7 Right coronary artery (오른심장동맥)
8 Right marginal branch (오른모서리가지)
9 Left ventricle (왼심실)
10 Right ventricle (오른심실)

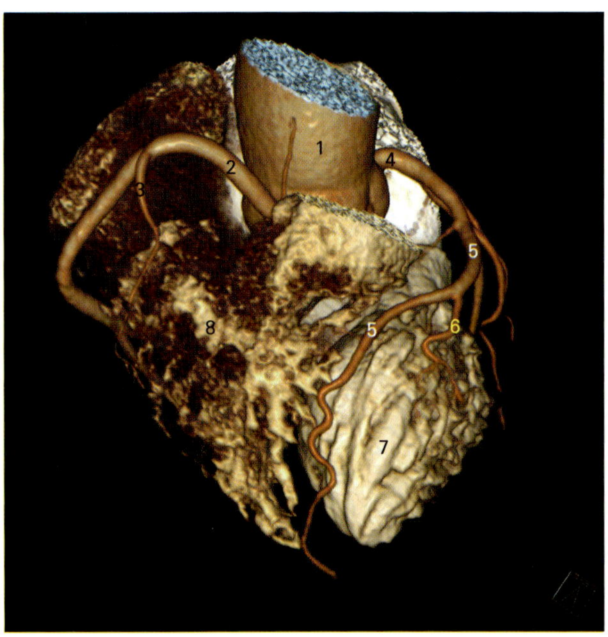

Coronary CT angio VRT

1 Ascending aorta (오름대동맥)
2 Right coronary artery (오른심장동맥)
3 Right marginal branch (오른모서리가지)
4 Left coronary artery (왼심장동맥)
5 Anterior interventricular branch (앞심실사이가지)
6 2nd diagonal branch (두번째대각선가지)
7 Left ventricle (왼심실)
8 Right ventricle (오른심실)

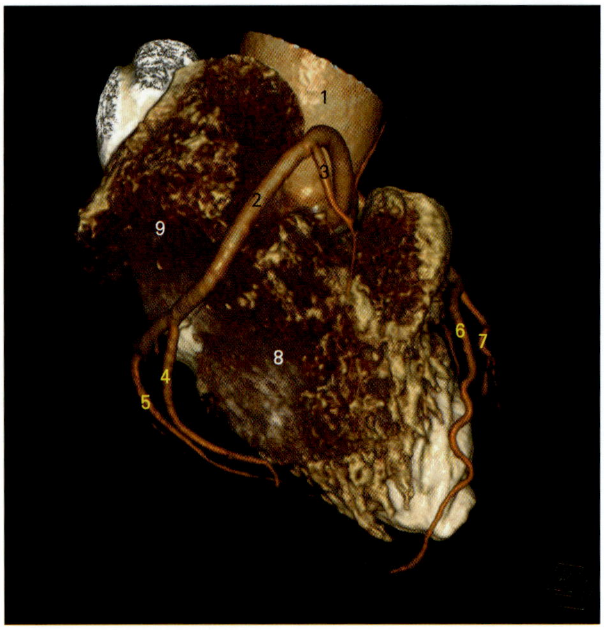

Coronary CT angio VRT

1 Ascending aorta (오름대동맥)
2 Right coronary artery (오른심장동맥)
3 Right marginal branch (오른모서리가지)
4 Posterior interventricular branch (뒤심실사이가지)
5 Right posterolateral branch (오른뒤가쪽가지)
6 Anterior interventricular branch (앞심실사이가지)
7 2nd diagonal branch (두번째대각선가지)
8 Right ventricle (오른심실)
9 Right atrium (오른심방)

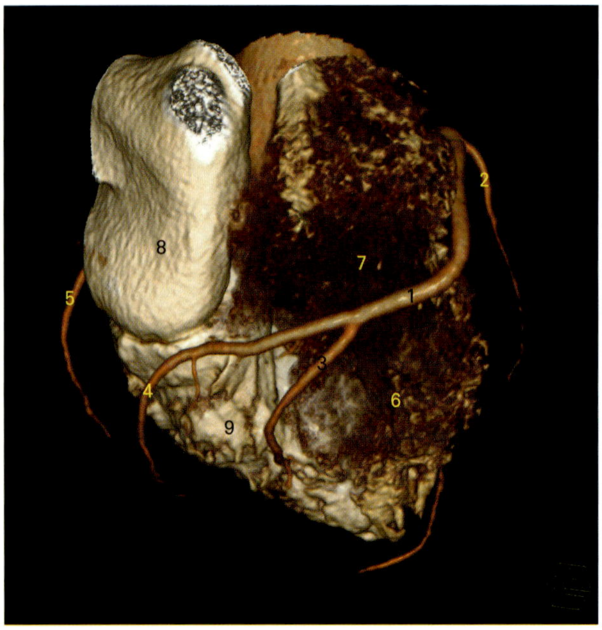

Coronary CT angio VRT

1 Right coronary artery (오른심장동맥)
2 Right marginal branch (오른모서리가지)
3 Posterior interventricular branch (뒤심실사이가지)
4 Right posterolateral branch (오른뒤가쪽가지)
5 Circumflex branch (휘돌이가지)
6 Right ventricle (오른심실)
7 Right atrium (오른심방)
8 Left atrium (왼심방)
9 Left ventricle (왼심실)

심장의 혈관(Blood vessels of the heart)

① 심장동맥(coronary artery)
- 오른심장동맥(right coronary artery)
- 왼심장동맥(left coronary artery)

② 심장정맥(cardiac vein)
- 큰심장정맥(greater cardiac vein)
- 중간심장정맥(middle cardiac vein)
- 작은심장정맥(small cardiac vein)

* 심장정맥은 심장정맥굴(coronary sinus)에 유입된 후 오른심방에 개구함

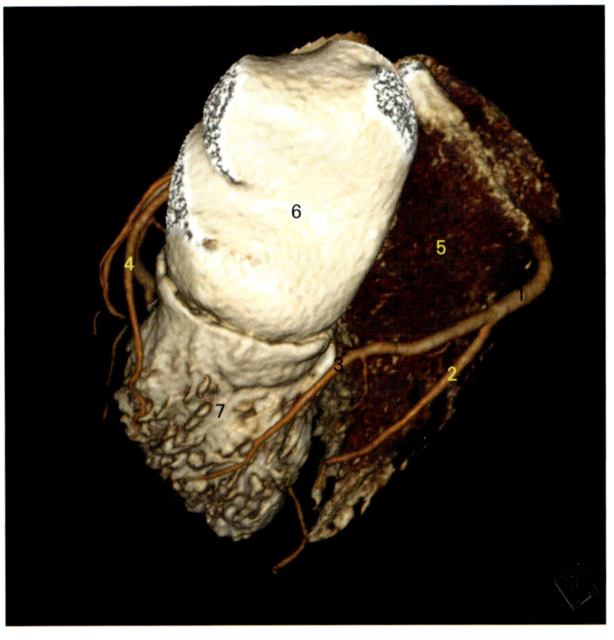

Coronary CT angio VRT

1 Right coronary artery (오른심장동맥)
2 Posterior interventricular branch (뒤심실사이가지)
3 Right posterolateral branch (오른뒤가쪽가지)
4 Circumflex branch (휘돌이가지)
5 Right atrium (오른심방)
6 Left atrium (왼심방)
7 Left ventricle (왼심실)

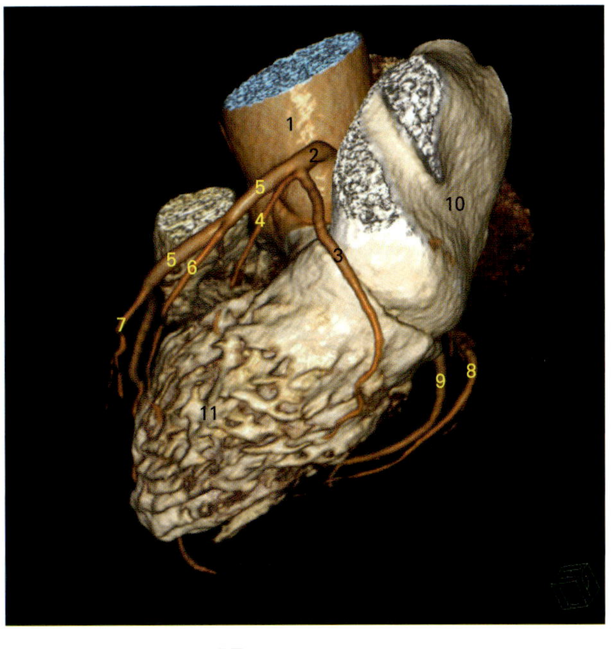

Coronary CT angio VRT

1 Ascending aorta (오름대동맥)
2 Left coronary artery (왼심장동맥)
3 Circumflex branch (휘돌이가지)
4 Left marginal branch (왼모서리가지)
5 Anterior interventricular branch (앞심실사이가지)
6 1st diagonal branch (첫번째대각선가지)
7 2nd diagonal branch (두번째대각선가지)
8 Right posterolateral branch (오른뒤가쪽가지)
9 Posterior interventricular branch (뒤심실사이가지)
10 Left atrium (왼심방)
11 Left ventricle (왼심실)

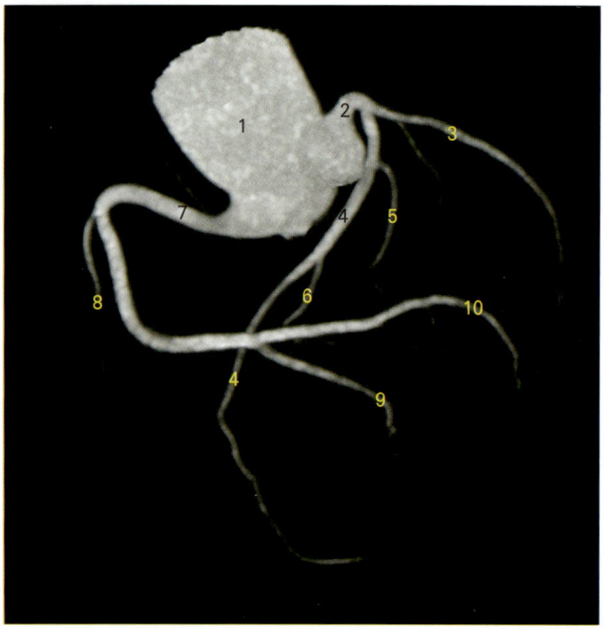

Coronary CT angio VRT

1 Ascending aorta (오름대동맥)
2 Left coronary artery (왼심장동맥)
3 Circumflex branch (휘돌이가지)
4 Anterior interventricular branch (앞심실사이가지)
5 1st diagonal branch (첫번째대각선가지)
6 2nd diagonal branch (두번째대각선가지)
7 Right coronary artery (오른심장동맥)
8 Right marginal branch (오른모서리가지)
9 Posterior interventricular branch (뒤심실사이가지)
10 Right posterolateral branch (오른뒤가쪽가지)

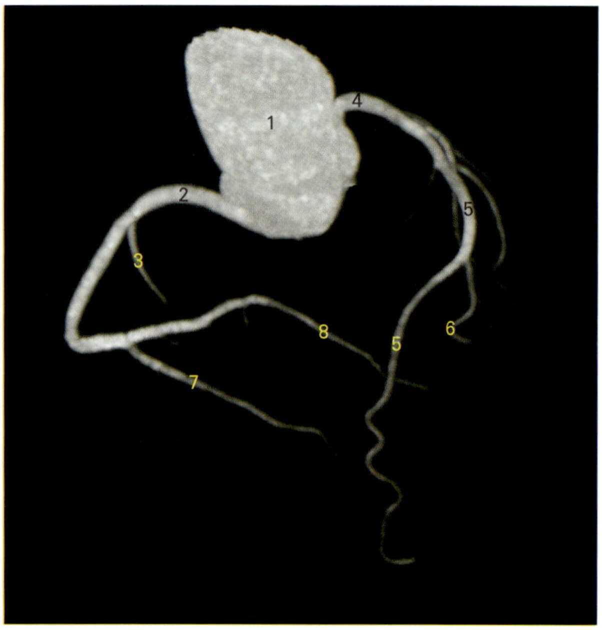

Coronary CT angio VRT

1 Ascending aorta (오름대동맥)
2 Right coronary artery (오른심장동맥)
3 Right marginal branch (오른모서리가지)
4 Left coronary artery (왼심장동맥)
5 Anterior interventricular branch (앞심실사이가지)
6 2nd diagonal branch (두번째대각선가지)
7 Posterior interventricular branch (뒤심실사이가지)
8 Right posterolateral branch (오른뒤가쪽가지)

Exercise

01

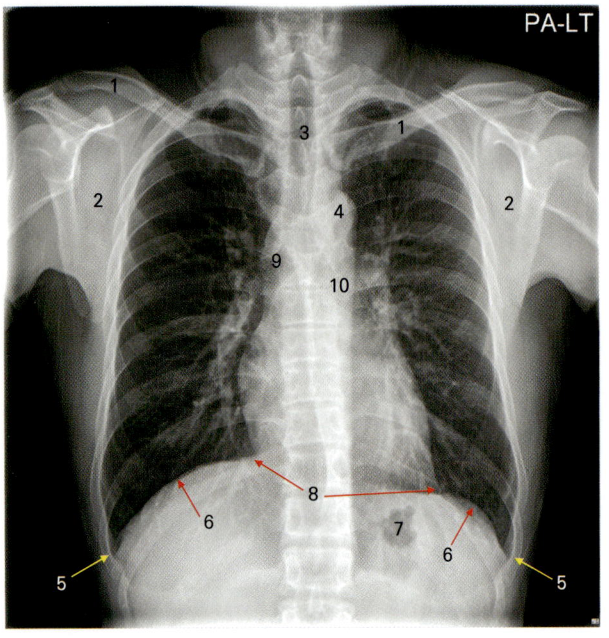

Chest PA image (Inspiration)

1

2

3

4

5

6

7

8

9

10

02

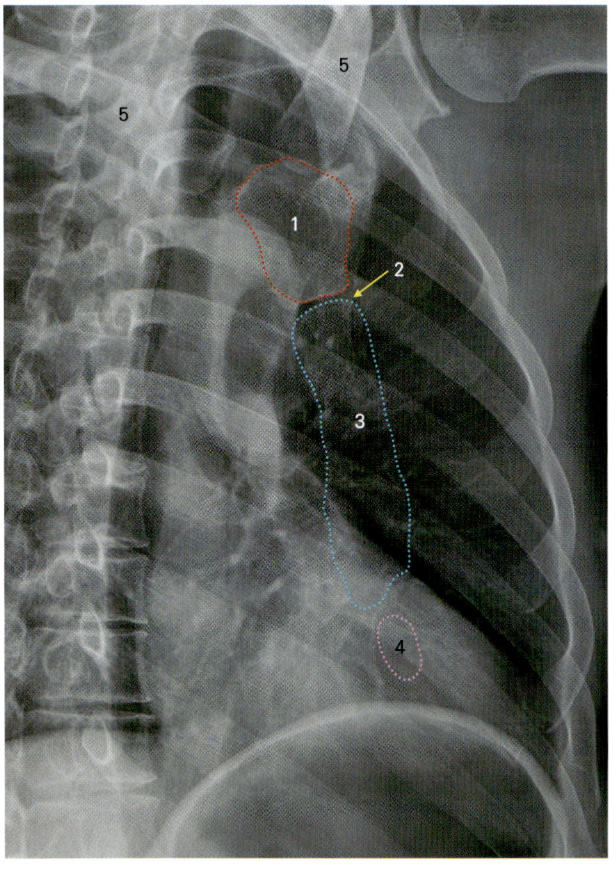

Sternum PA oblique image

1

2

3

4

5

03

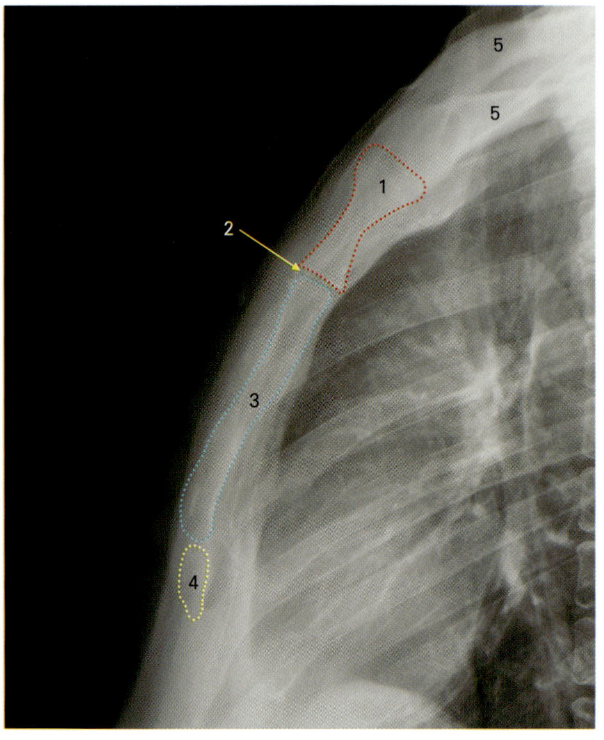

Sternum lateral image

1

2

3

4

5

04

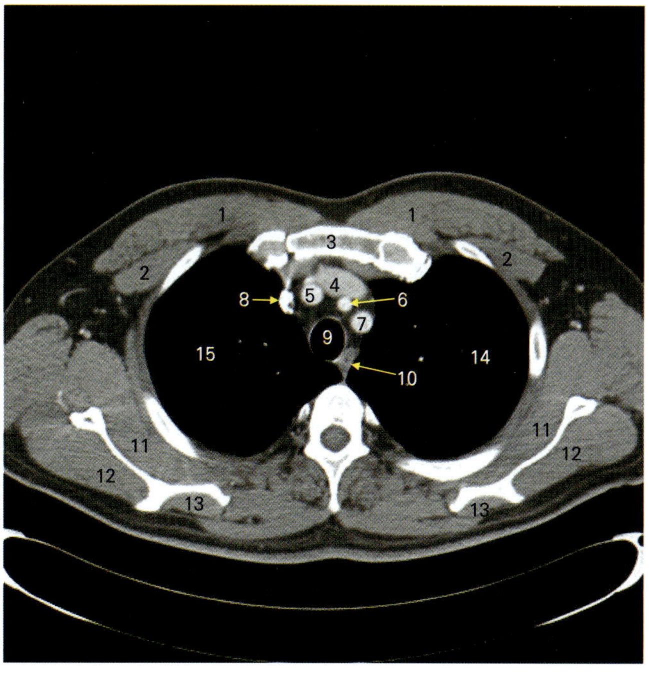

Chest CT axial image

1

2

3

4

5

6

7

8

9

10

11

12

13

14

15

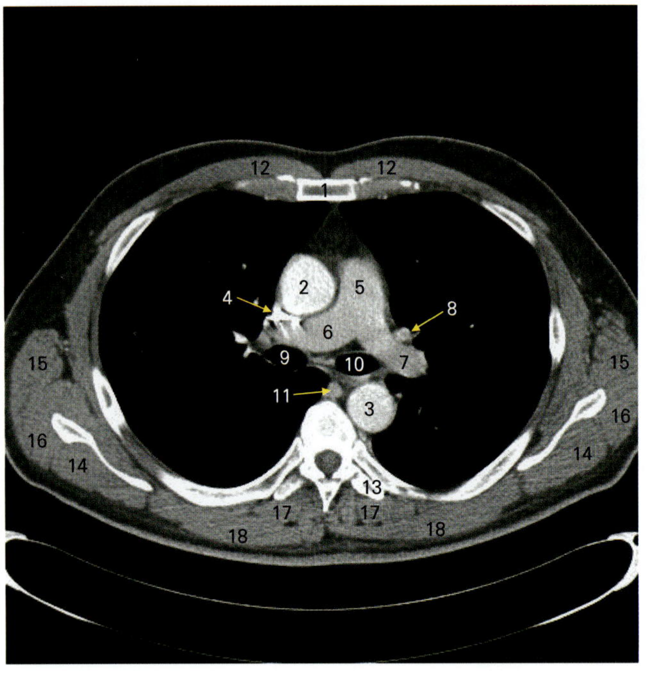

Chest CT axial image

05

1

2

3

4

5

6

7

8

9

10

11

12

13

14

15

16

17

18

06

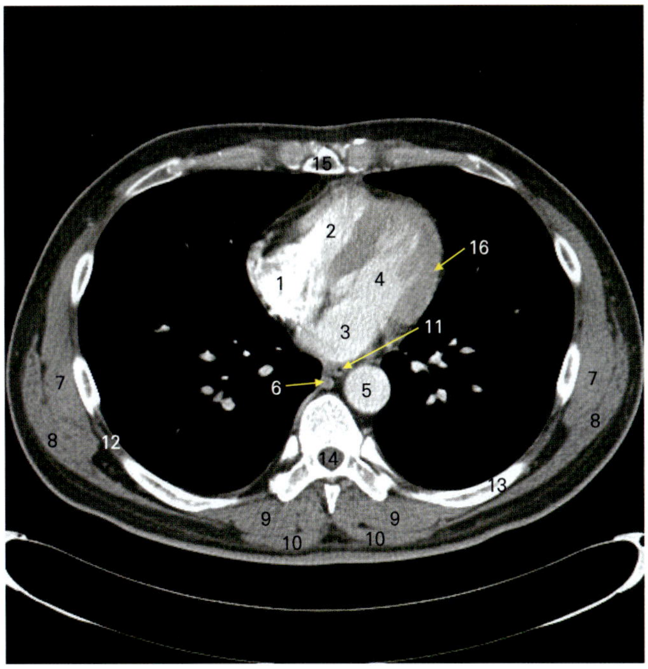

Chest CT axial image

1

2

3

4

5

6

7

8

9

10

11

12

13

14

15

16

07

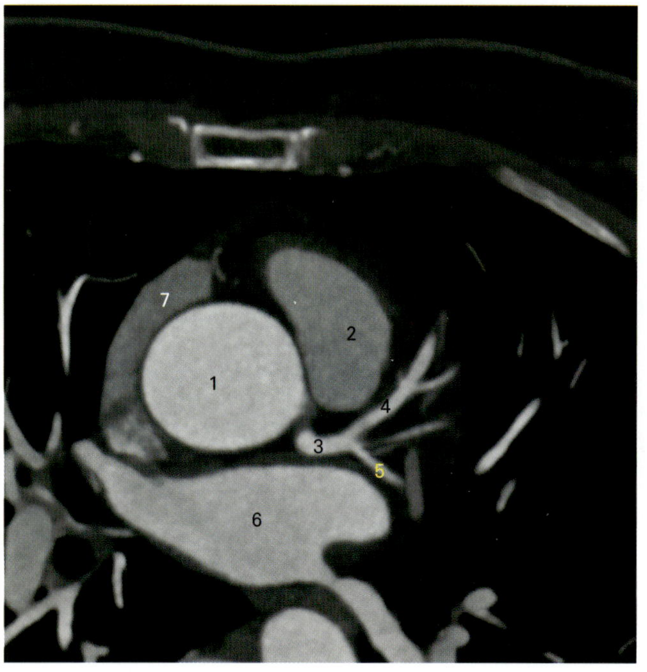

Coronary CT axial image

1

2

3

4

5

6

7

08

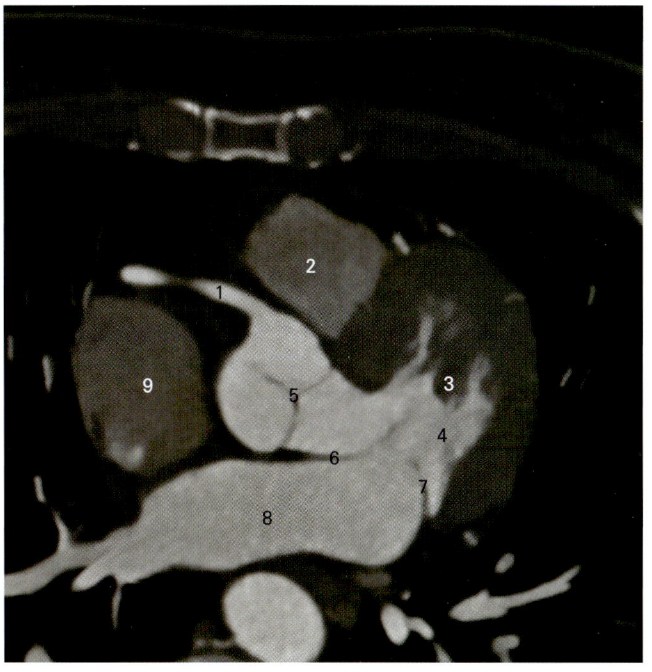

Coronary CT axial image

1

2

3

4

5

6

7

8

9

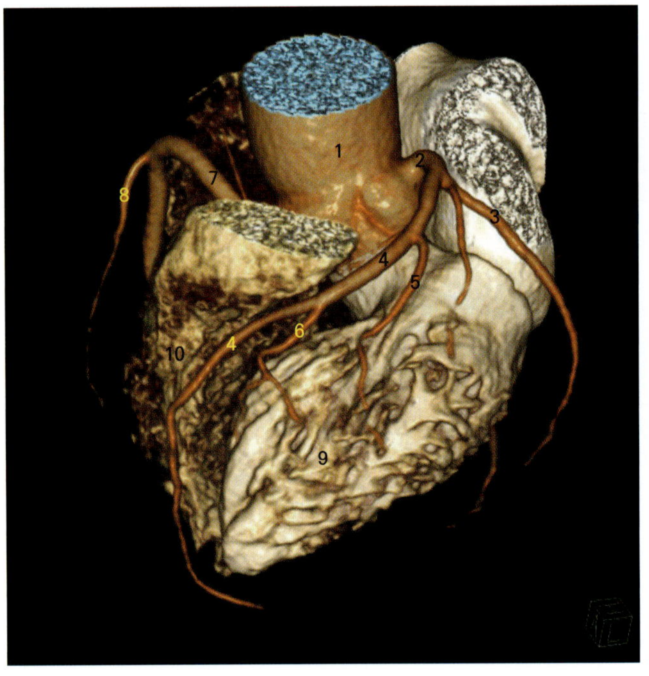

Coronary CT angio VRT

1

2

3

4

5

6

7

8

9

10

Abdomen

Anatomy

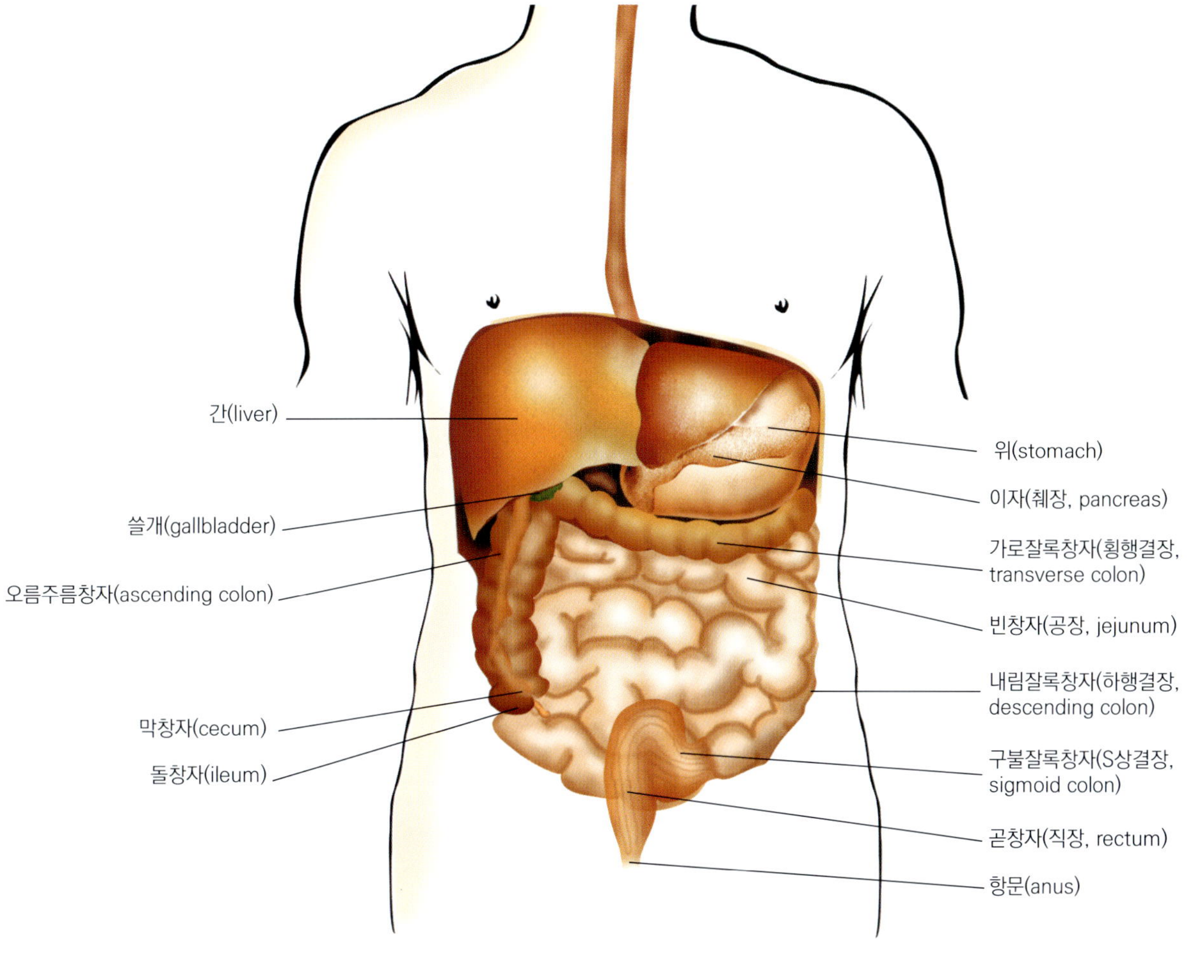

소화계통

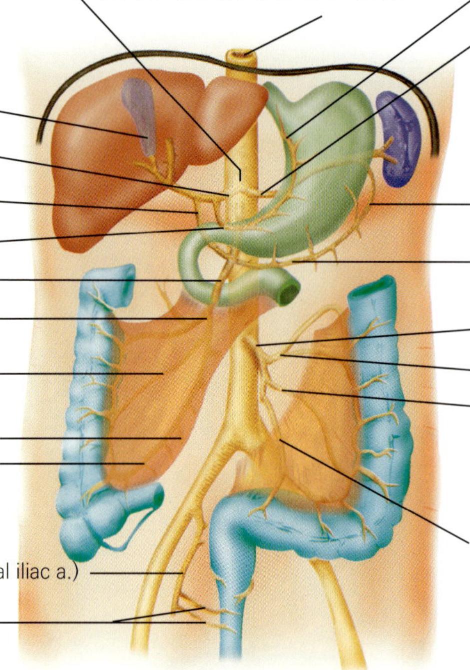

위·아래창자간막동맥(상·하장간막동맥)

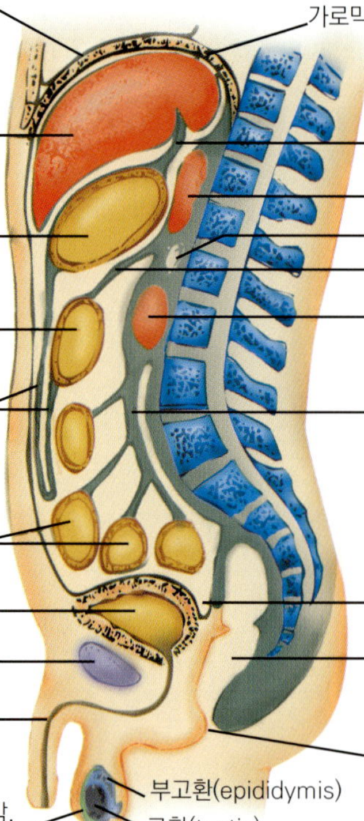

복막(시상단면)

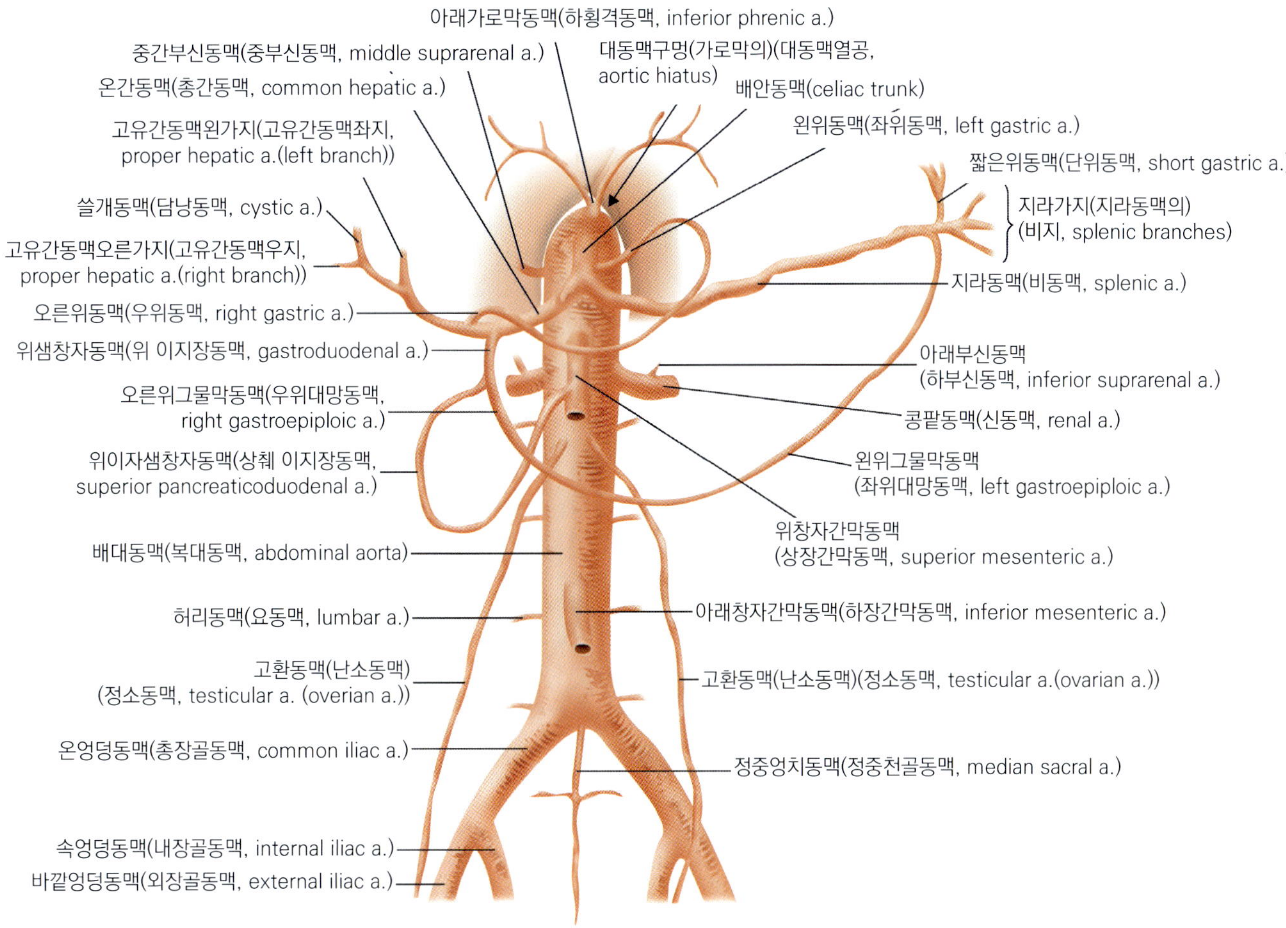

배대동맥(복대동맥)의 분지

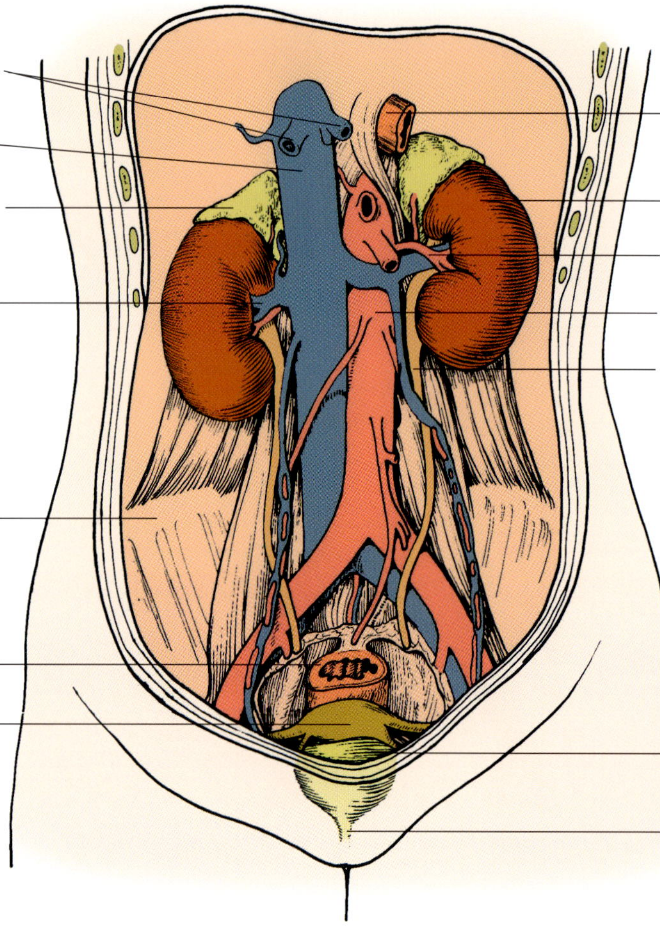
간정맥
hepatic veins(cut)
아래대정맥
(inferior vena cave)
부신(adrenal gland)
콩팥정맥(renal vein)
엉덩뼈능선(iliac crest)
곧창자(직장,
rectum; cut)
자궁(uterus)
식도
(esophagus; cut)
콩팥(신장, rkidney)
콩팥동맥(renal artery)
대동맥(aorta)
요관(ureter)
방광(urinary bladder)
요도(urethra)

비뇨계통(비뇨기계)

Abdomen general radiography

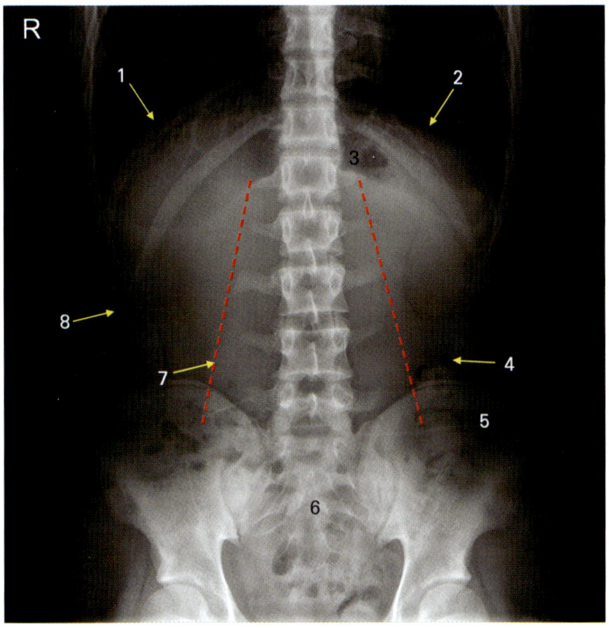

Abdomen erect image

1 Right diaphragm (오른가로막)
2 Left diaphragm (왼가로막)
3 Stomach bubble (위장거품)
4 Gas in descending colon (내림창자가스)
5 Iliac bone (엉덩뼈)
6 Sacrum (엉치뼈)
7 Psoas muscle (허리근)
8 Abdominal wall (배벽)

소화관 구성

① 입안(oral cavity)
② 인두(pharynx)
③ 식도(esophagus)
④ 위(stomach)
⑤ 작은창자(small intestine)
⑥ 큰창자(large intestine)
⑦ 항문(anus)

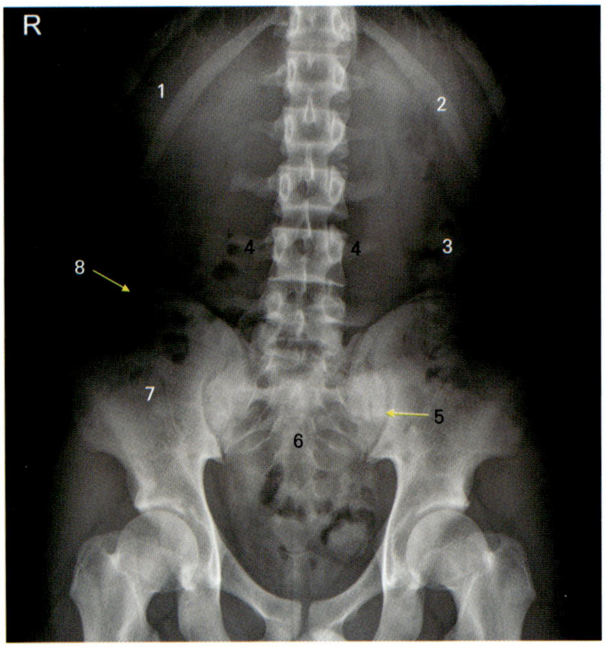

Abdomen supine image

1 Liver (간)
2 12th Rib (열두번째 갈비뼈)
3 Gas in descending colon (내림창자가스)
4 Transverse process (가로돌기)
5 Sacroiliac joint (엉치엉덩관절)
6 Sacrum (엉치뼈)
7 Iliac bone (엉덩뼈)
8 Iliac crest (엉덩뼈능선)

소화샘의 종류

① 침샘(salivary gland)
② 간(liver)
③ 이자(pancreas)

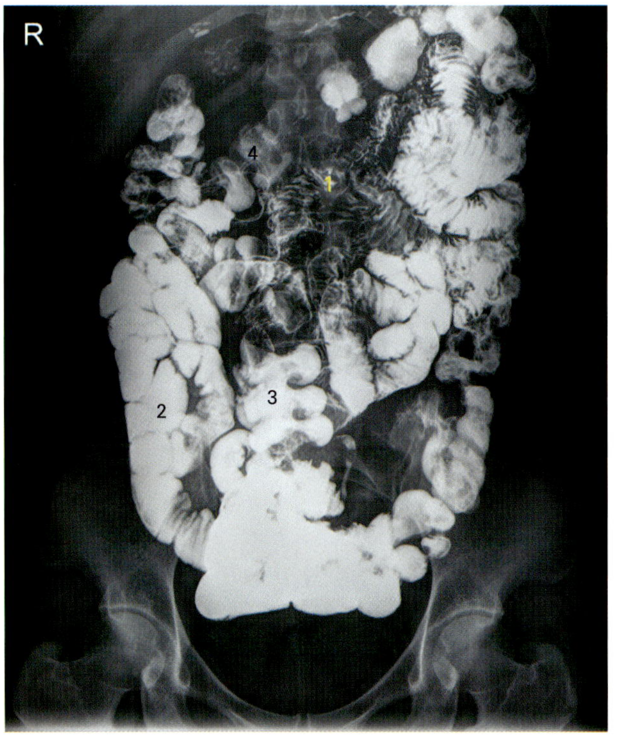

Small bowel series image

1 Jejunum (빈창자)
2 Ilium (돌창자)
3 Ascending colon (오름 잘록창자)
4 Transverse colon (가로 잘록창자)

샘창자(duodenum)의 구분

① 위부분(superior part)
② 내림부분(descending part)
③ 수평부분(horizontal part)
④ 오름부분(ascending part)

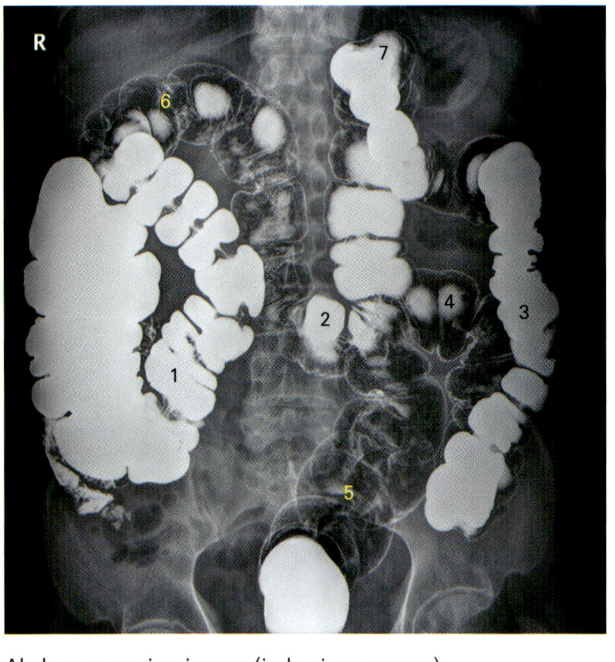

Abdomen supine image (in barium enema)

1 Ascending colon (오름 잘록창자)
2 Transverse colon (가로 잘록창자)
3 Descending colon (내림 잘록창자)
4 Sigmoid colon(구불창자)
5 Rectum (곧창자)
6 Hapatic flexure (간굽이)
7 Splenic flexure (지라굽이)

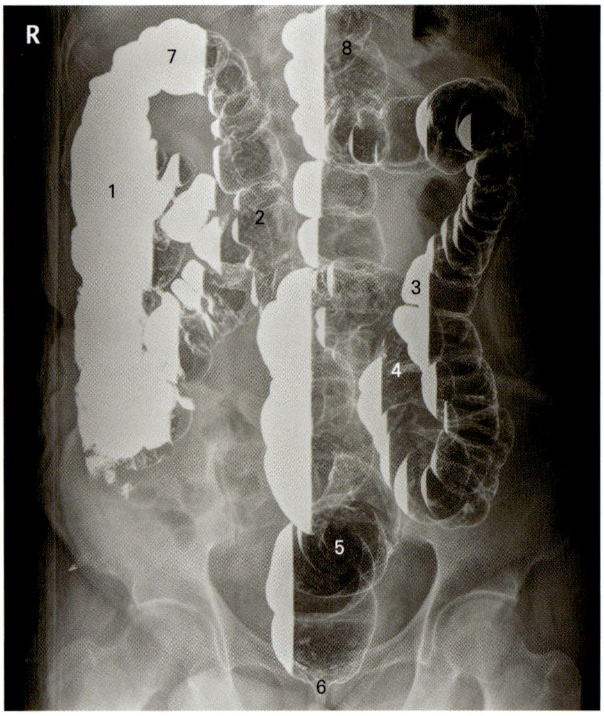

Abdomen RT lateral decubitus image (in barium enema)

1 Ascending colon (오름 잘록창자)
2 Transverse colon (가로 잘록창자)
3 Descending colon (내림 잘록창자)
4 Sigmoid colon (구불창자)
5 Rectum (곧창자)
6 Anal canal (항문관)
7 Hapatic flexure (간굽이)
8 Splenic flexure (지라굽이)

잘록창자(colon)의 구분

① 오름잘록창자(ascending colon)
② 가로잘록창자(transverse colon)
③ 내림잘록창자(descending colon)
④ 구불잘록창자(sigmoid colon)

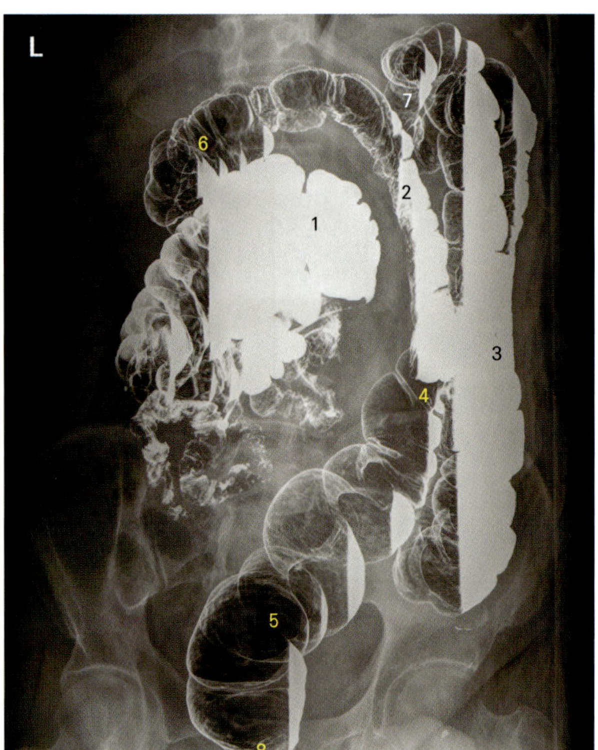

Abdomen LT lateral decubitus image (in barium enema)

1 Ascending colon (오름 잘록창자)
2 Transverse colon (가로 잘록창자)
3 Descending colon (내림 잘록창자)
4 Sigmoid colon (구불창자)
5 Rectum (곧창자)
6 Hapatic flexure (간굽이)
7 Splenic flexure (지라굽이)
8 Anal canal (항문관)

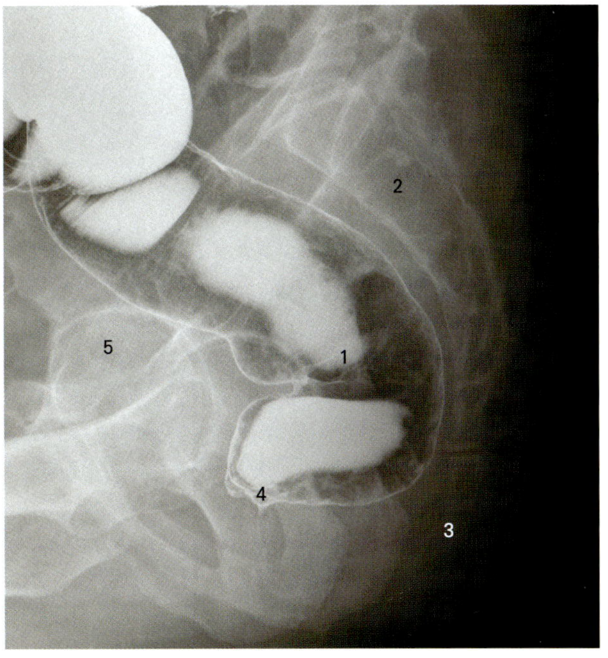

Rectum lateral image

1 Rectum (곧창자)
2 Sacrum (엉치뼈)
3 Coccyx (꼬리뼈)
4 Anal canal (항문관)
5 Head of femur (넙다리뼈머리)

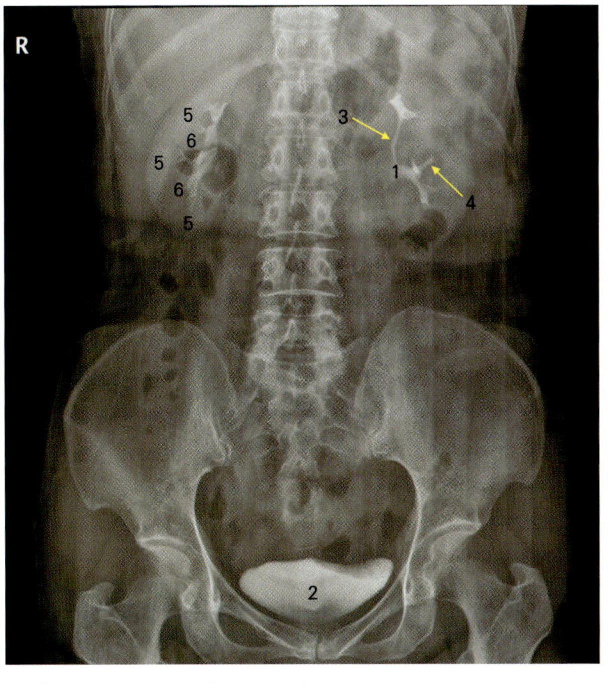

IVP(Intravenous pyelography) image

1 Renal pelvis (콩팥깔때기)
2 Bladder (방광)
3 Major calyx (큰콩팥잔)
4 Minor calyx (작은콩팥잔)
5 Renal cortex (콩팥겉질)
6 Renal medulla (콩팥속질)

비뇨기계통 구성

① 콩팥(kidney)
② 요관(ureter)
③ 방광(bladder)
④ 요도(urethra)

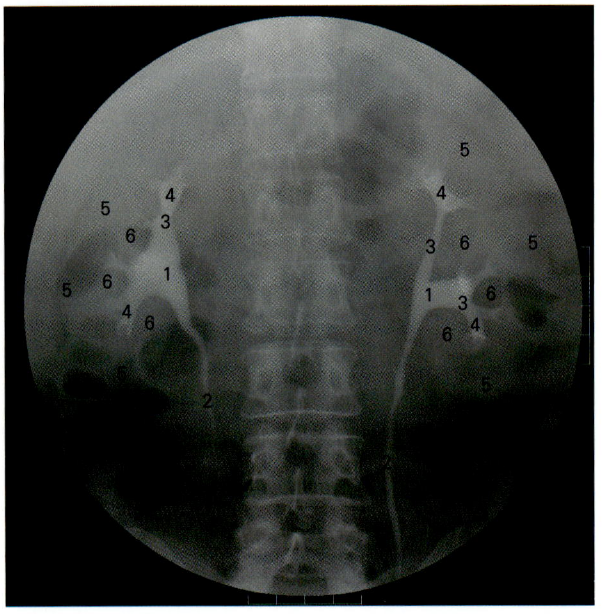

IVP(Intravenous pyelography) proximal image

1 Renal pelvis (콩팥깔때기)
2 Ureter (요관)
3 Major calyx (큰콩팥잔)
4 Minor calyx (작은콩팥잔)
5 Renal cortex (콩팥겉질)
6 Renal medulla (콩팥속질)

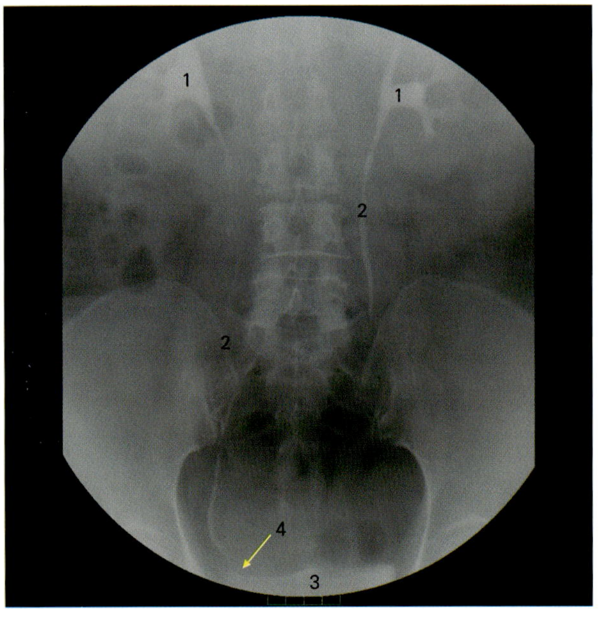

IVP(Intravenous pyelography) distal image

1 Renal pelvis (콩팥깔때기)
2 Ureter (요관)
3 Bladder (방광)
4 Ureterovesical junction (요관방광이음부)

콩팥 겉질(cortex)	**콩팥 속질(medulla)**
① 콩팥소체(토리, 토리주머리)	① 콩팥피라밋(renal pyramids)
② 세뇨관	② 콩팥기둥(renal column)

Abdomen CT

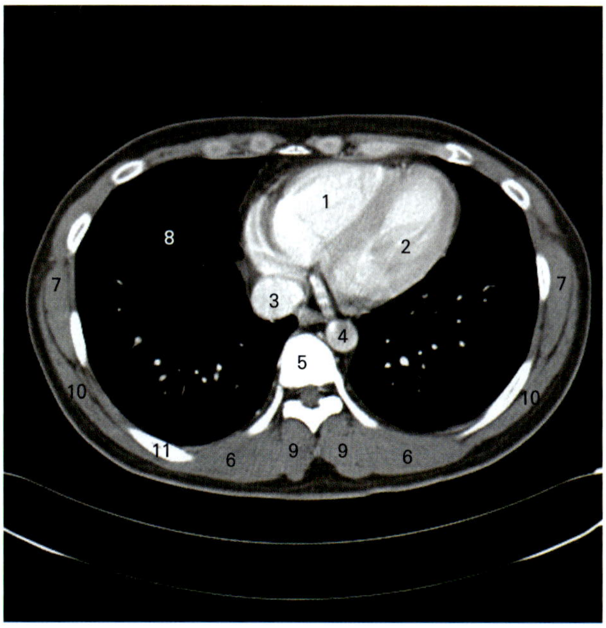

Abdomen CT axial image

1 Right ventricle (오른심실)
2 Left ventricle (왼심실)
3 Inferior vena cava (아래대정맥)
4 Descending aorta (내림대동맥)
5 Thoracic vertebra (등뼈)
6 Erector spinae muscle (척주세움근)
7 Serratus anterior muscle (앞톱니근)
8 Right lung (오른허파)
9 Spinalis muscle (가시근)
10 Latissimus dorsi muscle (넓은등근)
11 Rib (갈비뼈)

간의 구조

① 인체에서 가장 큰 샘(gland)
② 좌, 우 직경 : 20cm
③ 전, 후 직경 : 15cm
④ 무게 1.5kg
⑤ 오른 위배부위 위치

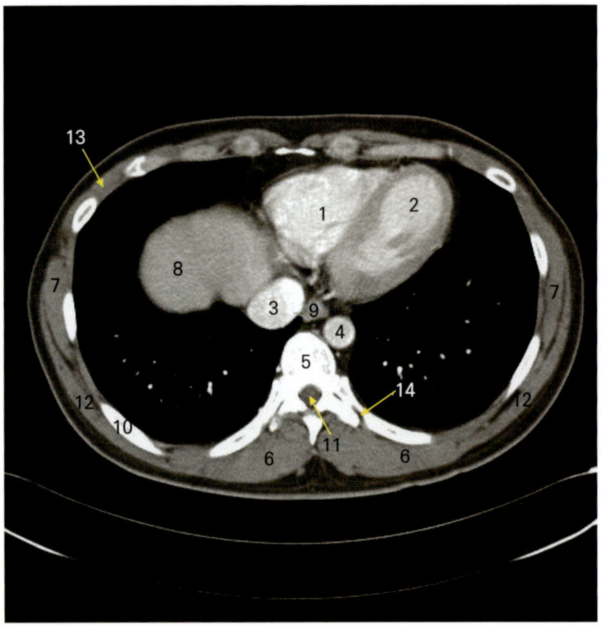

Abdomen CT axial image

1 Right ventricle (오른심실)
2 Left ventricle (왼심실)
3 Inferior vena cava (아래대정맥)
4 Descending aorta (내림대동맥)
5 Thoracic vertebra (등뼈)
6 Erector spinae muscle (척주세움근)
7 Serratus anterior muscle (앞톱니근)
8 Right lobe of liver (오른간엽)
9 Esophagus (식도)
10 Rib (갈비뼈)
11 Spinal cord (척수)
12 Latissimus dorsi muscle (넓은등근)
13 Intercostal muscle (갈비사이근)
14 Costovertebral joint (갈비척추관절)

간의 4엽

① 왼엽 (left lobe)
② 오른엽 (right lobe)
③ 네모엽 (quadrate lobe)
④ 꼬리엽 (caudate lobe)

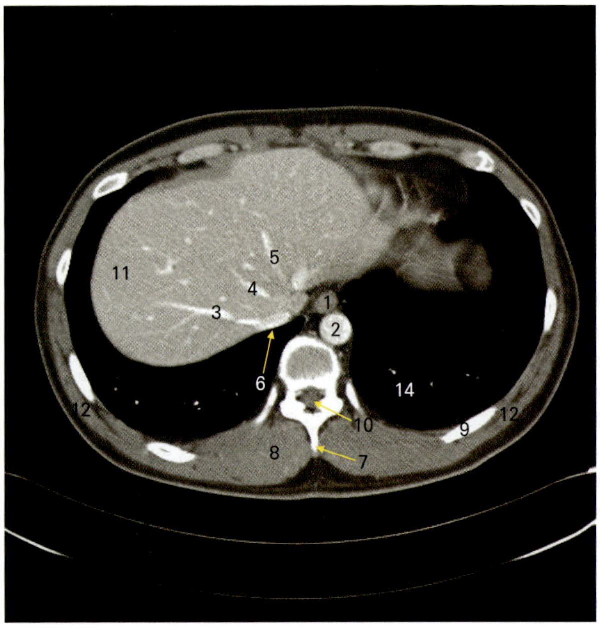

Abdomen CT axial image

1 Esophagus (식도)
2 Descending aorta (내림대동맥)
3 Right hepatic vein (오른간정맥)
4 Middle hepatic vein (중간간정맥)
5 Left hepatic vein (왼간정맥)
6 Inferior vena cava (아래대정맥)
7 Spinous process (가시돌기)
8 Erector spinae muscle (척주세움근)
9 Rib (갈비뼈)
10 Spinal cord (척수)
11 Right lobe of liver (오른간엽)
12 Latissimus dorsi muscle (넓은등근)

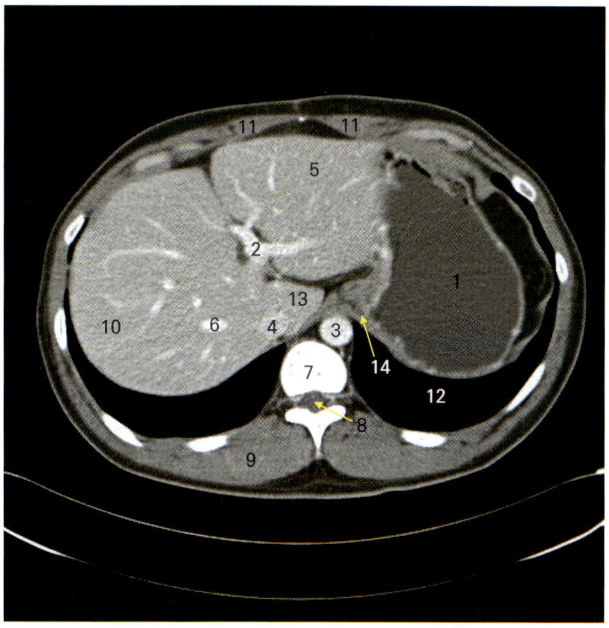

Abdomen CT axial image

1 Stomach (위)
2 Portal vein (문맥)
3 Descending aorta (내림대동맥)
4 Inferior vena cava (아래대정맥)
5 Left lobe of liver (왼간엽)
6 Right hepatic vein (오른간정맥)
7 Thoracic vertebra (등뼈)
8 Spinal cord (척수)
9 Erector spinae muscle (척주세움근)
10 Right lobe of liver (오른간엽)
11 Rectus abdominis muscle (배곧은근)
12 Left lung (왼허파)
13 Caudate lobe of liver (간의 꼬리엽)
14 Diaphragm (가로막)

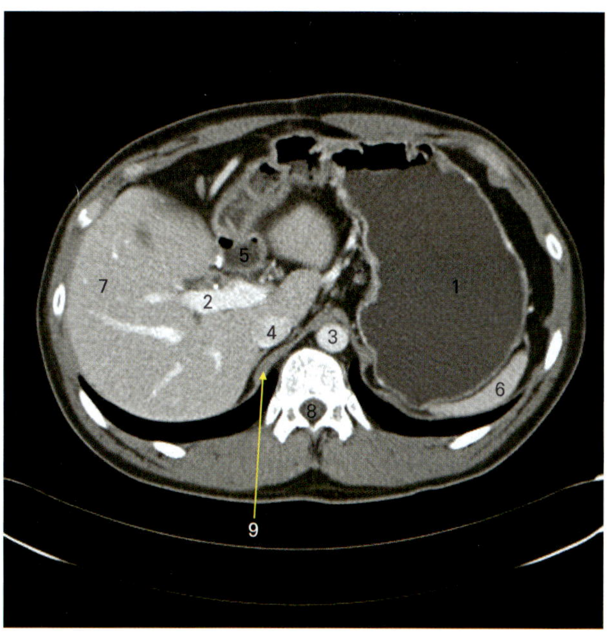

Abdomen CT axial image

1 Stomach (위)
2 Portal vein (문맥)
3 Descending aorta (내림대동맥)
4 Inferior vena cava (아래대정맥)
5 Duodenum (샘창자)
6 Spleen (지라)
7 Right lobe of liver (오른간엽)
8 Spinal cord (척수)
9 Diaphragm (가로막)

간의 인대

① 낫인대 (falciform ligament)
② 관상인대 (coronary ligament)
③ 간원인대 (round ligament)
④ 왼세모인대 (left triangular ligament)
⑤ 오른세모인대 (right triangular ligament)

간의 혈관

① 영양혈관 : 고유간동맥 (proper hepatic artery)
② 기능혈관 : 문정맥 (portal vein)

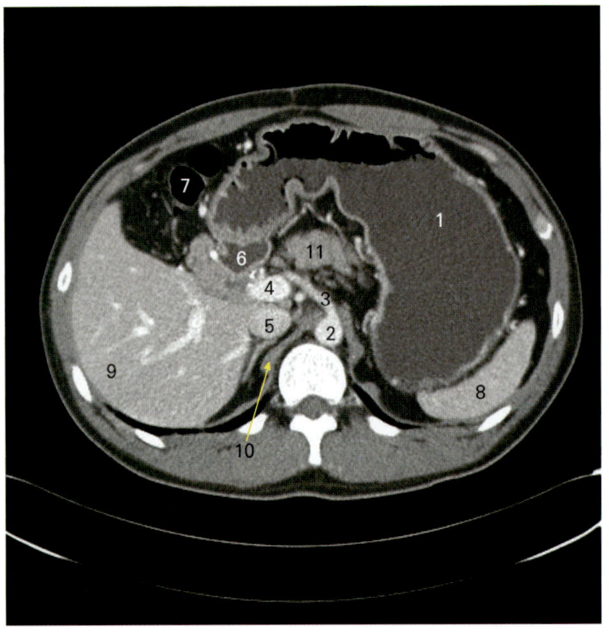

Abdomen CT axial image

1 Stomach (위)
2 Descending aorta (내림대동맥)
3 Celiac trunk (복강동맥)
4 Portal vein (문맥)
5 Inferior vena cava (아래대정맥)
6 Duodenum (샘창자)
7 Hepatic flexure (간굽이)
8 Spleen (지라)
9 Right lobe of liver (오른간엽)
10 Diaphragm (가로막)
11 Pancreas (이자)

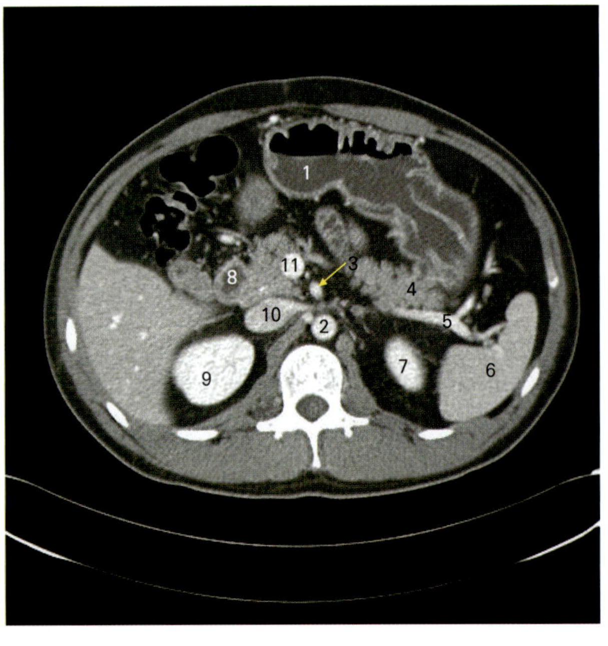

Abdomen CT axial image

1 Stomach (위)
2 Descending aorta (내림대동맥)
3 Superior mesenteric artery (위창자간막동맥)
4 Pancreas (이자)
5 Splenic vein (지라정맥)
6 Spleen (지라)
7 Left kidney (왼콩팥)
8 Duodenum (샘창자)
9 Right kidney (오른콩팥)
10 Inferior vena cava (아래대정맥)
11 Superior mesenteric vein (위창자간막정맥)

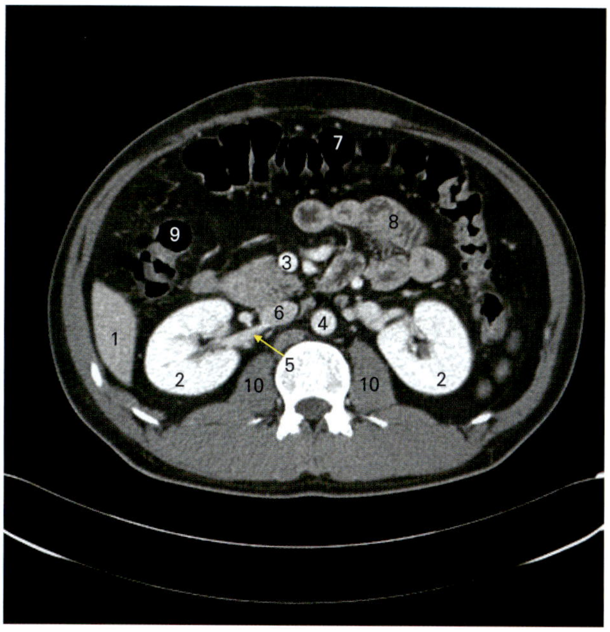

Abdomen CT axial image

1 Liver (간)
2 Kidney (콩팥)
3 Superior mesenteric vein (위창자간막정맥)
4 Descending aorta (내림대동맥)
5 Right renal vein (오른콩팥정맥)
6 Inferior vena cava (아래대정맥)
7 Transverse colon (가로잘록창자)
8 Jejunum (빈창자)
9 Ascending colon (오름잘록창자)
10 Psoas muscle (허리근)

복막뒤장기(retroperitoneal organs)

: 이자, 콩팥, 부신, 요관, 샘창자, 배대동맥, 아래대정맥, 가슴관

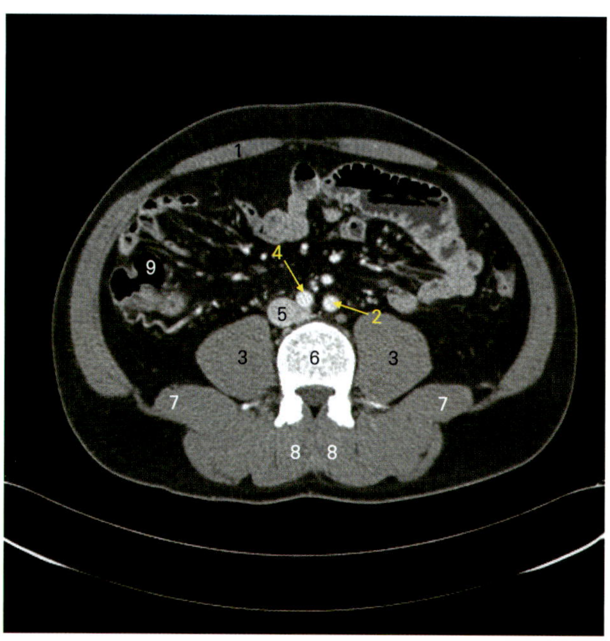

Abdomen CT axial image

1 Rectus abdominis muscle (배곧은근)
2 Left common iliac artery (왼온엉덩동맥)
3 Psoas muscle (허리근)
4 Right common iliac artery (오른온엉덩동맥)
5 Inferior vena cava (아래대정맥)
6 Vertebral body (척추뼈몸통)
7 Quadratus lumborum muscle (허리네모근)
8 Spinalis muscle (가시근)
9 Ascending colon (오름잘록창자)

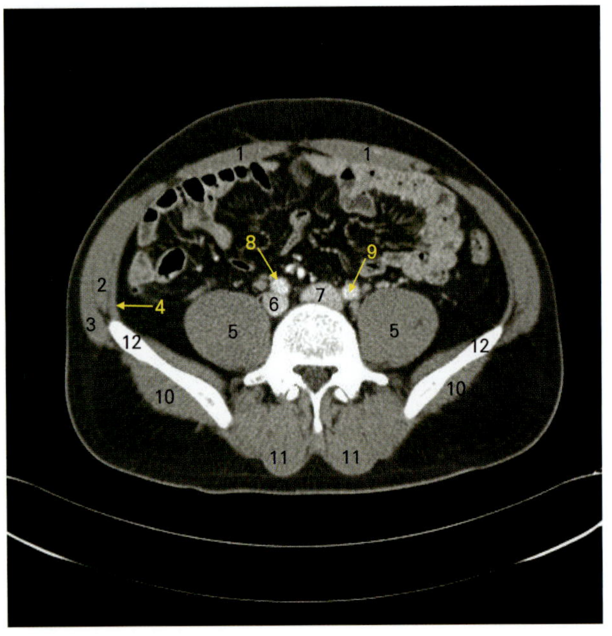

Abdomen CT axial image

1 Rectus abdominis muscle (배곧은근)
2 Internal oblique abdominal muscle (배속빗근)
3 External oblique abdominal muscle (배바깥빗근)
4 Transverse abdominal muscle (배가로근)
5 Psoas muscle (허리근)
6 Right common iliac vein (오른온엉덩정맥)
7 Left common iliac vein (왼온엉덩정맥)
8 Right common iliac artery (오른온엉덩동맥)
9 Left common iliac artery (왼온엉덩동맥)
10 Gluteus medius muscle (중간볼기근)
11 Spinalis muscle (가시근)
12 Iliac bone (엉덩뼈)

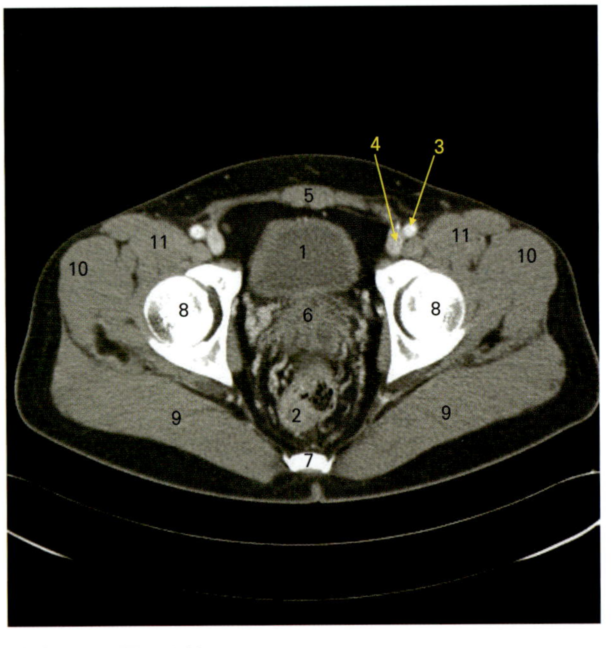

Abdomen CT axial image

1 Bladder (방광)
2 Rectum (곧창자)
3 Left external iliac artery (왼바깥엉덩동맥)
4 Left external iliac vein (왼바깥엉덩정맥)
5 Rectus abdominis muscle (배곧은근)
6 Prostate (전립샘)
7 Coccyx (꼬리뼈)
8 Head of femur (넙다리뼈머리)
9 Gluteus maximus muscle (큰볼기근)
10 Gluteus medius muscle (중간볼기근)
11 Iliopsoas muscle (엉덩허리근)

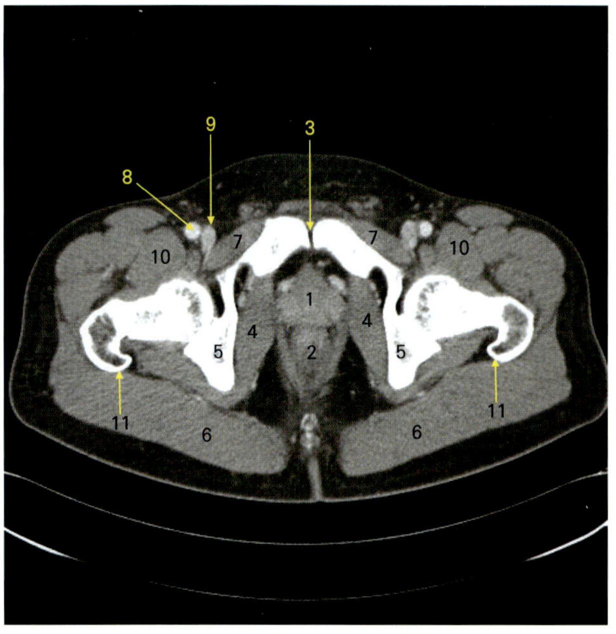

Abdomen CT axial image

1 Prostate (전립샘)
2 Rectum (곧창자)
3 Pubic symphysis (두덩결합)
4 Obturator internus muscle (속폐쇄근)
5 Ischium (궁둥뼈)
6 Gluteus maximus muscle (큰볼기근)
7 Obturator externus muscle (바깥폐쇄근)
8 Right external iliac artery (오른바깥엉덩동맥)
9 Right external iliac vein (오른바깥엉덩정맥)
10 Iliopsoas muscle (엉덩허리근)
11 Greater trochanter (큰돌기)

Abdomen CT VRT

위샘의 종류

① 들문샘(cardiac gland)
② 위바닥샘(fundic gland)
③ 날문샘(pyrolic gland)

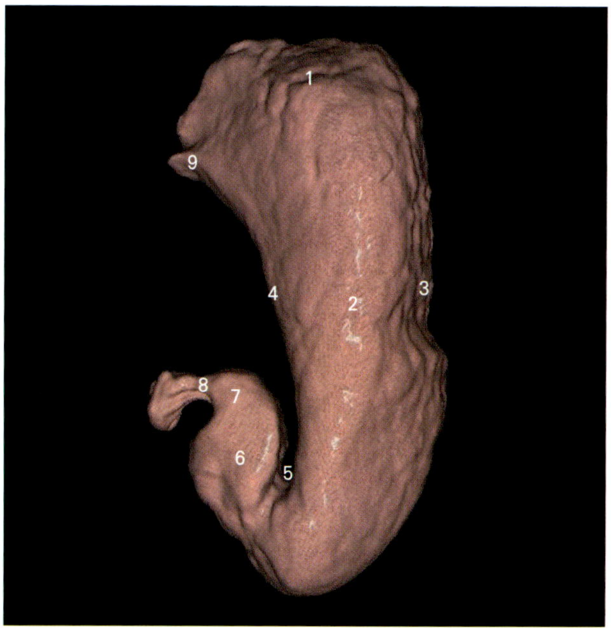

Stomach VRT (anterior)

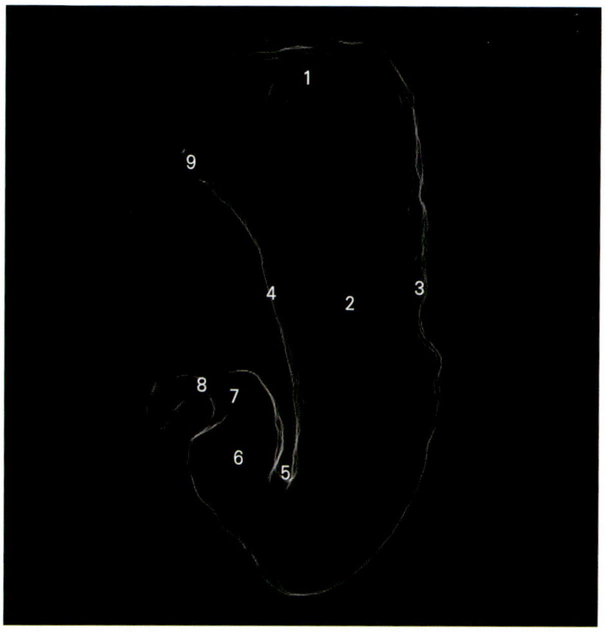

Stomach transparent (anterior)

1 Fundus (바닥)
2 Body (몸통)
3 Greater curvature (큰굽이)
4 Lesser curvature (작은굽이)
5 Angular notch (모패임)
6 Pyloric antrum (날문방)
7 Pylorus (날문)
8 Pyloric sphincter (날문조임근)
9 Cardial part of stomach (위의 들문부분)

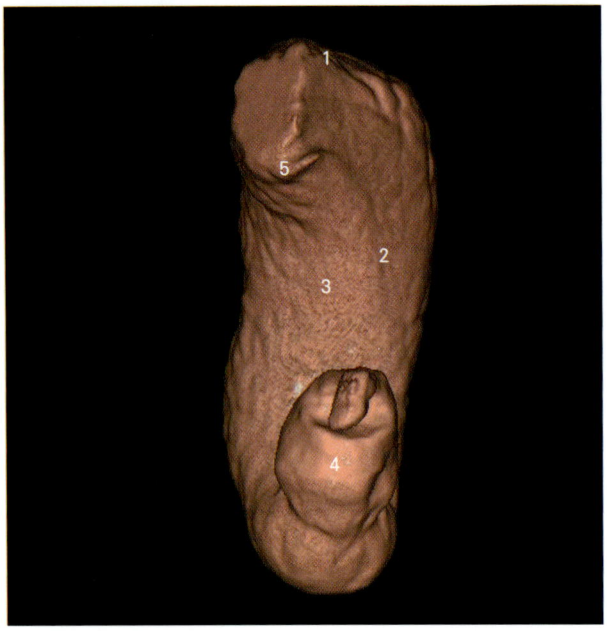

Stomach VRT (lateral)

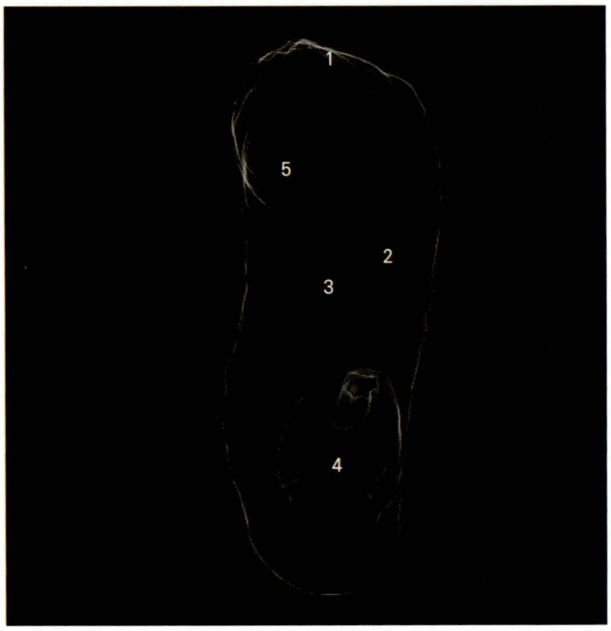

Stomach transparent (lateral)

1 Fundus (바닥)
2 Body (몸통)
3 Lesser curvature (작은굽이)
4 Pyloric antrum (날문방)
5 Cardial part of stomach (위의 들문부분)

위벽의 조직학적 구조

① 점막(mucous membrane)
② 점막밑조직(submucous tissue)
③ 근육층(muscular coat)
④ 장막층(serous coat)

위바닥샘(fundic gland)

① 으뜸세포(chief cell) : 펩시노겐 분비
② 벽세포(parietal cell) : 염산 분비
③ 점액목세포(mucous neck cell) : 점액 분비

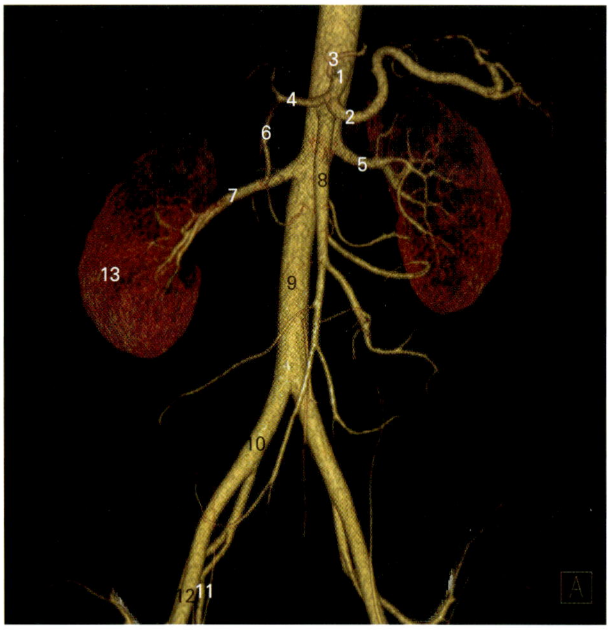

Abdominal arota CT angio VRT (anterior)

1 Celiac trunk (복강동맥)
2 Splenic artery (지라동맥)
3 Left gastric artery (왼위동맥)
4 Common hepatic artery (온간동맥)
5 Left renal artery (왼콩팥동맥)
6 Gastroduodenal artery (위샘창자동맥)
7 Right renal artery (오른콩팥동맥)
8 Superior mesenteric artery (위창자간막동맥)
9 Abdominal aorta (배대동맥)
10 Right common iliac artery (오른온엉덩동맥)
11 Internal iliac artery (속엉덩동맥)
12 External iliac artery (바깥엉덩동맥)
13 Right kidney (오른콩팥)

배안동맥(celiac atery)의 가지

① 왼위동맥 (left gastric artery)
② 지라동맥 (splenic artery)
③ 온간동맥 (common hepatic artery)

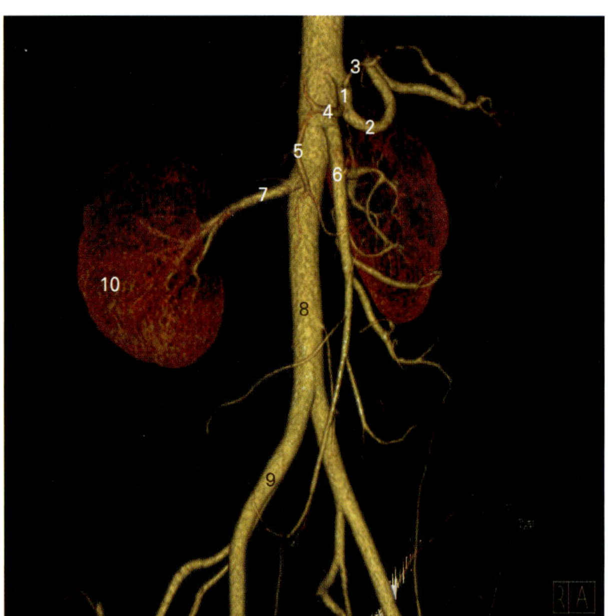

Abdominal arota CT angio VRT (oblique)

1 Celiac trunk (복강동맥)
2 Splenic artery (지라동맥)
3 Left gastric artery (왼위동맥)
4 Common hepatic artery (온간동맥)
5 Gastroduodenal artery (위샘창자동맥)
6 Superior mesenteric artery (위창자간막동맥)
7 Right renal artery (오른콩팥동맥)
8 Abdominal aorta (배대동맥)
9 Right common iliac artery (오른온엉덩동맥)
10 Right kidney (오른콩팥)

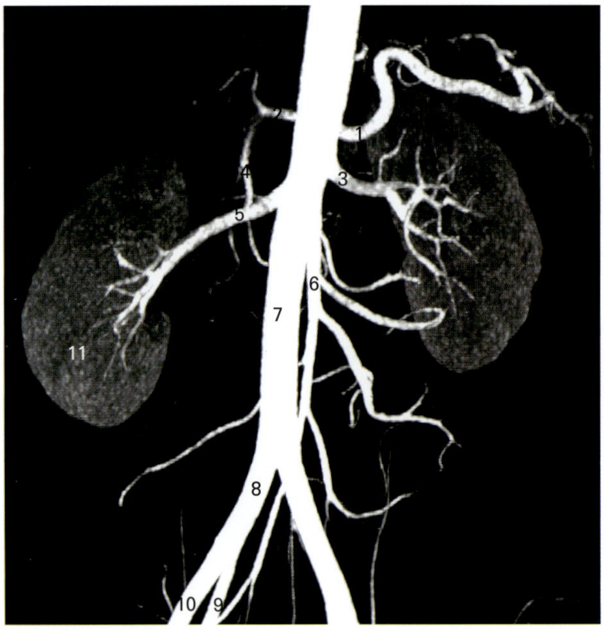

Abdominal arota CT angio MIP (anterior)

1 Splenic artery (지라동맥)
2 Common hepatic artery (온간동맥)
3 Left renal artery (왼콩팥동맥)
4 Gastroduodenal artery (위샘창자동맥)
5 Right renal artery (오른콩팥동맥)
6 Superior mesenteric artery (위창자간막동맥)
7 Abdominal aorta (배대동맥)
8 Right common iliac artery (오른온엉덩동맥)
9 Internal iliac artery (속엉덩동맥)
10 External iliac artery (바깥엉덩동맥)
11 Right kidney (오른콩팥)

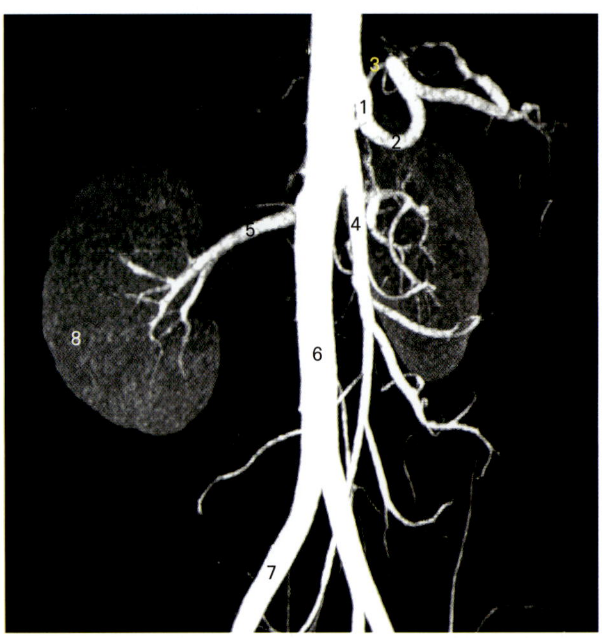

Abdominal arota CT angio MIP (oblique)

1 Celiac trunk (복강동맥)
2 Splenic artery (지라동맥)
3 Left gastric artery (왼위동맥)
4 Superior mesenteric artery (위창자간막동맥)
5 Right renal artery (오른콩팥동맥)
6 Abdominal aorta (배대동맥)
7 Right common iliac artery (오른온엉덩동맥)
8 Right kidney (오른콩팥)

위창자간막동맥(superior mesenteric artery)의 분포

: 샘창자, 빈창자, 돌창자, 막창자, 오른잘록창자, 가로잘록창자

아래창자간막동맥(inferior mesenteric artery)의 분포

: 왼잘록창자동맥, 구불잘록창자동맥, 위곧창자동맥

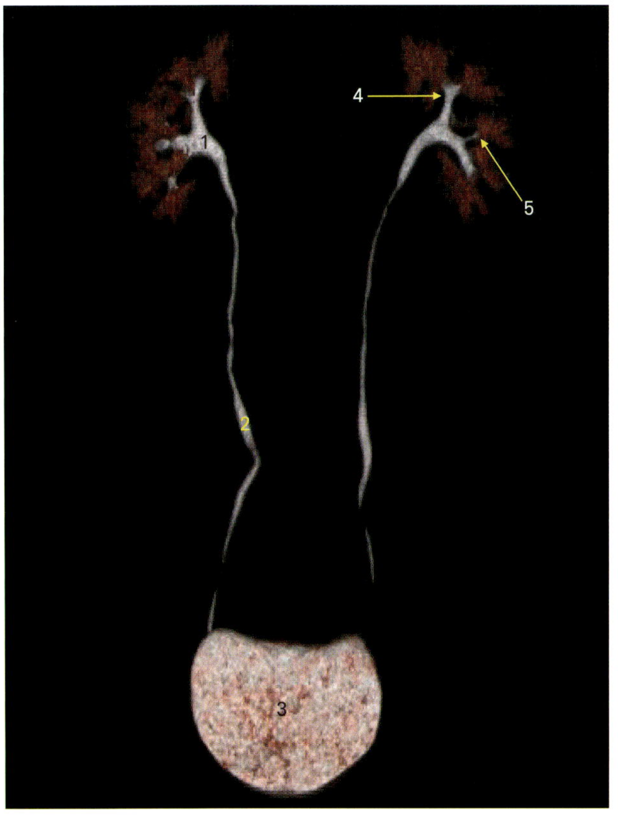

Kidney CT VRT (anterior)

1 Renal pelvis (콩팥깔때기)
2 Ureter (요관)
3 Bladder (방광)
4 Major calyx (큰콩팥잔)
5 Minor calyx (작은콩팥잔)

세뇨관(renal tubule)의 구성

① 토리쪽곱슬세관(proximal convoluted tubule)
② 콩팥세관고리(Henle's loop)
③ 먼쪽곱슬세관(distal convoluted tubule)
④ 집합세관(collecting tubule)

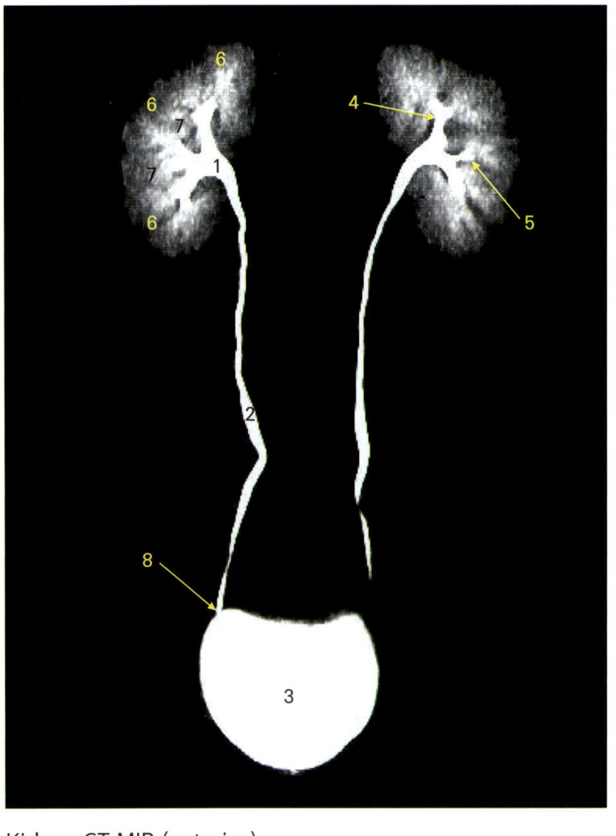

Kidney CT MIP (anterior)

1 Renal pelvis (콩팥깔때기)
2 Ureter (요관)
3 Bladder (방광)
4 Major calyx (큰콩팥잔)
5 Minor calyx (작은콩팥잔)
6 Renal cortex (콩팥겉질)
7 Renal medulla (콩팥속질)
8 Ureterovesical junction (요관방광이음부)

Prostate MRI

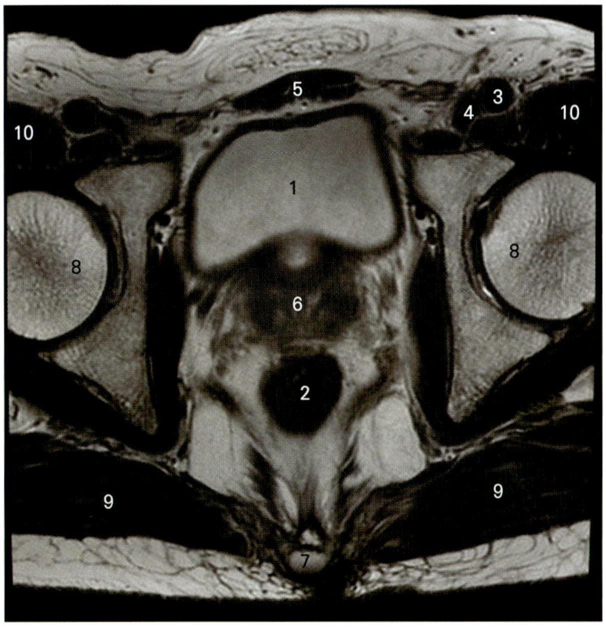

Prostate MRI axial image

1 Bladder (방광)
2 Rectum (곧창자)
3 Left external iliac artery (왼바깥엉덩동맥)
4 Left external iliac vein (왼바깥엉덩정맥)
5 Rectus abdominis muscle (배곧은근)
6 Prostate (전립샘)
7 Coccyx (꼬리뼈)
8 Head of femur (넙다리뼈머리)
9 Gluteus maximus muscle (큰볼기근)
10 Iliopsoas muscle (엉덩허리근)

방광의 구분

① 방광꼭대기(apex) : 앞위면
② 방광바닥(fundus) : 넓은 뒤부분
③ 방광몸통(body)

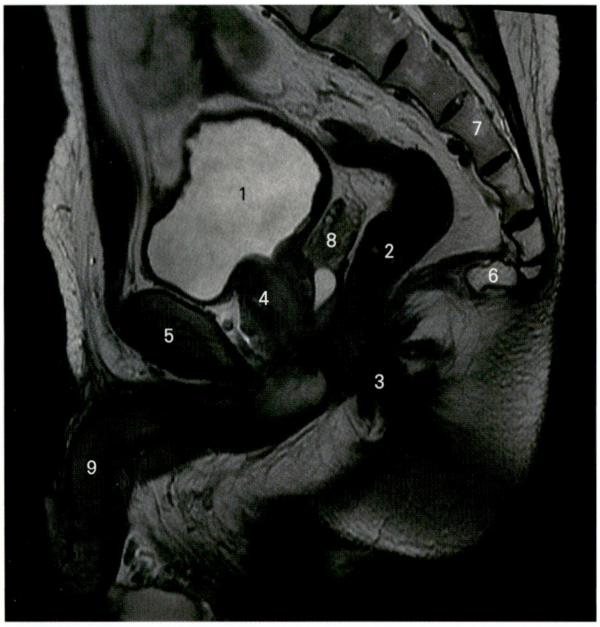

Prostate MRI sagittal image

1 Bladder (방광)
2 Rectum (곧창자)
3 Anal canal (항문관)
4 Prostate (전립샘)
5 Pubis (두덩뼈)
6 Coccyx (꼬리뼈)
7 Sacrum (엉치뼈)
8 Seminal vesicle (정낭)
9 Corpus cavernosum of penis (음경해면체)

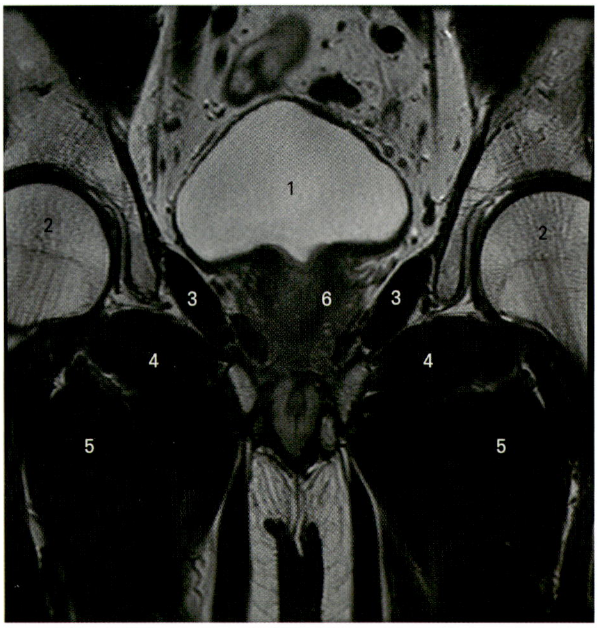

Prostate MRI coroanl image

1 Bladder (방광)
2 Head of femur (넙다리뼈머리)
3 Obturator internus muscle (속폐쇄근)
4 Obturator externus muscle (바깥폐쇄근)
5 Adductor magnus muscle (큰모음근)
6 Prostate (전립샘)

남성의 요도

① 전립샘부분(prostatic part)
② 막성부분(membranous part)
③ 해면체부분(carvernous part)

Abdomen Ultrasound

Liver

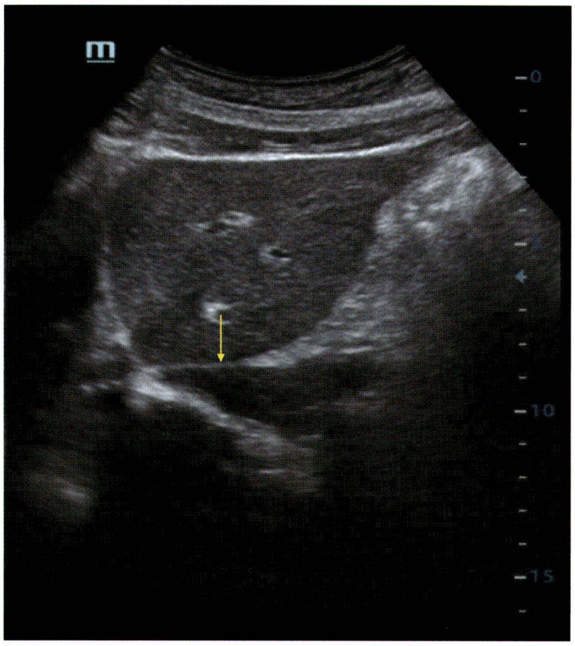

Ligamentum venosum (정맥관삭) - 세로영상

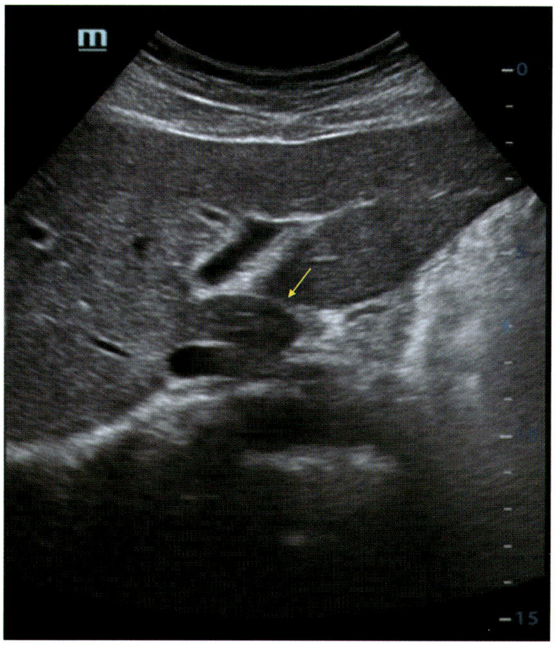

Ligamentum venosum (정맥관삭) - 가로영상

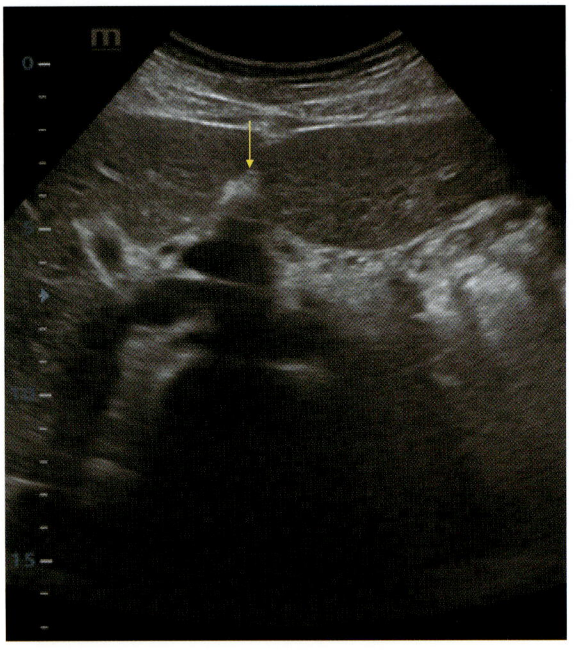

Ligamentum teres (간원인대) - 가로영상

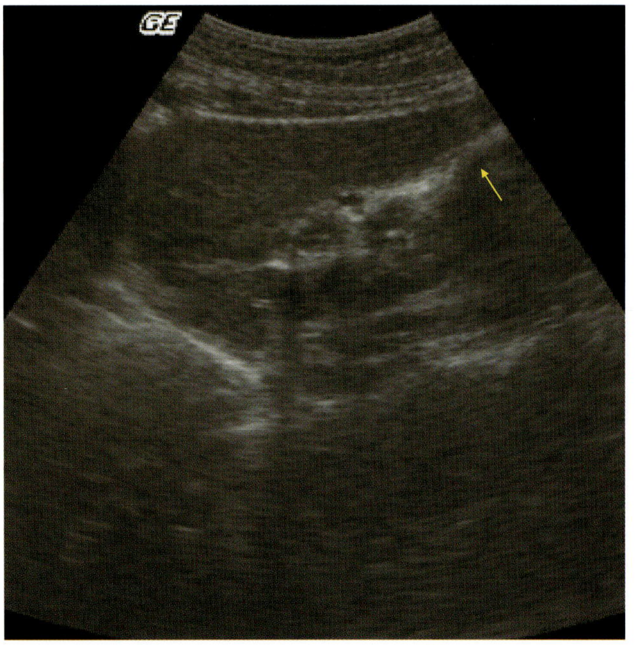

Ligamentum teres (간원인대) - 세로영상

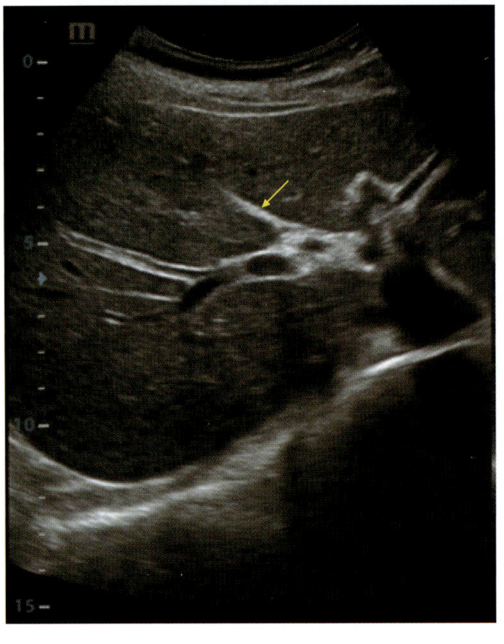

Main lobe fissure (으뜸사이엽) - 가로영상

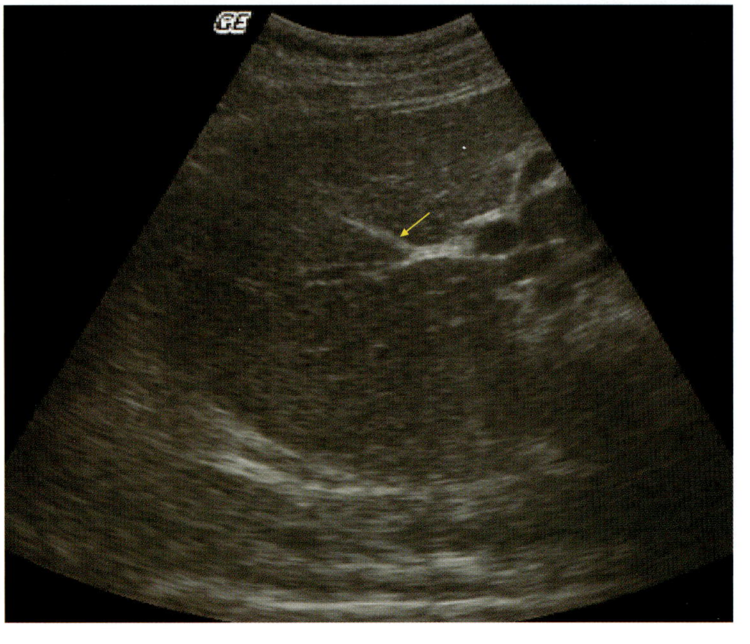

Main lobe fissure (으뜸사이엽) - 가로영상

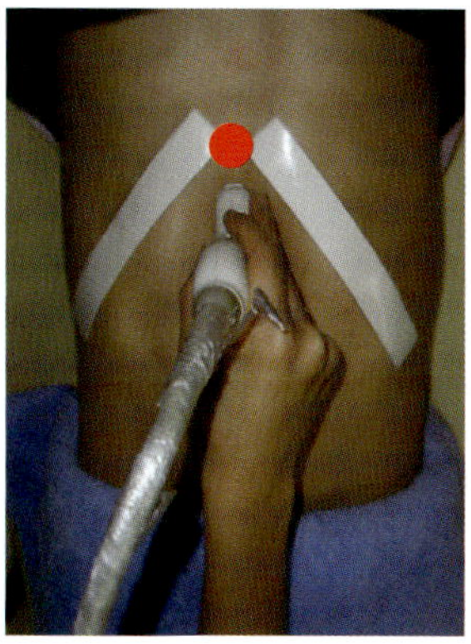

세로 검사 (longitudinal scan)

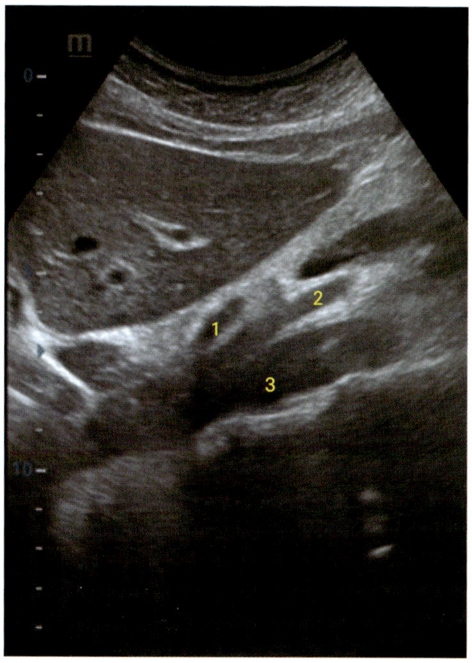

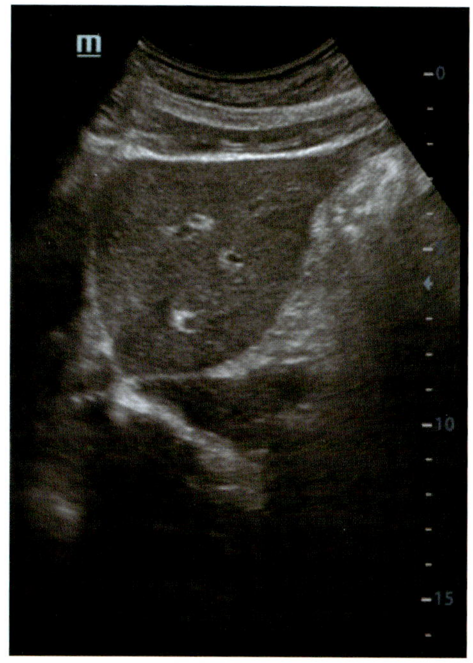

1 Celiac artery (복강동맥)
2 SMA, superior mesenteric artery (위창자간막동맥)
3 Abdominal aorta (배대동맥)

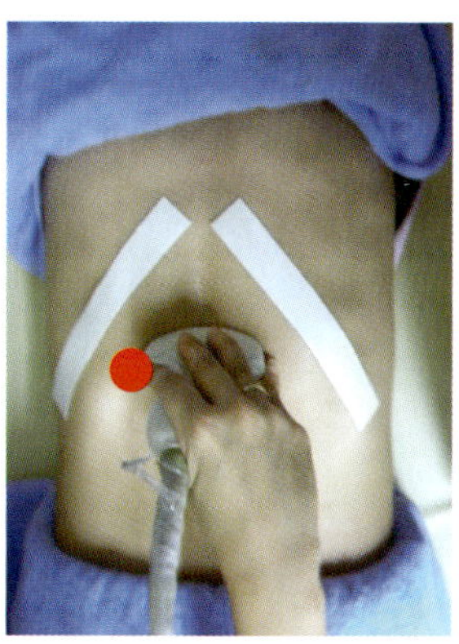

가로 검사 (transverse scan)

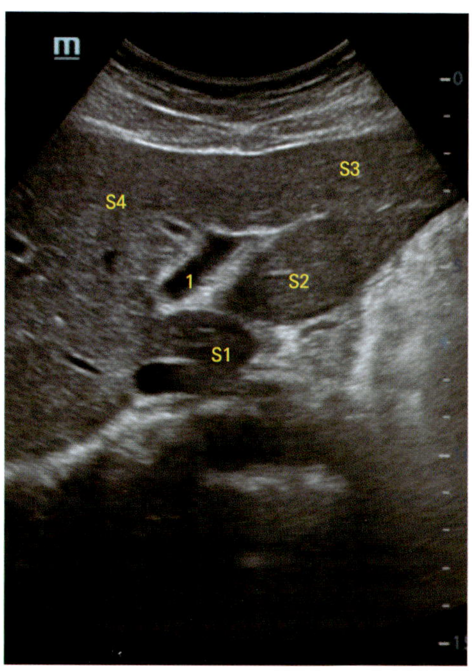

1 Umbrical portion (배꼽정맥부위)

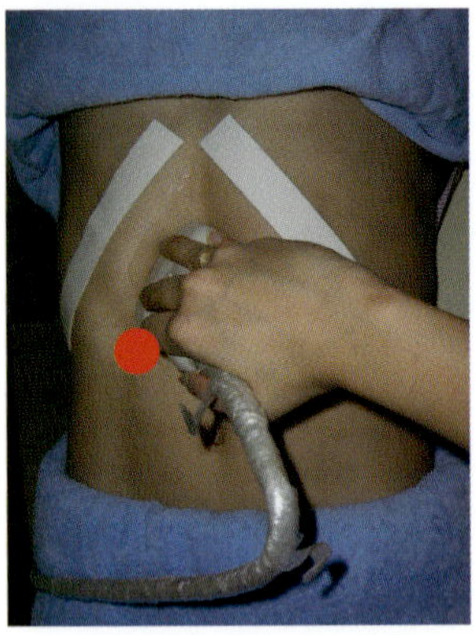

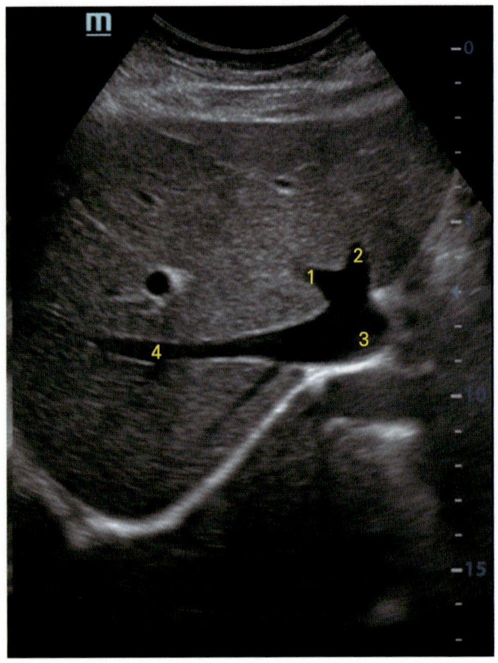

오른갈비아래검사 (subcostal scan)

1 Middle hepatic vein (중간간정맥)
2 Left hepatic vein (왼간정맥)
3 Inferior vena cava (아래대정맥)
4 Right hepatic vein (오른간정맥)

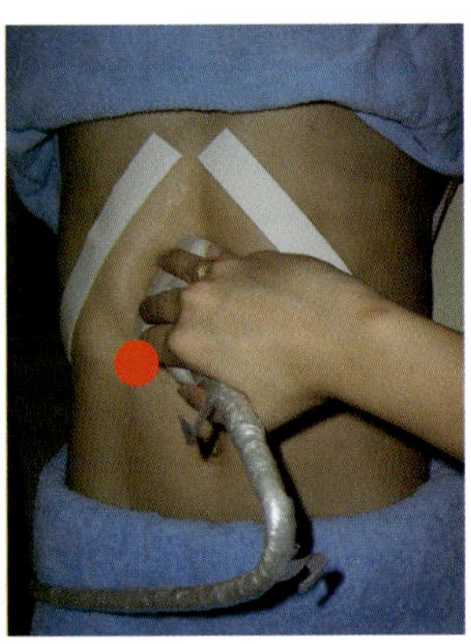

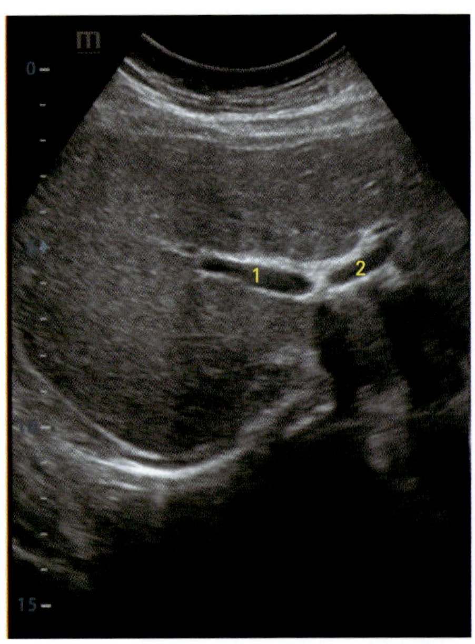

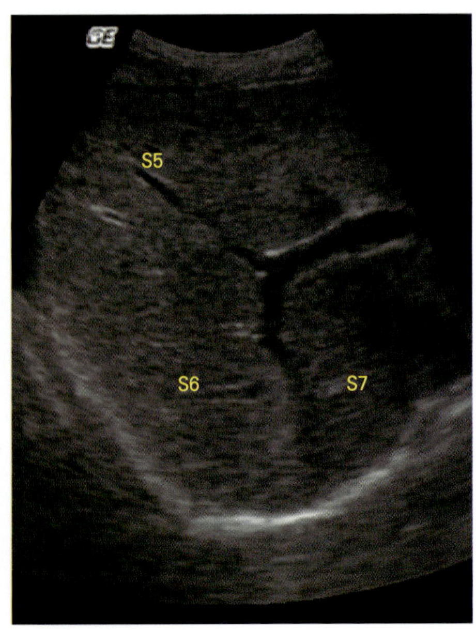

오른갈비아래검사 (subcostal scan)

1 Right portal vein (오른문맥)
2 Left portal vein (왼문맥)

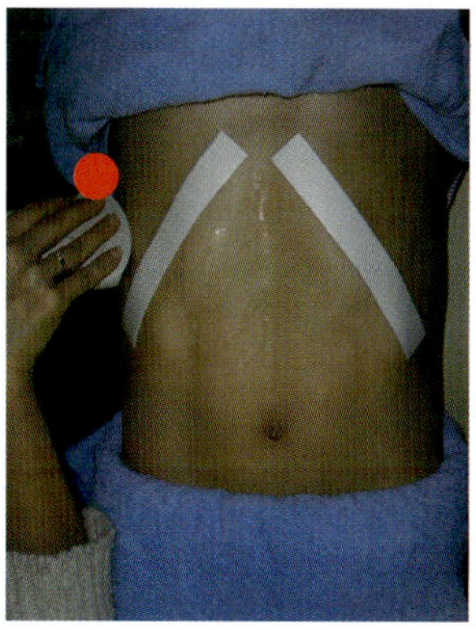

오른갈비사이검사 (intercostal scan)

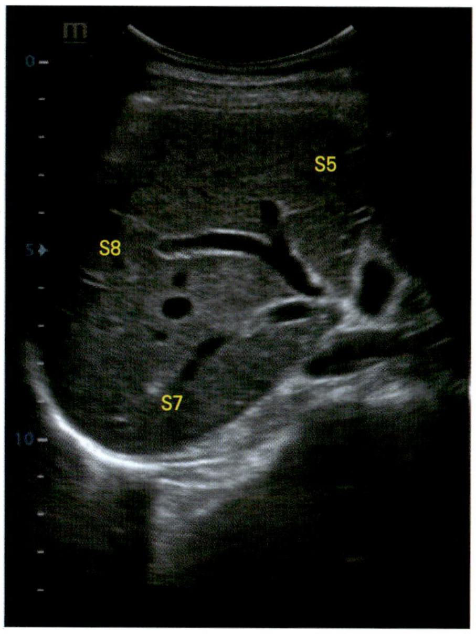

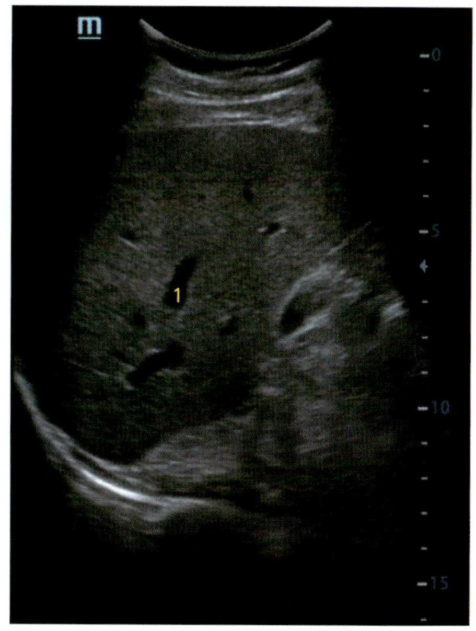

1 Right hepatic vein (오른간정맥)

Biliary System

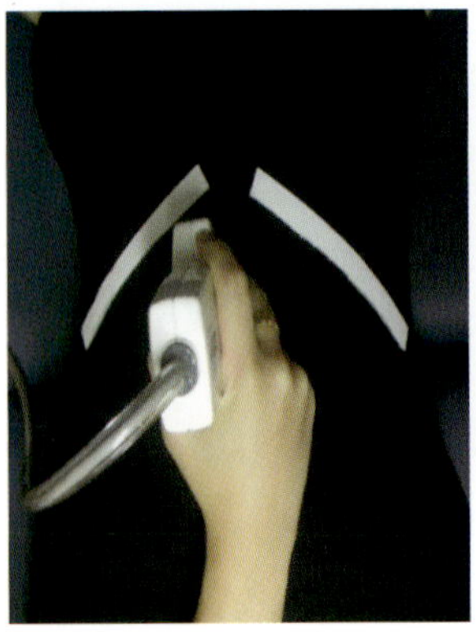

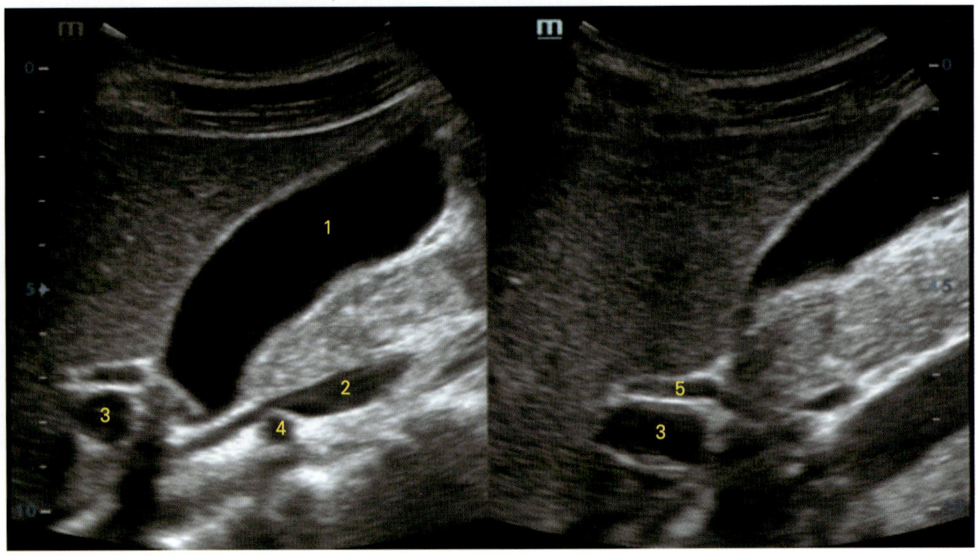

1 Gall Bladder (담낭)
2 Inferior Vena Cava (아래대정맥)
3 Portal vein (문맥)
4 Right renal artery (오른콩팥동맥)
5 Common bile duct (온쓸개관)

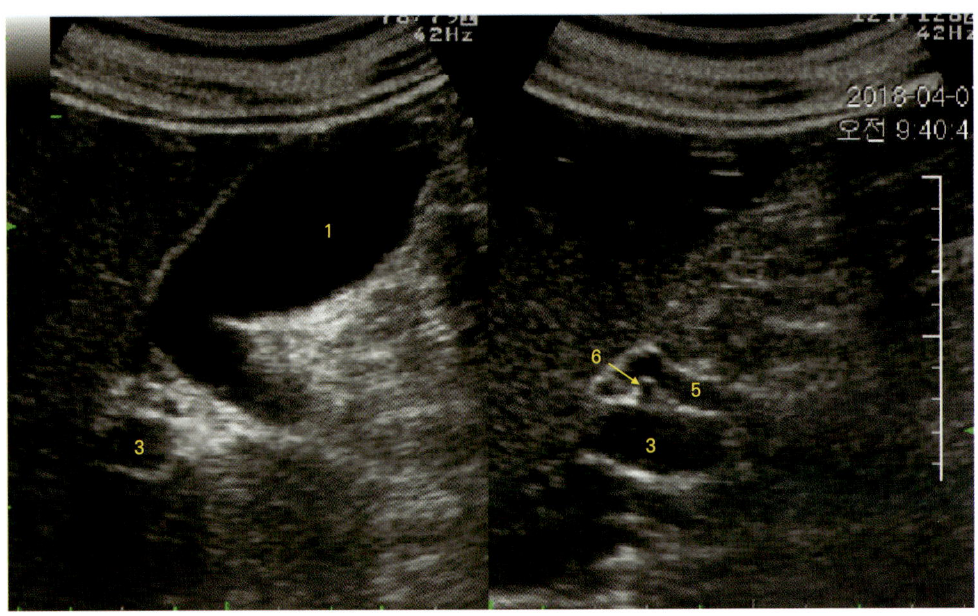

1 Gall Bladder (담낭)
3 Portal vein (문맥)
5 Common bile duct (온쓸개관)
6 Hepatic artery (간동맥)

Pancreas

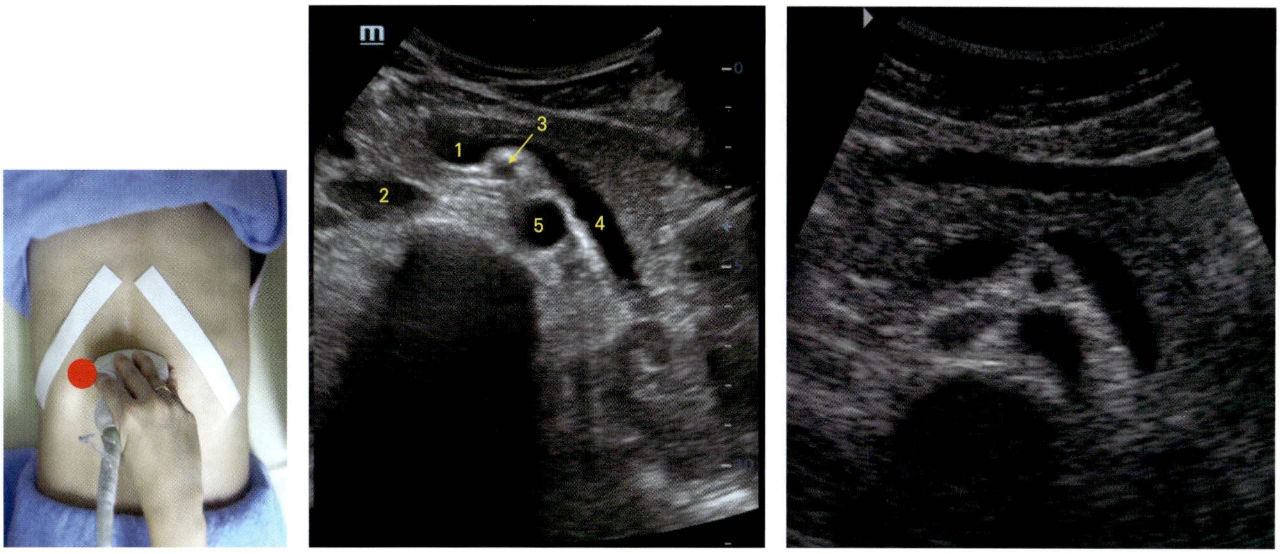

1 Superior mesenteric vein (위창자간막정맥)
2 Inferior Vena Cava (아래대정맥)
3 Superior mesenteric artery (위창자간막동맥)
4 Spleen vein (지라정맥)
5 Abdominal aorta (배대동맥)

Kidney

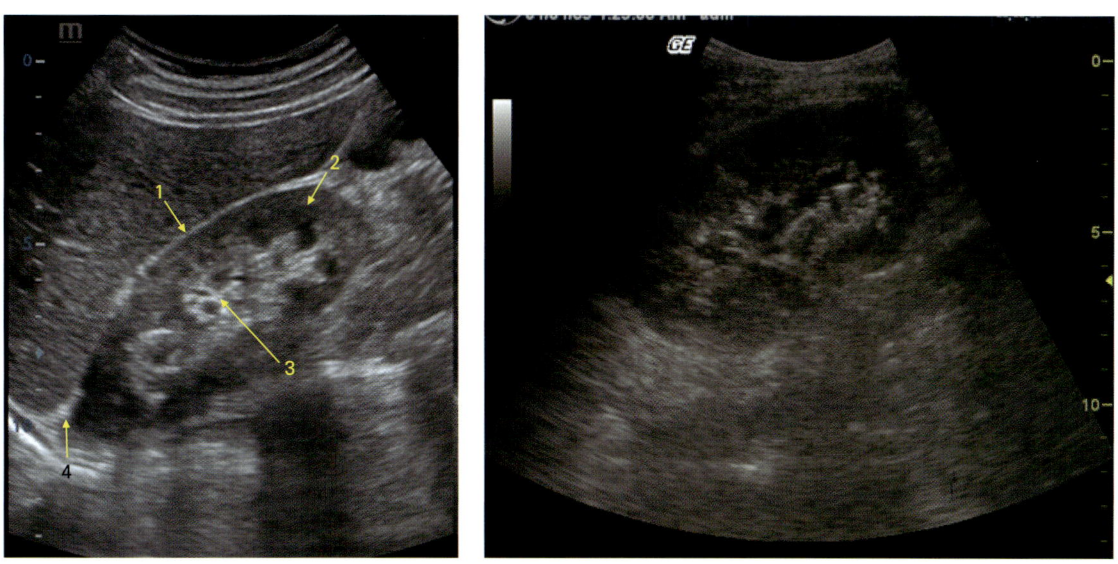

Rt. Kidney Lt. Kidney

1 Cortex (겉질)
2 Medulla (속질)
3 Renal sinus (콩팥굴)
4 Adrenal gland (부신)

Spleen

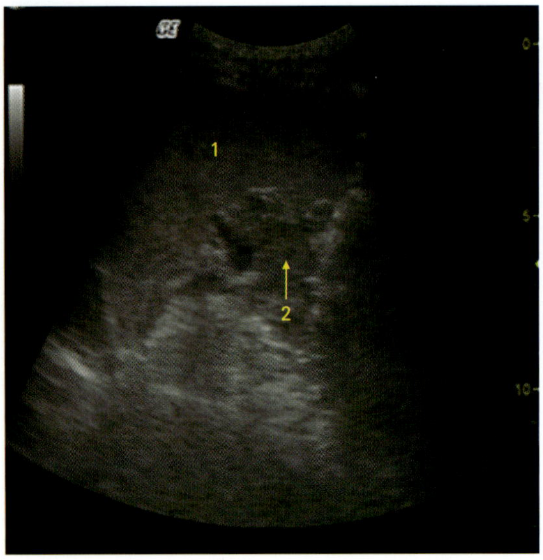

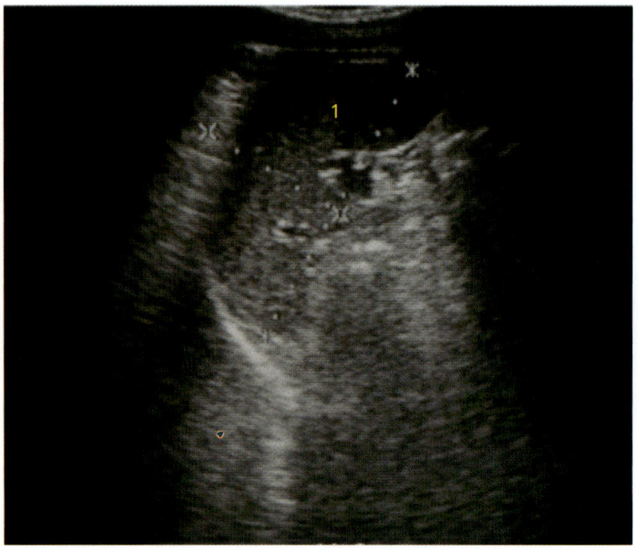

1 Spleen (지라)
2 Pancresa tail (이자꼬리)

Exercise

01

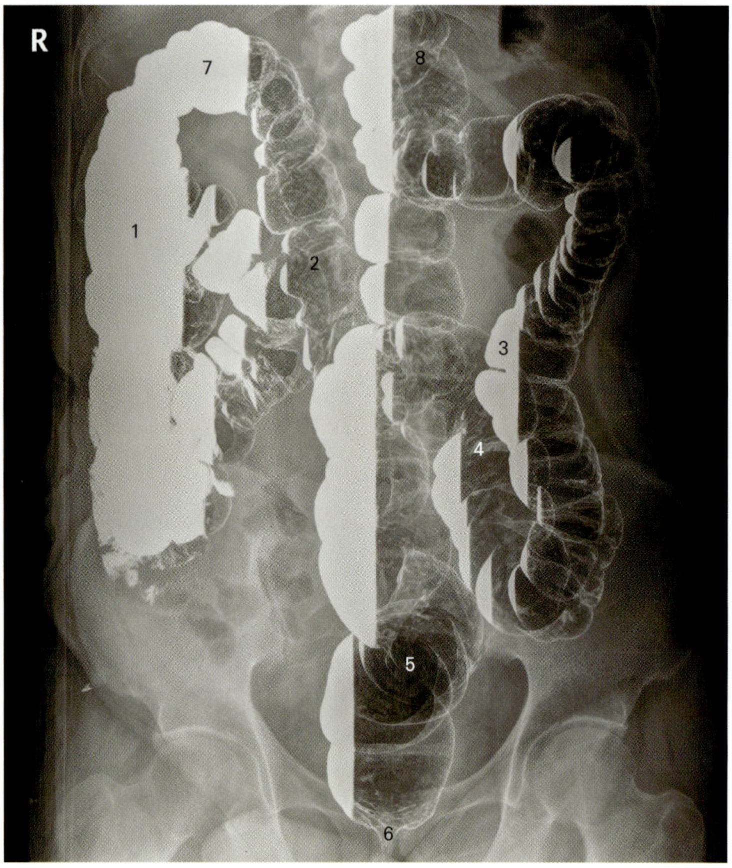

Abdomen RT lateral decubitus image (in barium enema)

1

2

3

4

5

6

7

8

02

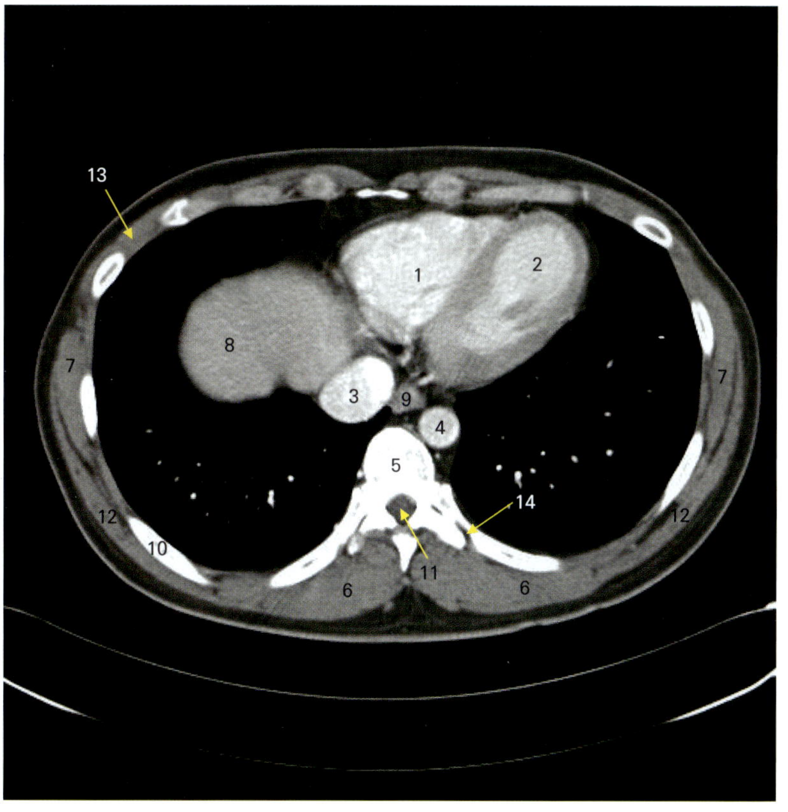

Abdomen CT axial image

1

2

3

4

5

6

7

8

9

10

11

12

13

14

03

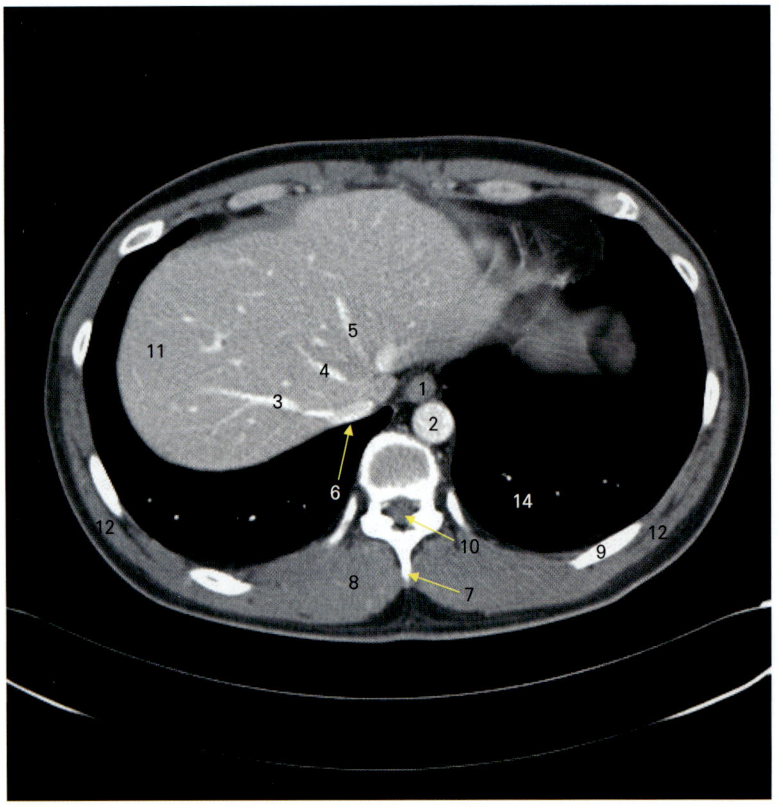

Abdomen CT axial image

1

2

3

4

5

6

7

8

9

10

11

12

04

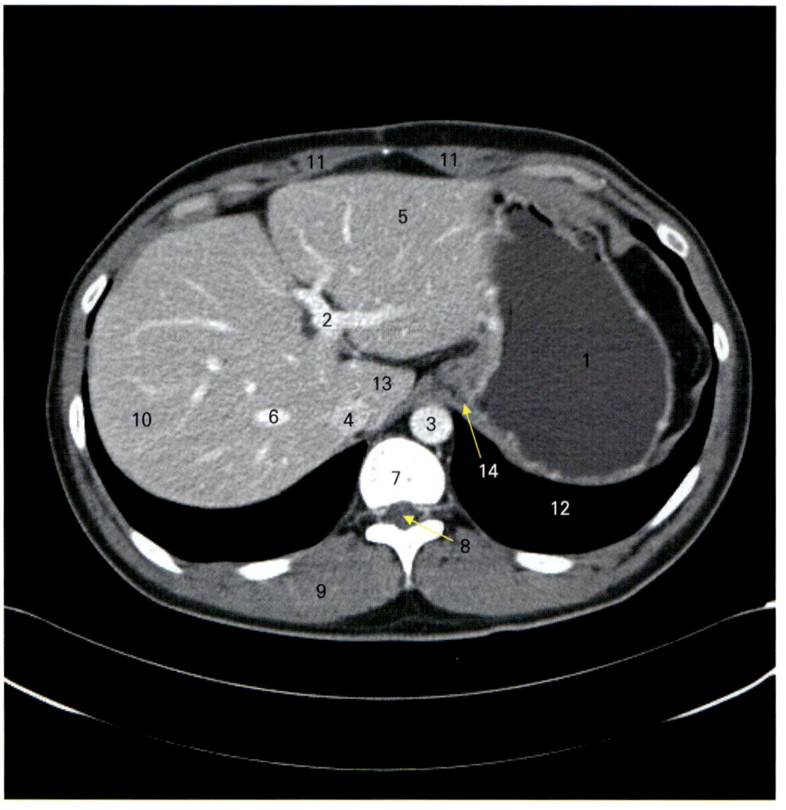

Abdomen CT axial image

1

2

3

4

5

6

7

8

9

10

11

12

13

14

05

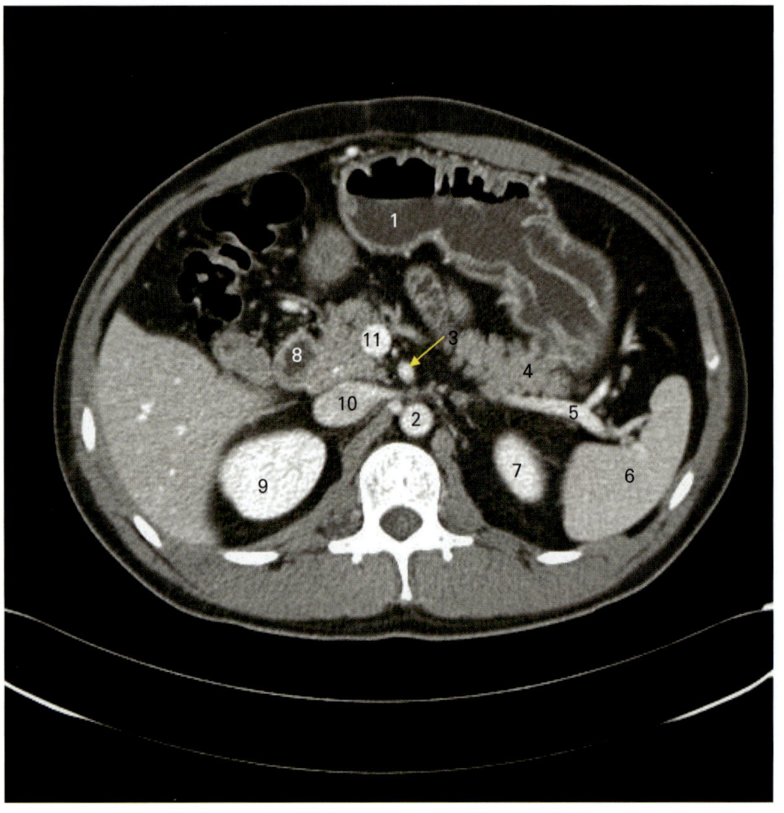

Abdomen CT axial image

1

2

3

4

5

6

7

8

9

10

11

06

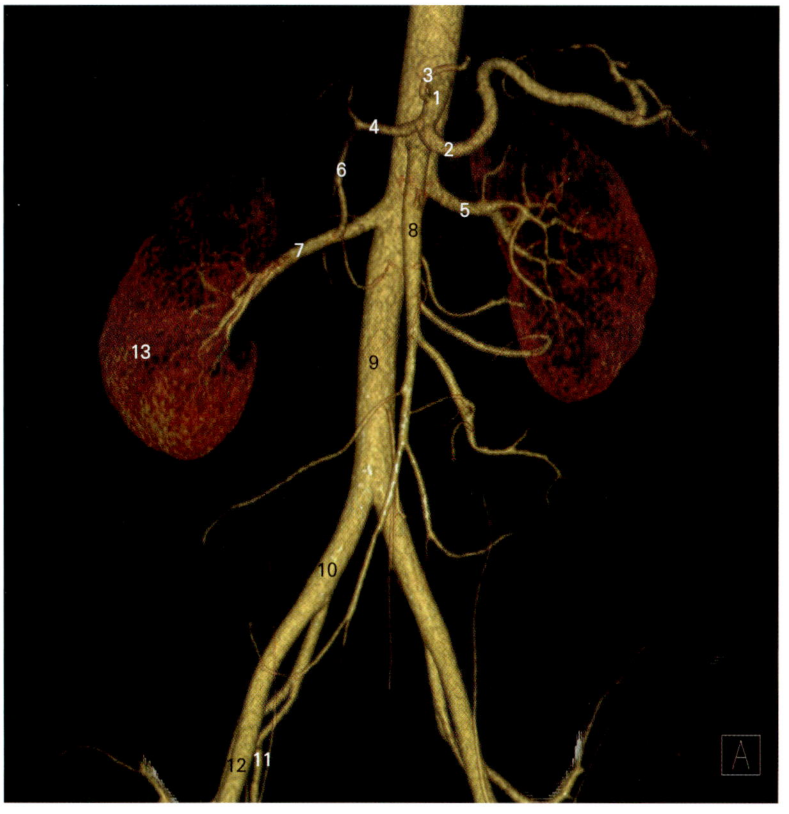

Abdominal arota CT angio VRT (anterior)

1

2

3

4

5

6

7

8

9

10

11

12

13

07

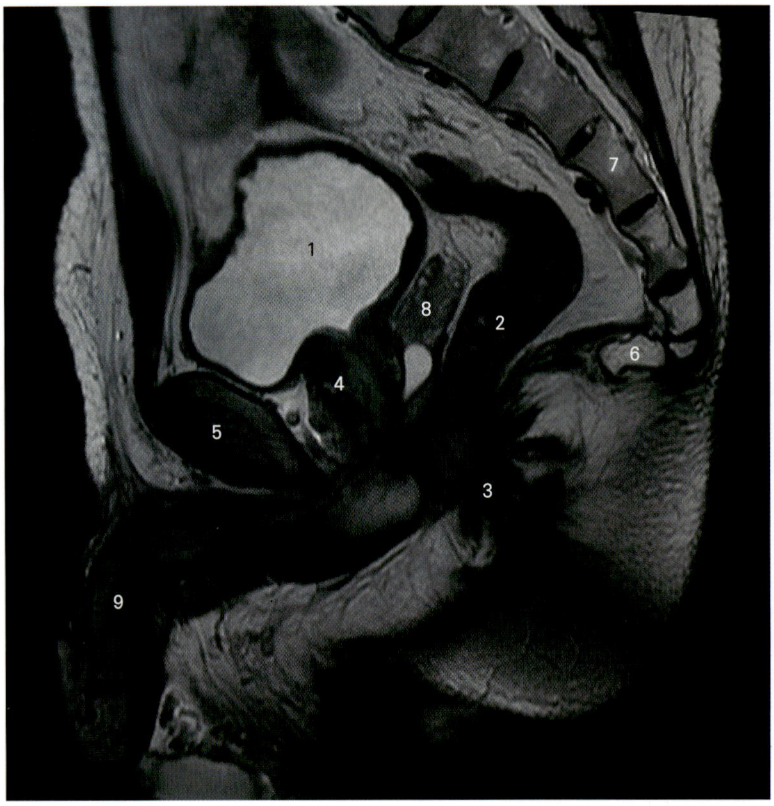

Prostate MRI sagittal image

1

2

3

4

5

6

7

8

9

Upper Extremity

Anatomy

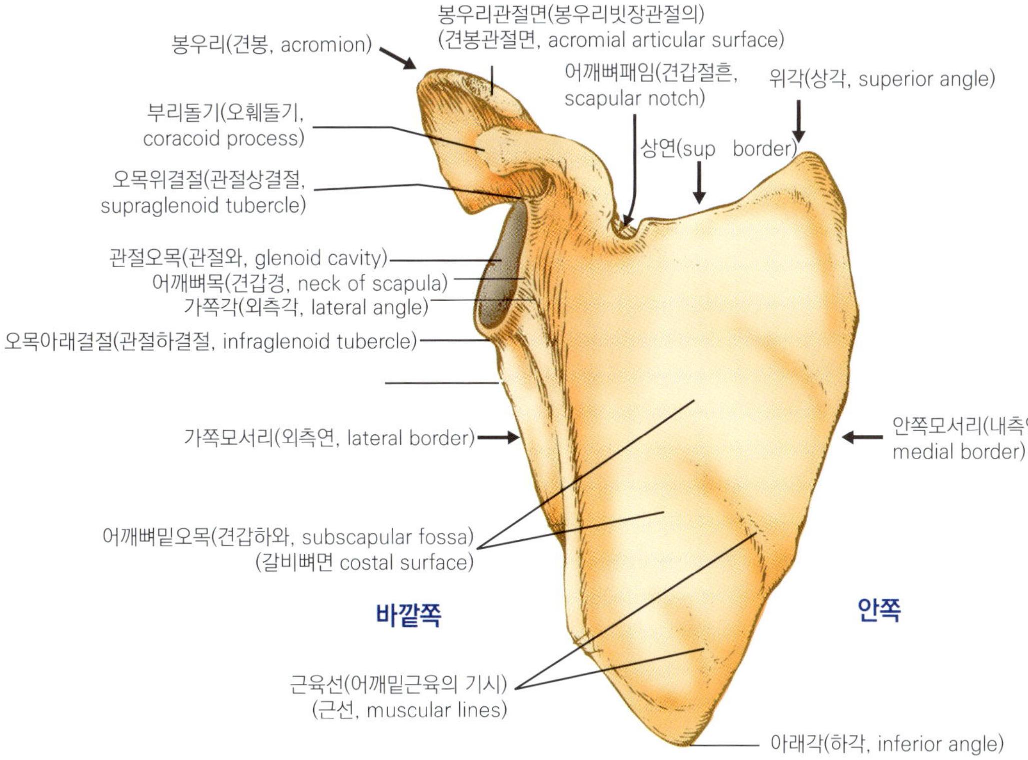

오른쪽 : 앞면

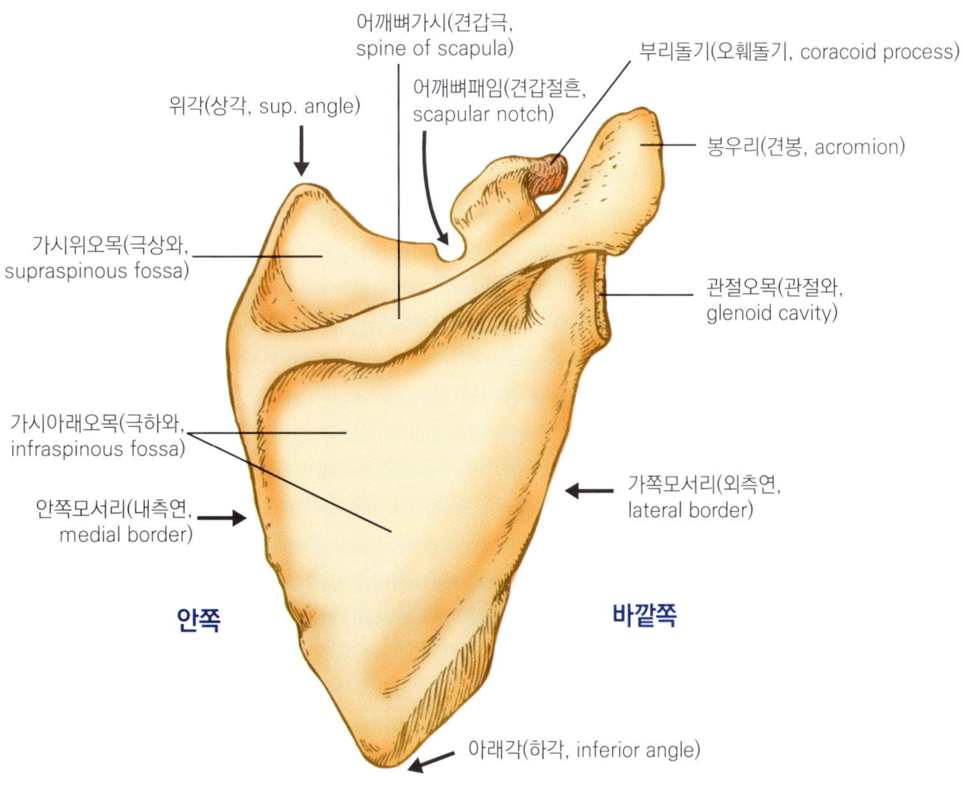

오른쪽 : 뒤면

어깨뼈

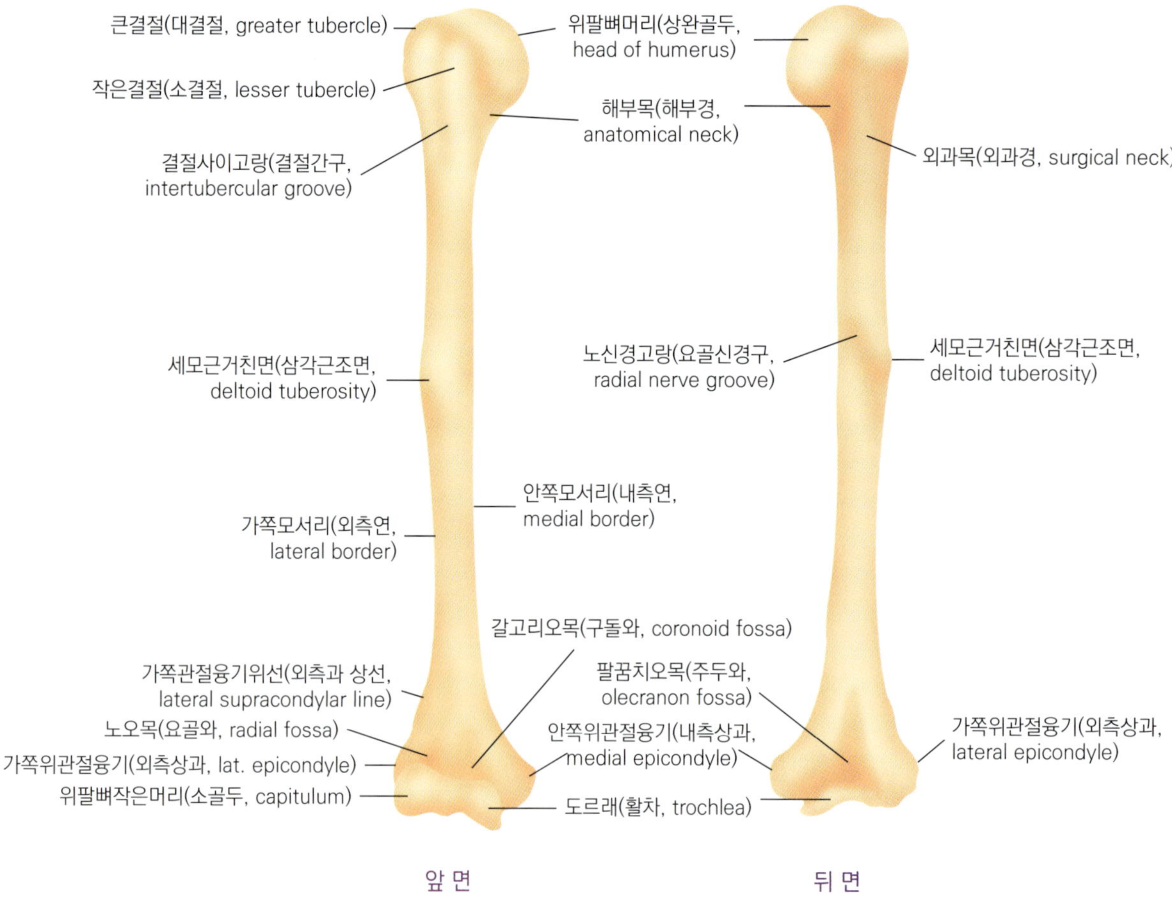
큰결절(대결절, greater tubercle)
작은결절(소결절, lesser tubercle)
결절사이고랑(결절간구, intertubercular groove)
위팔뼈머리(상완골두, head of humerus)
해부목(해부경, anatomical neck)
외과목(외과경, surgical neck)
세모근거친면(삼각근조면, deltoid tuberosity)
노신경고랑(요골신경구, radial nerve groove)
세모근거친면(삼각근조면, deltoid tuberosity)
안쪽모서리(내측연, medial border)
가쪽모서리(외측연, lateral border)
갈고리오목(구돌와, coronoid fossa)
가쪽관절융기위선(외측과 상선, lateral supracondylar line)
노오목(요골와, radial fossa)
가쪽위관절융기(외측상과, lat. epicondyle)
위팔뼈작은머리(소골두, capitulum)
팔꿈치오목(주두와, olecranon fossa)
안쪽위관절융기(내측상과, medial epicondyle)
도르래(활차, trochlea)
가쪽위관절융기(외측상과, lateral epicondyle)
앞 면
뒤 면

위팔뼈

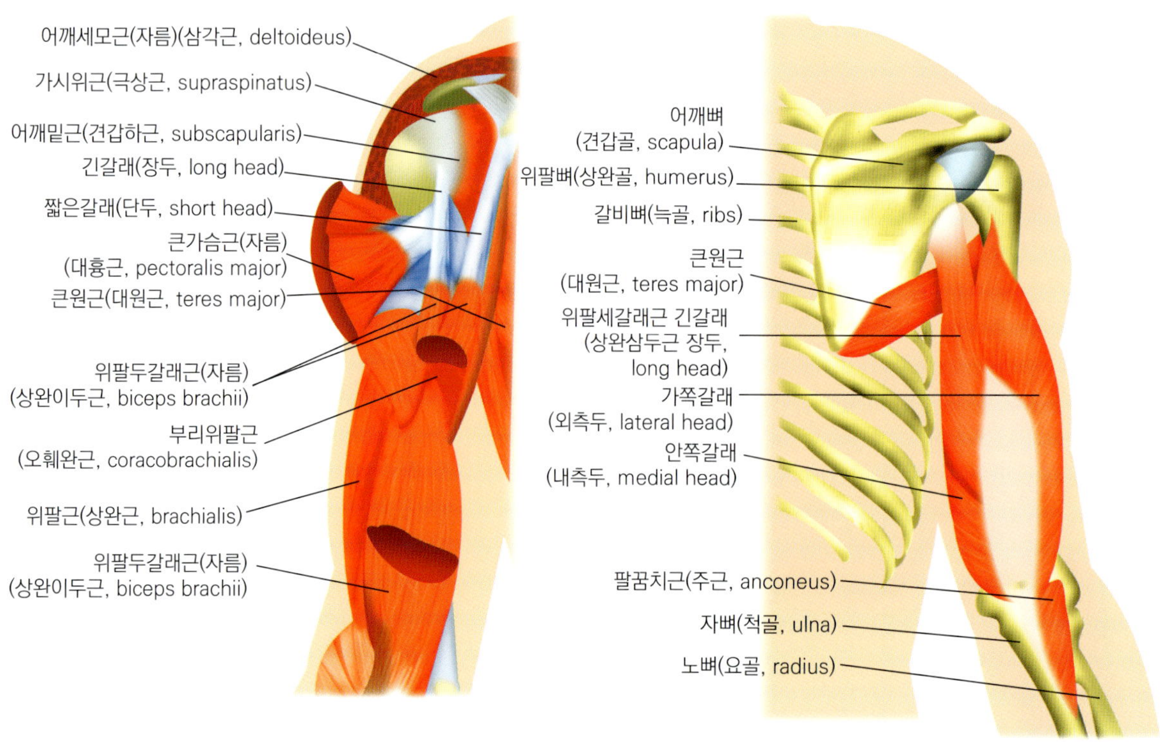
어깨세모근(자름)(삼각근, deltoideus)
가시위근(극상근, supraspinatus)
어깨밑근(견갑하근, subscapularis)
긴갈래(장두, long head)
짧은갈래(단두, short head)
큰가슴근(자름) (대흉근, pectoralis major)
큰원근(대원근, teres major)
위팔두갈래근(자름) (상완이두근, biceps brachii)
부리위팔근 (오훼완근, coracobrachialis)
위팔근(상완근, brachialis)
위팔두갈래근(자름) (상완이두근, biceps brachii)
어깨뼈 (견갑골, scapula)
위팔뼈(상완골, humerus)
갈비뼈(늑골, ribs)
큰원근 (대원근, teres major)
위팔세갈래근 긴갈래 (상완삼두근 장두, long head)
가쪽갈래 (외측두, lateral head)
안쪽갈래 (내측두, medial head)
팔꿈치근(주근, anconeus)
자뼈(척골, ulna)
노뼈(요골, radius)

위팔근육(상완근)

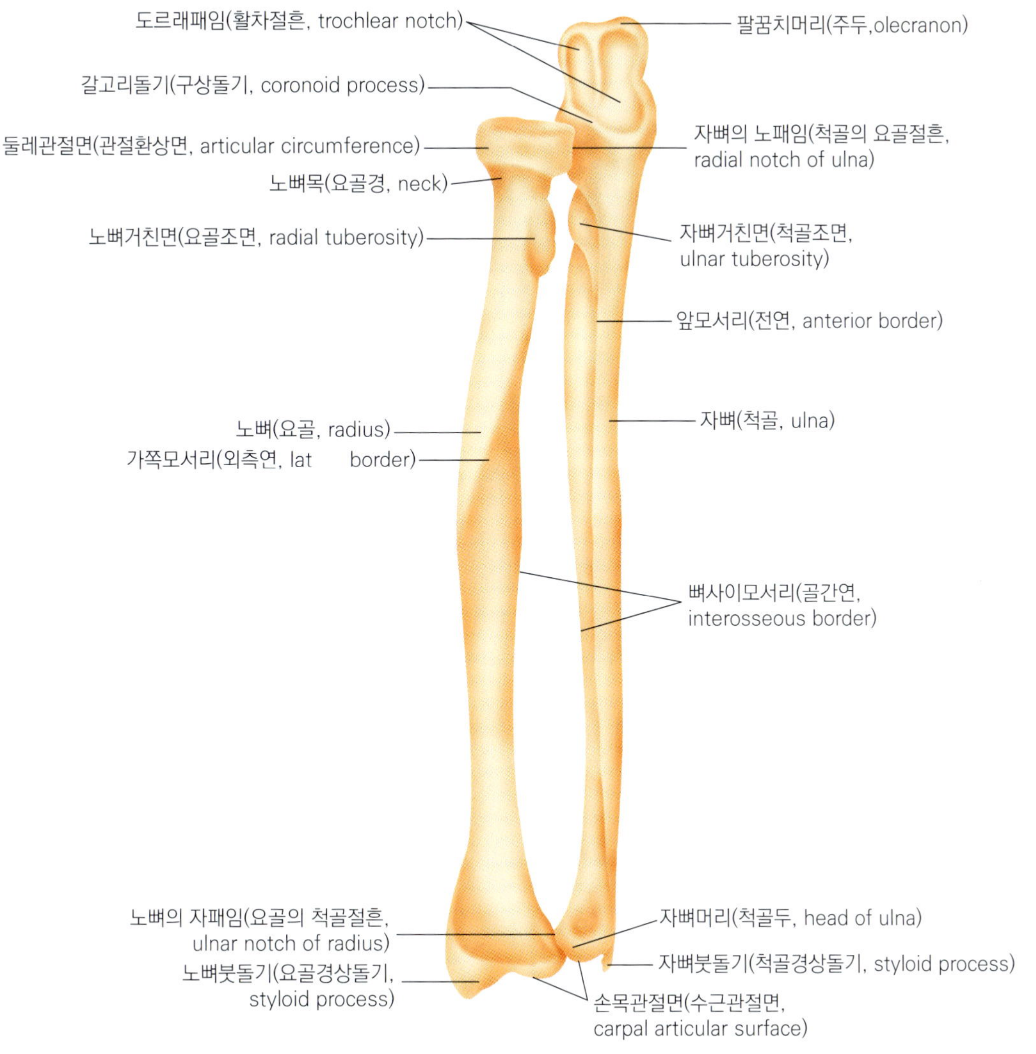

노뼈(요골)와 자뼈(척골)

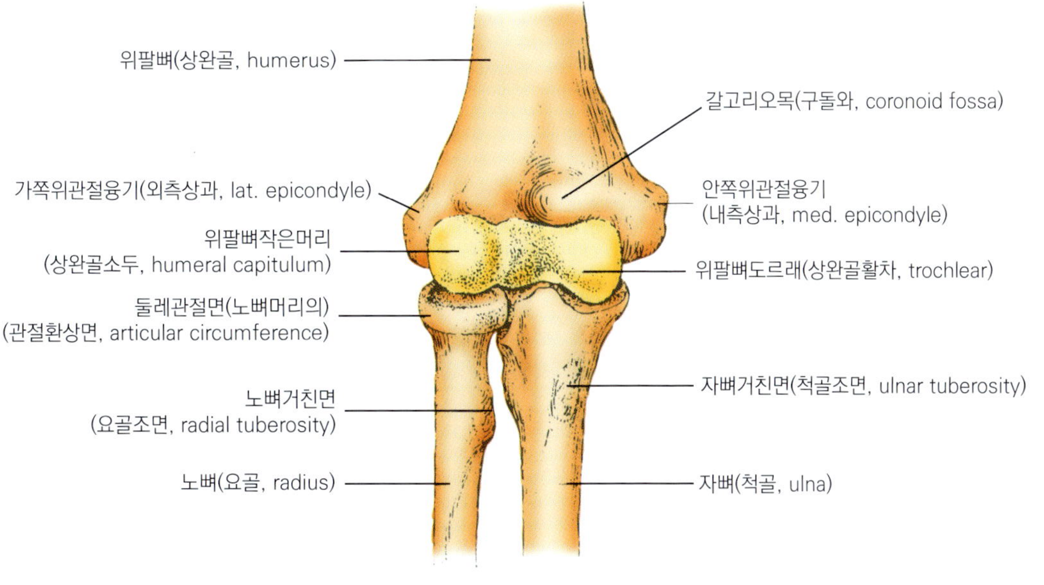

팔꿉관절(주관절)의 구성(오른쪽, 앞면)

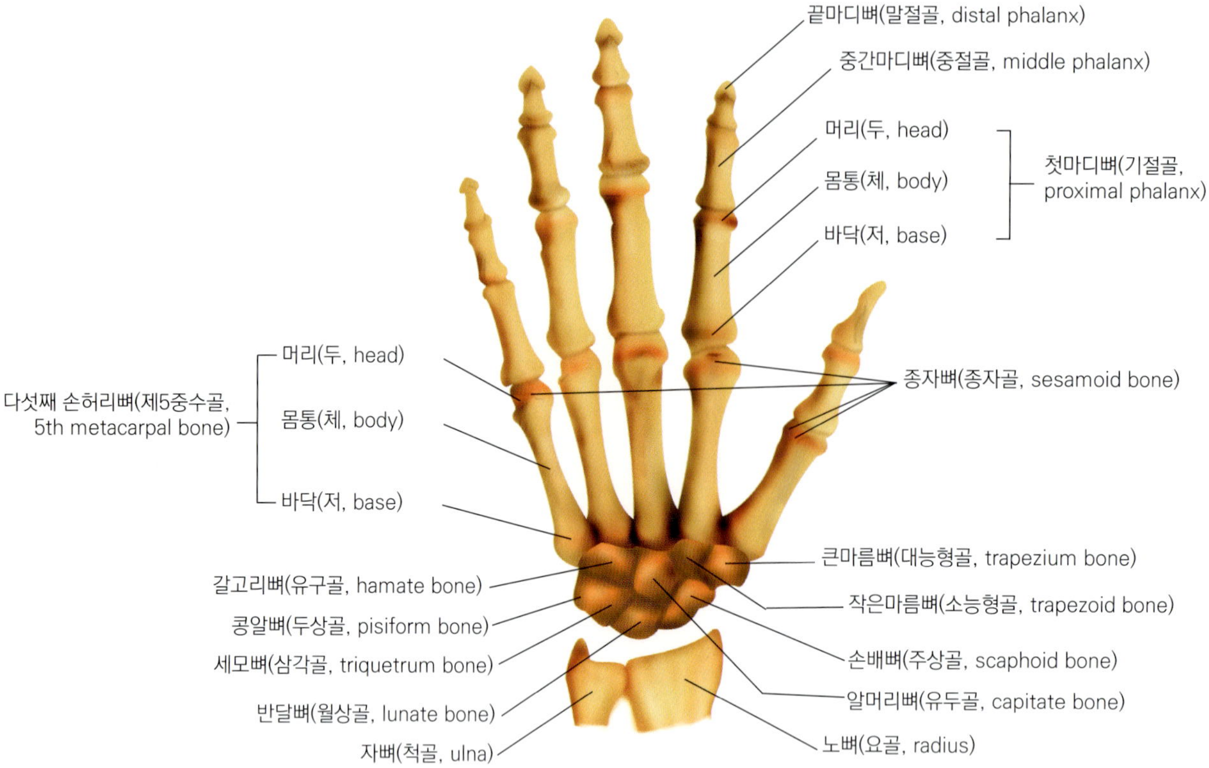
끝마디뼈(말절골, distal phalanx)
중간마디뼈(중절골, middle phalanx)
머리(두, head)
몸통(체, body)
바닥(저, base)
첫마디뼈(기절골, proximal phalanx)
다섯째 손허리뼈(제5중수골, 5th metacarpal bone)
머리(두, head)
몸통(체, body)
바닥(저, base)
종자뼈(종자골, sesamoid bone)
큰마름뼈(대능형골, trapezium bone)
작은마름뼈(소능형골, trapezoid bone)
갈고리뼈(유구골, hamate bone)
콩알뼈(두상골, pisiform bone)
세모뼈(삼각골, triquetrum bone)
손배뼈(주상골, scaphoid bone)
알머리뼈(유두골, capitate bone)
반달뼈(월상골, lunate bone)
자뼈(척골, ulna)
노뼈(요골, radius)

손의 뼈대(골격)

Upper extremity general radiography

팔뼈(bone of upper limb)의 구성

- 팔이음뼈(shoulder girdle) : 빗장뼈(2개), 어깨뼈(2개)
- 자유팔뼈(skeleton of free upper limb) : 위팔뼈(2개), 노뼈(2개), 자뼈(2개), 손목뼈(16개), 손허리뼈(10개), 손가락뼈(28개)

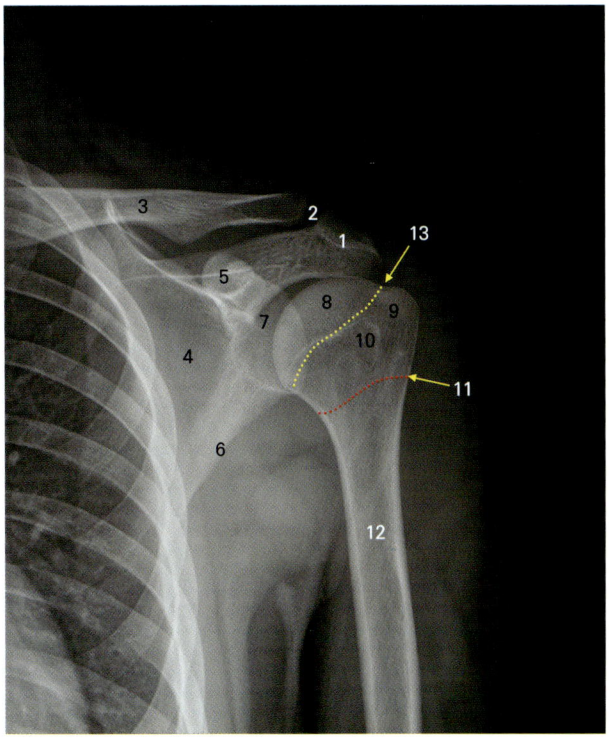

Shoulder AP image

1 Acromion (봉우리)
2 Acromioclavicular joint (봉우리빗장관절)
3 Clavicle (빗장뼈)
4 Scapula (어깨뼈)
5 Coracoid process (부리돌기)
6 Lateral margin (가쪽모서리)
7 Glenoid cavity (관절오목)
8 Head of humerus (위팔뼈머리)
9 Greater tubercle (큰결절)
10 Lesser tubercle (작은결절)
11 Surgical neck (외과목)
12 Body of humerus (위팔뼈몸통)
13 Anatomical neck (해부목)

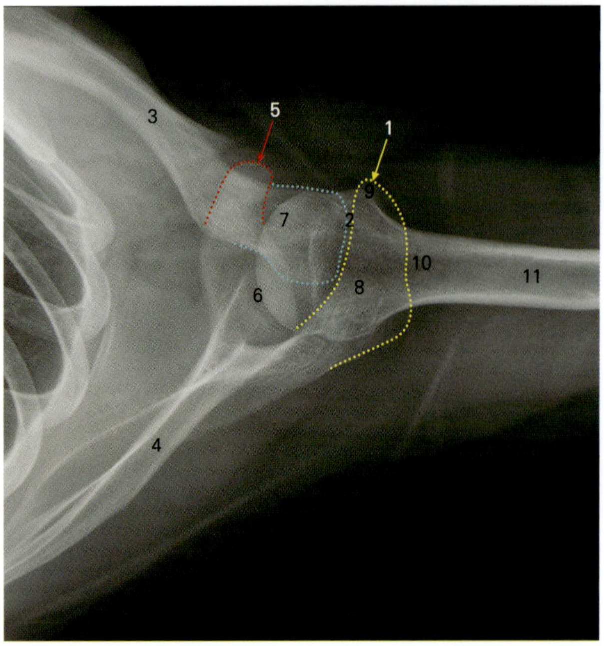

Shoulder Axial image

1 Acromion(봉우리)
2 Acromioclavicular joint (봉우리빗장관절)
3 Clavicle (빗장뼈)
4 Scapula (어깨뼈)
5 Coracoid process (부리돌기)
6 Glenoid cavity (관절오목)
7 Head of humerus (위팔뼈머리)
8 Greater tubercle (큰결절)
9 Lesser tubercle (작은결절)
10 Surgical neck (외과목)
11 Body of humerus (위팔뼈몸통)

어깨뼈(scapula)의 특징

① 삼각형의 납작뼈
② 어깨뼈밑오목 : 어깨뼈밑근 부착
③ 가시위오목 : 가시위근육 부착
④ 가시아래오목 : 가시아래근육 부착
⑤ 봉우리 : 어깨뼈가시의 가쪽끝에서 돌출

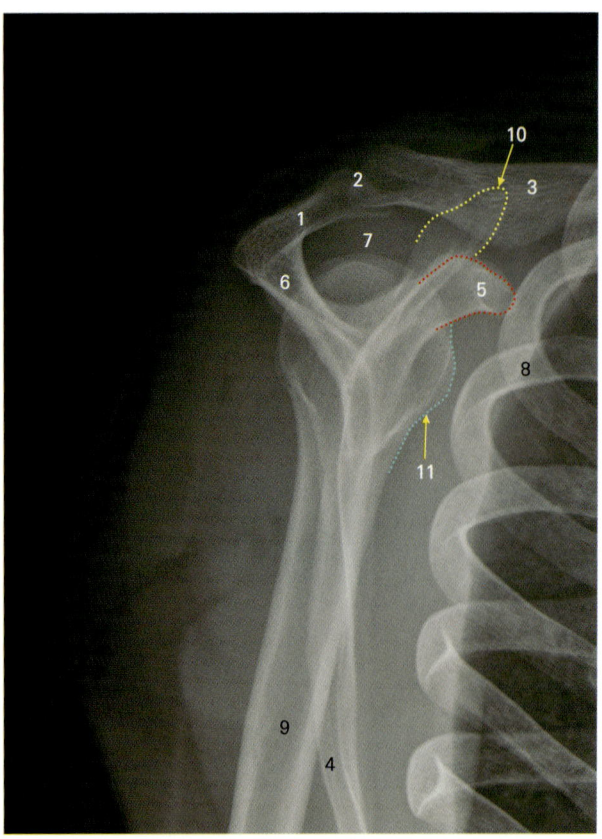

Supraspinatus outlet image

1 Acromion(봉우리)
2 Acromioclavicular joint (봉우리빗장관절)
3 Clavicle (빗장뼈)
4 Scapula (어깨뼈)
5 Coracoid process (부리돌기)
6 Spine of scapula (어깨뼈가시)
7 Supraspinatus muscle (가시위근)
8 Rib (갈비뼈)
9 Body of humerus (위팔뼈몸통)
10 Superior angle (위각)
11 Lesser tubercle (작은결절)

빗장뼈(clavicle)의 특징

① 인체에 가장 먼저 골화됨
② 복장끝 : 복장뼈의 빗장패임과 관절
③ 봉우리끝 : 어깨뼈의 봉우리와 관절

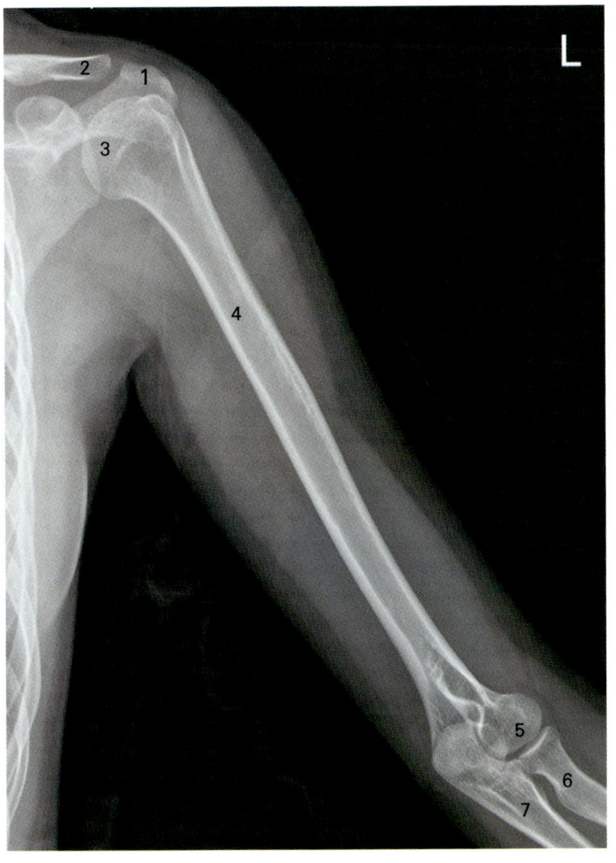

Humerus AP image

1 Acromion (봉우리)
2 Clavicle (빗장뼈)
3 Head of humerus (위팔뼈머리)
4 Humerus (위팔뼈)
5 Capitulum of humerus (위팔뼈작은머리)
6 Radius (노뼈)
7 Ulna (자뼈)

어깨관절(shoulder joint) : 절구관절

- 위팔뼈머리(humeral head) + 어깨뼈의의 관절오목(glenoid cavity)
- 인체에서 운동범위가 가장 넓은 관절

위팔뼈(humerus)의 구성

① 위끝(upper end) : 위팔뼈머리, 해부목, 큰결절, 작은결절, 결절사이고랑
② 위팔뼈몸통 : 외과목
③ 아래끝(lower end) : 안·가쪽위관절융기, 위팔뼈작은머리, 위팔뼈도르래, 노뼈오목, 갈고리오목, 팔꿈치오목, 자신경고랑

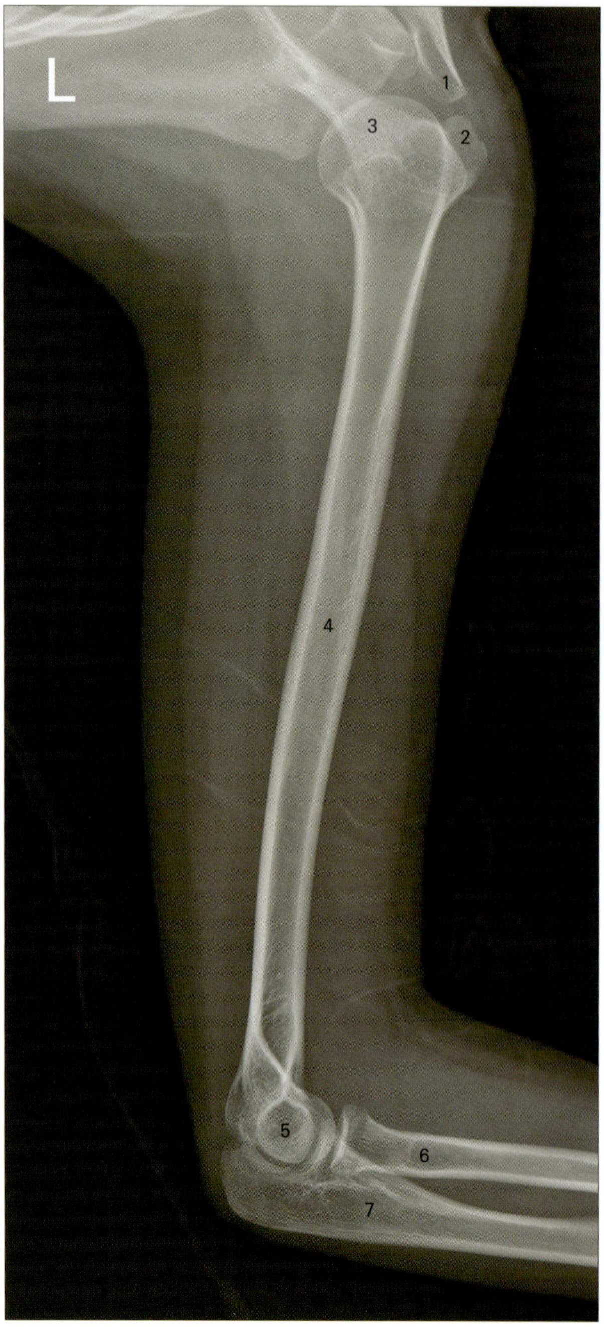

Humerus lateral image

1 Clavicle (빗장뼈)
2 Acromion(봉우리)
3 Head of humerus (위팔뼈머리)
4 Humerus (위팔뼈)
5 Epicondyle (위관절융기)
6 Radius (노뼈)
7 Ulna (자뼈)

팔굽관절(elbow joint)

① 위팔자관절(humeroulnar joint) : 경첩관절
② 위팔노관절(humeroradial joint) : 절구관절
③ 몸쪽노자관절(proximal radioulnar joint) : 중쇠관절

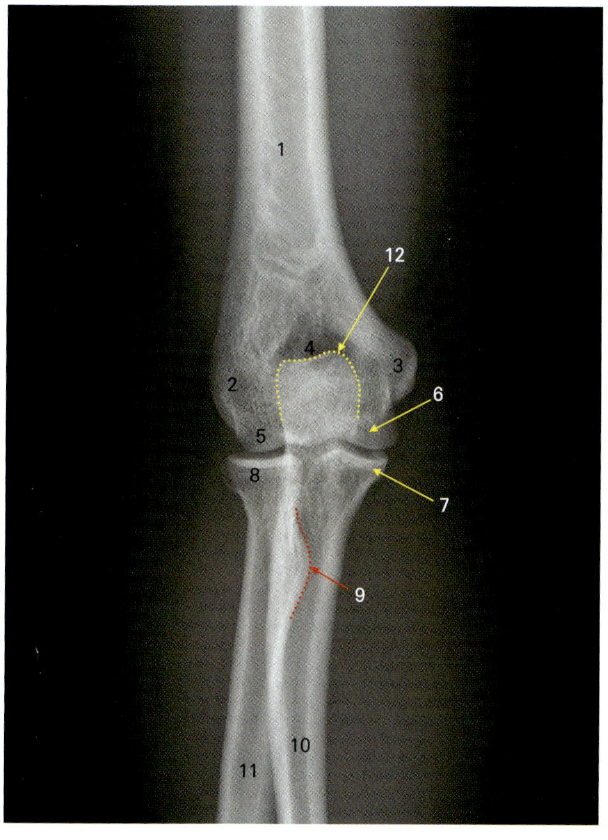

Elbow AP image

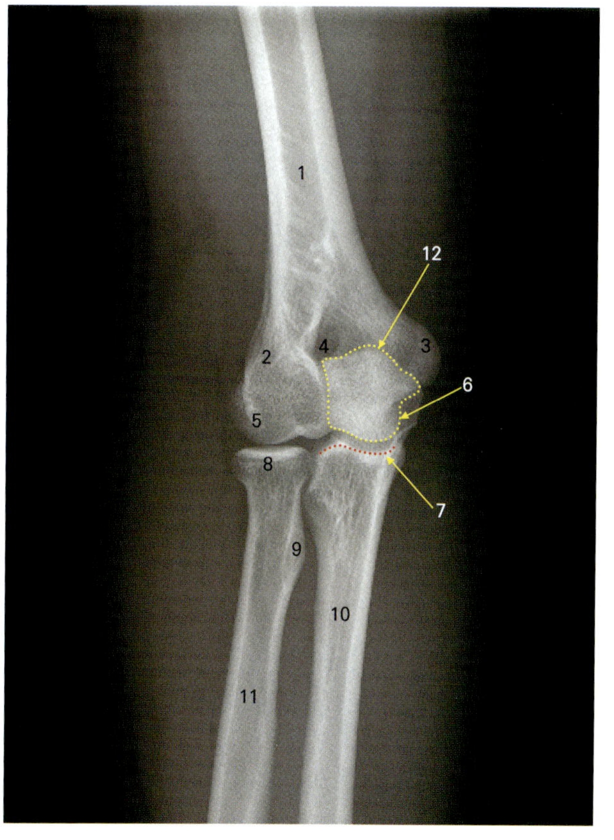

Elbow lateral oblique image

1 Humerus (위팔뼈)
2 Lateral epicondyle (가쪽위관절융기)
3 Medial epicondyle (안쪽위관절융기)
4 Olecranon fossa (팔꿈치오목)
5 Capitulum of humerus (위팔뼈작은머리)
6 Trochlea (도르래)
7 Coronoid process (갈고리돌기)
8 Head of radius (노뼈머리)
9 Radial tuberosity (노뼈거친면)
10 Ulna (자뼈)
11 Radius (노뼈)
12 Olecranon process (팔꿈치돌기)

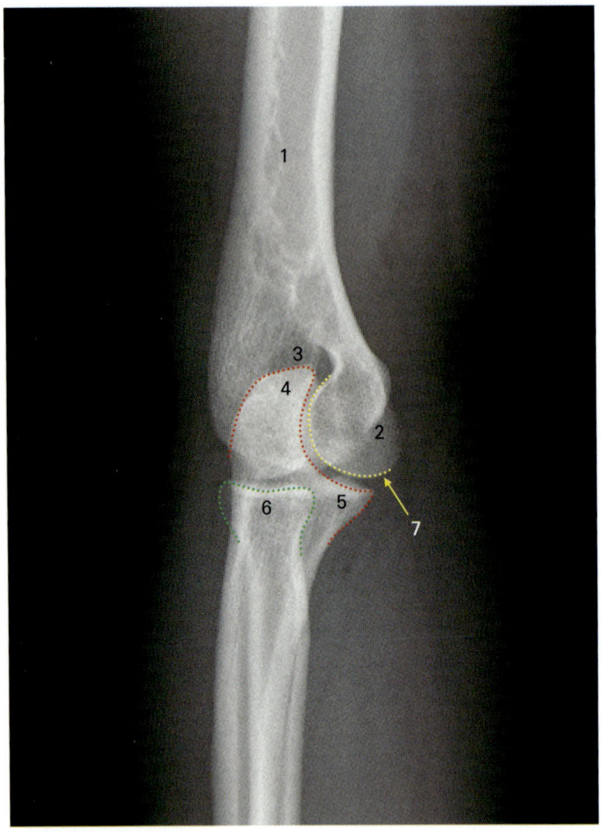

Elbow medial oblique image

1 Humerus (위팔뼈)
2 Medial epicondyle (안쪽위관절융기)
3 Olecranon fossa (팔꿈치오목)
4. Olecranon process (팔꿈치돌기)
5 Coronoid process (갈고리돌기)
6 Head of radius (노뼈머리)
7 Trochlea (도르래)

자뼈(ulna)의 구성

① 위끝(upper end) : 도르래패임, 팔꿈치머리, 갈고리돌기, 노패임, 자뼈거친면
② 노뼈몸통 : 3면 3모서리
③ 아래끝(lower end) : 붓돌기, 자뼈머리

노뼈(radius)의 구성

① 위끝(upper end) : 노뼈머리, 노뼈목, 노뼈거친면
② 노뼈몸통 : 3면 3모서리
③ 아래끝(lower end) : 자뼈패임, 붓돌기

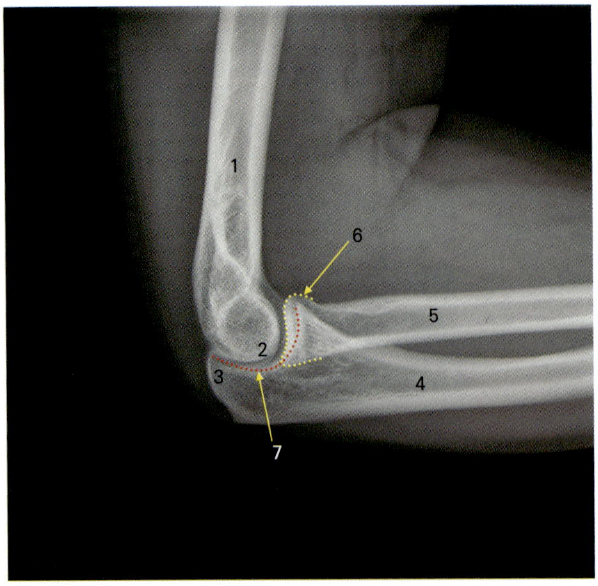

Elbow lateral image

1 Humerus (위팔뼈)
2 Trochlea (도르래)
3 Olecranon process (팔꿈치돌기)
4 Ulna (자뼈)
5 Radius (노뼈)
6 Head of radius (노뼈머리)
7 Trochlear notch (도르래패임)

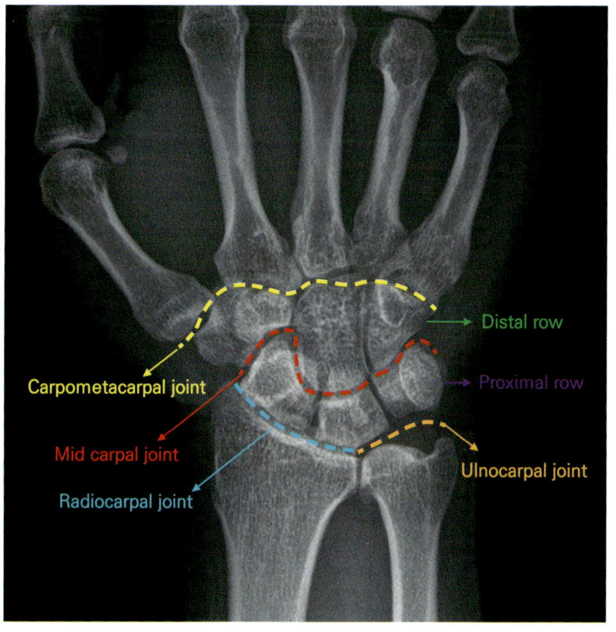

Wrist PA image

손목뼈(carpal bone)의 구성

① 몸쪽손목뼈(proximal carpal bone)
- 손배뼈(scaphoid), 반달뼈(lunate), 세모뼈(triangular), 콩알뼈(pisiform)

② 먼쪽손목뼈(distal carpal bone)
- 큰마름뼈(trapezium), 작은마름뼈(trapezoid), 알머리뼈(capitate), 갈고리뼈(hamate)

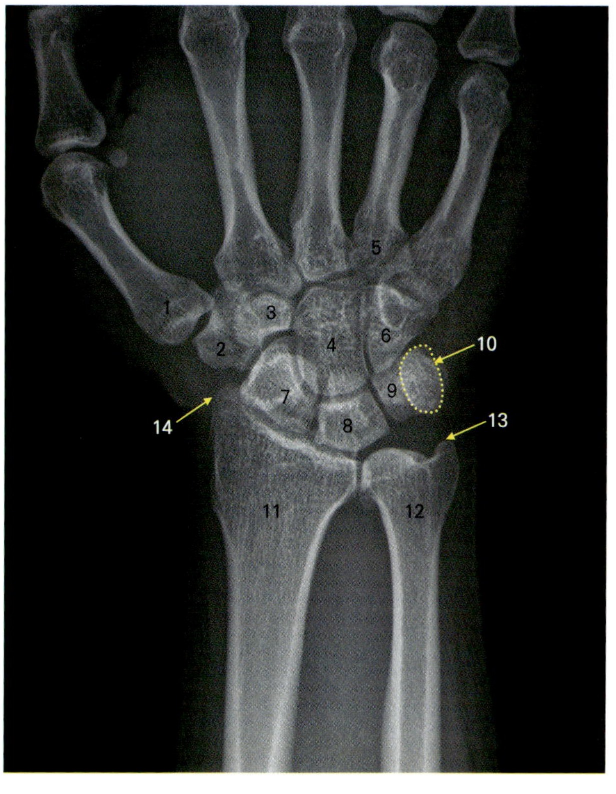

Wrist PA image

1 Base of 1st metacarpal bone (첫째 손허리뼈 바닥)
2 Trapezium (큰마름뼈)
3 Trapezoid (작은마름뼈)
4 Capitate (알머리뼈)
5 Base of 4th metacarpal bone (넷째 손허리뼈 바닥)
6 Hamate (갈고리뼈)
7 Scaphoid (손배뼈)
8 Lunate (반달뼈)
9 Triquetrum (세모뼈)
10 Pisiform (콩알뼈)
11 Radius (노뼈)
12 Ulna (자뼈)
13 Styloid process of ulna (자뼈의 붓돌기)
14 Styloid process of radius (노뼈의 붓돌기)

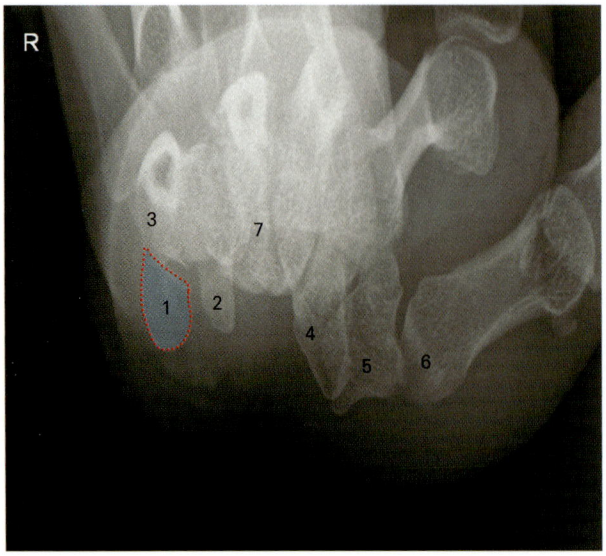

Inferorsuperior image (Gaynor-Hart)

1 Pisiform (콩알뼈)
2 Hamate (갈고리뼈)
3 Triquetrum (세모뼈)
4 Scaphoid (손배뼈)
5 Trapezium (큰마름뼈)
6 Base of 1st metacarpal bone (첫째 손허리뼈 바닥)
7 Capitate (알머리뼈)

손허리뼈(metacarpal bone)의 특징

- 첫째 손허리뼈 : 가장 짧으나 가장 굵다
- 둘째 손허리뼈 : 가장 길다
- 셋째 손허리뼈 : 붓돌기가 있음

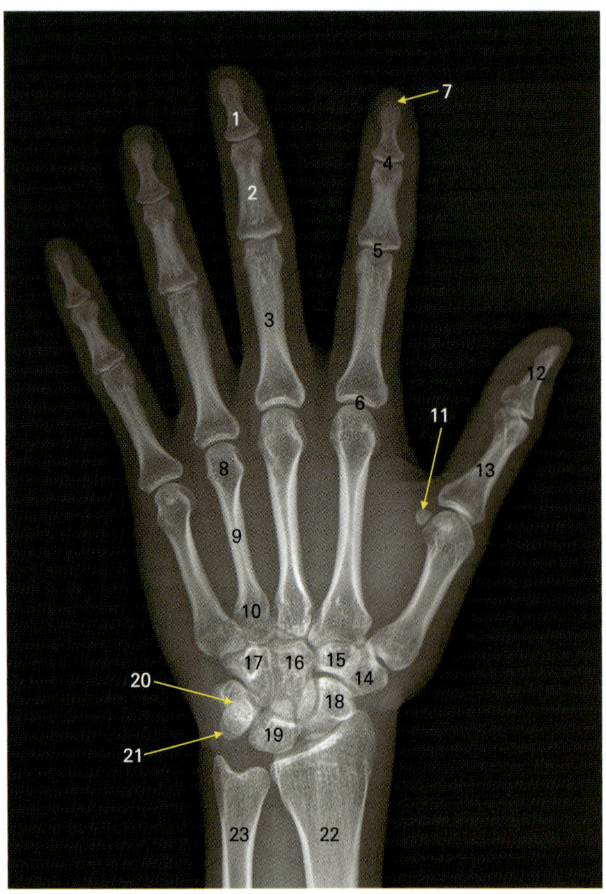

Hand PA image

1 3rd Distal phalanx of hand (셋째 먼쪽 손 가락뼈)
2 3rd Middle phalanx of hand (셋째 중간 손 가락뼈)
3 3rd Proximal phalanx of hand (셋째 몸쪽 손 가락뼈)
4 2nd Distal interphalangeal joint (둘째 먼쪽 손가락뼈사이관절)
5 2nd Proximal interphalangeal joint (둘째 몸쪽 손가락뼈사이관절)
6 2nd Metacarpophalangeal joint (둘째 손허리손가락관절)
7 Tuberosity of 2nd distal phalanx (둘째 먼쪽 가락뼈 거친면)
8 Head of 4th metacarpal bone (넷째 손허리뼈 머리)
9 4th metacarpal bone (넷째 손허리뼈)
10 Base of 4th metacarpal bone (넷째 손허리뼈 바닥)
11 Sesamoid bone (종자뼈)
12 Distal phalanx of thumb (엄지의 먼쪽 가락뼈)
13 Proximal phalanx of thumb (엄지의 몸쪽 가락뼈)
14 Trapezium (큰마름뼈)
15 Trapezoid (작은마름뼈)
16 Capitate (알머리뼈)
17 Hamate (갈고리뼈)
18 Scaphoid (손배뼈)
19 Lunate (반달뼈)
20 Pisiform (콩알뼈)
21 Triquetrum (세모뼈)
22 Radius (노뼈)
23 Ulna (자뼈)

손가락뼈(phalanges)의 명칭

① 엄지손가락(thumb)
② 집게손가락(index)
③ 가운데손가락(middle finger)
④ 반지손가락(ring finger)
⑤ 새끼손가락(little finger)

붓돌기(styloid process)가 있는 뼈

① 관자뼈(temporal bone)
② 노뼈(radius)
③ 자뼈(ulna)
④ 셋째 손허리뼈(3rd metacarpal bone)

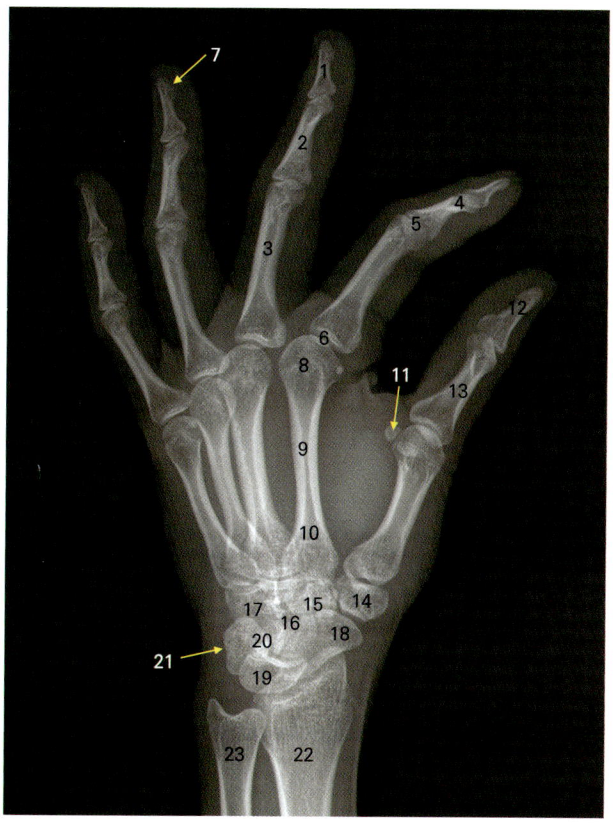

Hand PA oblique image

1 3rd Distal phalanx of hand (셋째 먼쪽 손가락뼈)
2 3rd Middle phalanx of hand (셋째 중간 손가락뼈)
3 3rd Proximal phalanx of hand (셋째 몸쪽 손가락뼈)
4 2nd Distal interphalangeal joint (둘째 먼쪽 손가락뼈사이관절)
5 2nd Proximal interphalangeal joint (둘째 몸쪽 손가락뼈사이관절)
6 2nd Metacarpophalangeal joint (둘째 손허리손가락관절)
7 Tuberosity of distal phalanx (먼쪽 가락뼈 거친면)
8 Head of 4th metacarpal (넷째 손허리뼈 머리)
9 4th metacarpal bone (넷째 손허리뼈)
10 Base of 4th metacarpal bone (넷째 손허리뼈 바닥)
11 Sesamoid bone (종자뼈)
12 Distal phalanx of thumb (엄지의 먼쪽 가락뼈)
13 Proximal phalanx of thumb (엄지의 몸쪽 가락뼈)
14 Trapezium (큰마름뼈)
15 Trapezoid (작은마름뼈)
16 Capitate (알머리뼈)
17 Hamate (갈고리뼈)
18 Scaphoid (손배뼈)
19 Lunate (반달뼈)
20 Pisiform (콩알뼈)
21 Triquetrum (세모뼈)
22 Radius (노뼈)
23 Ulna (자뼈)

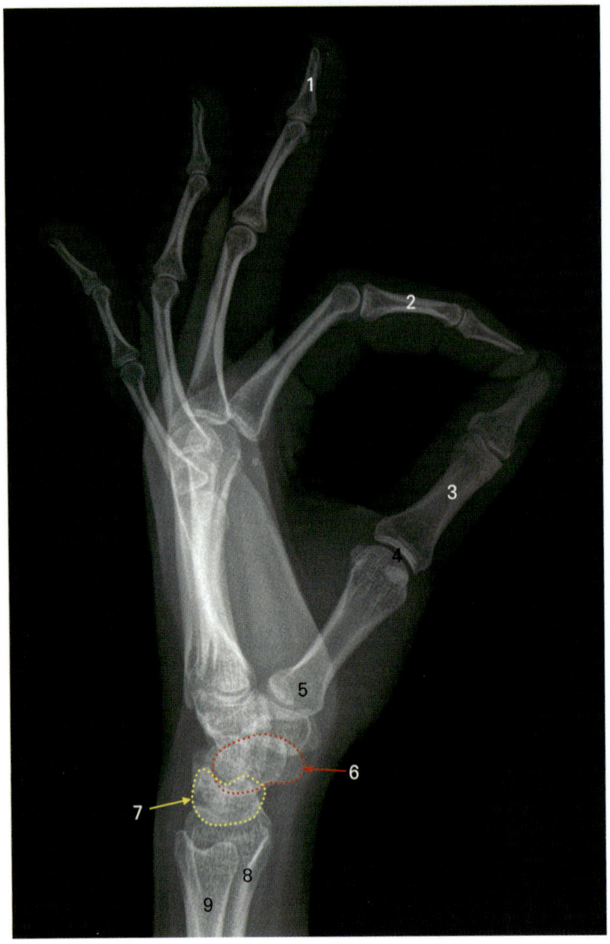

Hand fan lateral image

1 3rd Distal phalanx of hand (셋째 먼쪽 손가락뼈)
2 2nd Middle phalanx of hand (둘째 중간 손가락뼈)
3 1st Proximal phalanx of hand (첫째 몸쪽 손가락뼈)
4 1st Metacarpophalangeal joint (첫째 손허리손가락관절)
5 Base of 1st metacarpal bone (첫째 손허리뼈 바닥)
6 Scaphoid (손배뼈)
7 Lunate (반달뼈)
8 Radius (노뼈)
9 Ulna (자뼈)

Shoulder CT & MRI

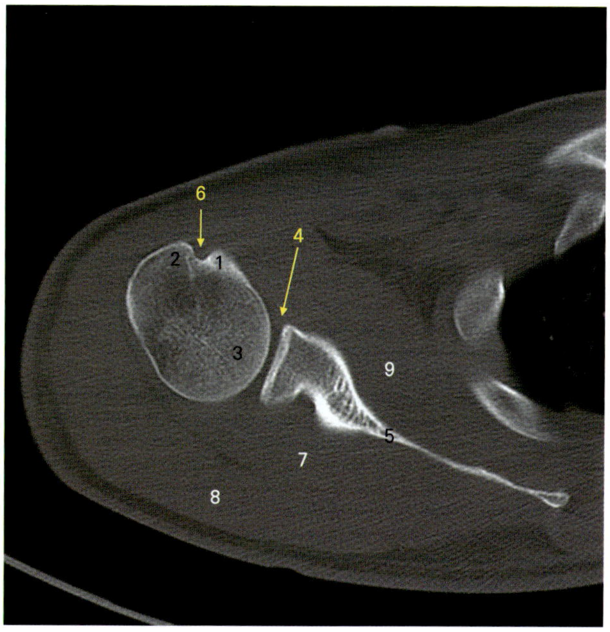

Shoulder CT axial image

1 Lesser tubercle (작은결절)
2 Greater tubercle (큰결절)
3 Head of humerus (위팔뼈머리)
4 Glenoid cavity (관절오목)
5 Scapula (어깨뼈)
6 Bicipital groove (두갈래근고랑)
7 Infraspinatus muscle (가시아래근)
8 Deltoid muscle (어깨세모근)
9 Subscapularis muscle (어깨밑근)

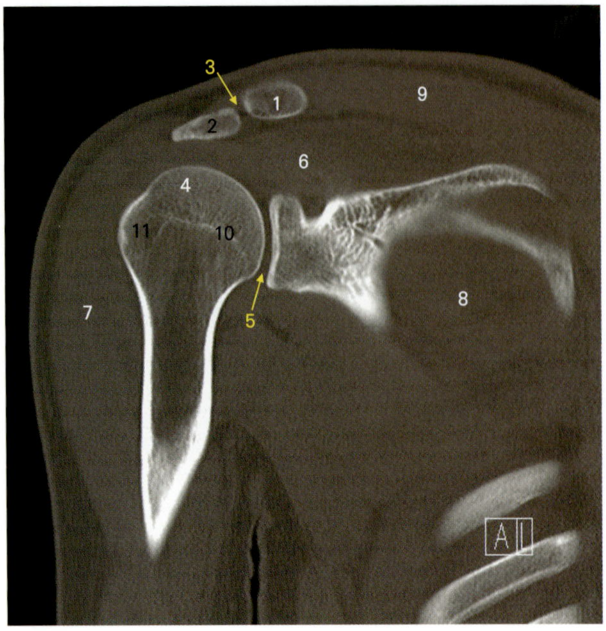

Shoulder CT coronal image

1 Clavicle (빗장뼈)
2 Acromion (봉우리)
3 Acromioclavicular joint (봉우리빗장관절)
4 Head of humerus (위팔뼈머리)
5 Glenoid cavity (관절오목)
6 Supraspinatus muscle (가시위근)
7 Deltoid muscle (어깨세모근)
8 Subscapularis muscle (어깨밑근)
9 Trapezius muscle (등세모근)
10 Anatomical neck (해부목)
11 Greater tubercle (큰결절)

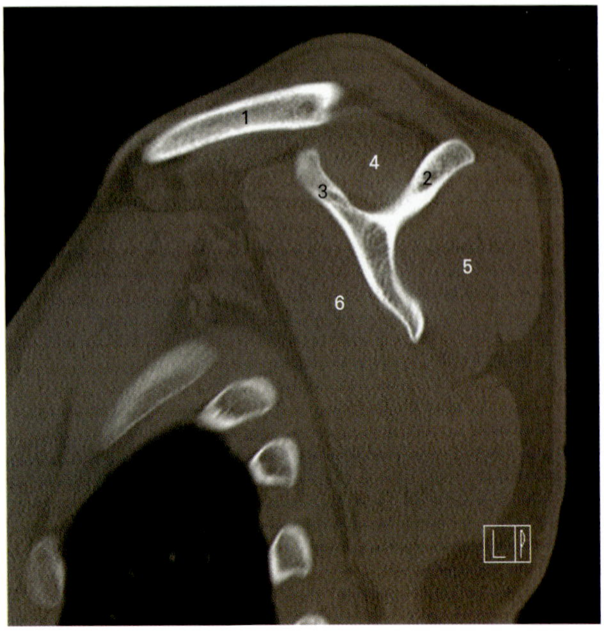

Shoulder CT sagittal image

1 Clavicle (빗장뼈)
2 Spine of scapula (어깨뼈가시)
3 Coracoid process (부리돌기)
4 Supraspinatus muscle (가시위근)
5 Infraspinatus muscle (가시아래근)
6 Subscapularis muscle (어깨밑근)

어깨뼈(scapula) 부위의 근육

① 어깨밑근(subscapularis)	② 가시위근(supraspinatus)
③ 가시아래근(infraspinatus)	④ 작은원근(teres minor)
⑤ 큰원근(major teres)	⑥ 어깨세모근(deltoideus)

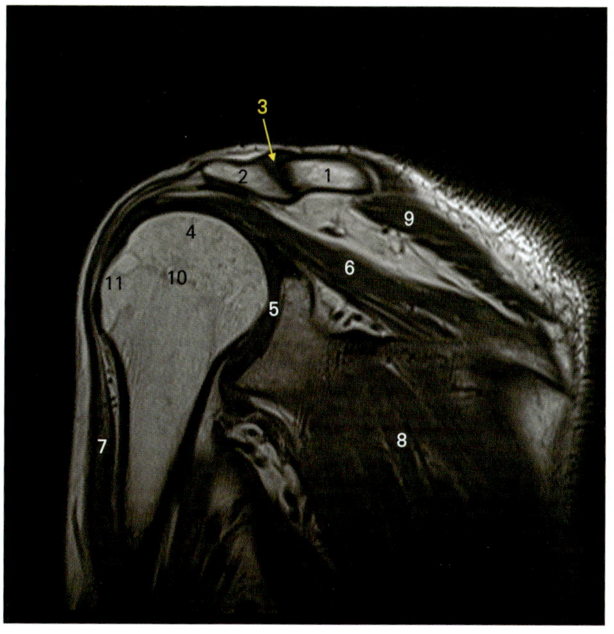

Shoulder MRI coronal image

1 Clavicle (빗장뼈)
2 Acromion (봉우리)
3 Acromioclavicular joint (봉우리빗장관절)
4 Head of humerus (위팔뼈머리)
5 Glenoid cavity (관절오목)
6 Supraspinatus muscle (가시위근)
7 Deltoid muscle (어깨세모근)
8 Subscapularis muscle (어깨밑근)
9 Trapezius muscle (등세모근)
10 Anatomical neck (해부목)
11 Greater tubercle (큰결절)

위팔뼈의 근육

① 굽힘근육 :
- 위팔두갈래근(biceps brachii)
- 부리위팔근(coracobrachialis)
- 위팔근(brachialis)

② 펴짐근육 :
- 위팔세갈래근(triceps brachii)
- 팔꿈치근(anconeus)

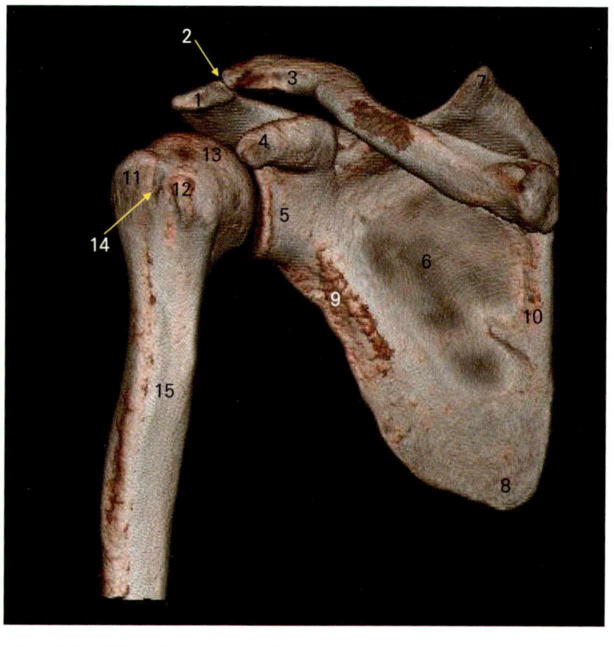

Shoulder CT VRT (anterior)

1 Acromion(봉우리)
2 Acromioclavicular joint (봉우리빗장관절)
3 Clavicle (빗장뼈)
4 Coracoid process (부리돌기)
5 Lateral angle (가쪽각)
6 Subscapular fossa (어깨뼈밑오목)
7 Superior angle (위각)
8 Inferior angle (아래각)
9 Medial margin (안쪽모서리)
10 Lateral margin (가쪽모서리)
11 Greater tubercle (큰결절)
12 Lesser tubercle (작은결절)
13 Head of humerus (위팔뼈머리)
14 Bicipital groove (두갈래근고랑)
15 Humerus (위팔뼈)

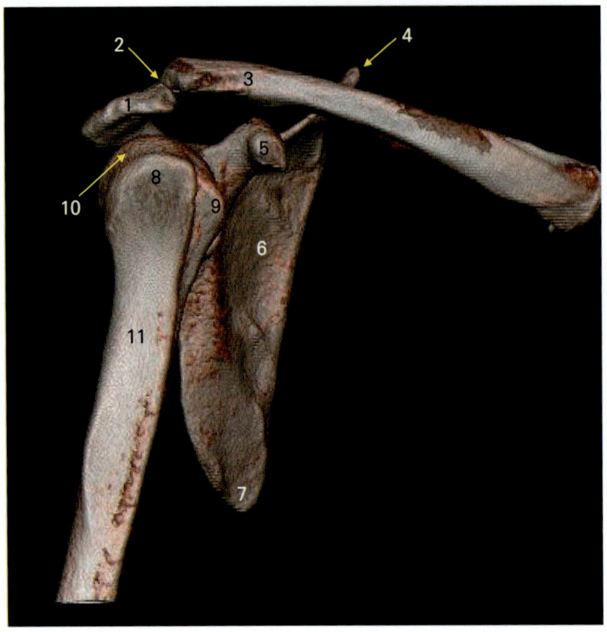

Shoulder CT VRT (lateral)

1 Acromion(봉우리)
2 Acromioclavicular joint (봉우리빗장관절)
3 Clavicle (빗장뼈)
4 Superior angle (위각)
5 Coracoid process (부리돌기)
6 Subscapular fossa (어깨뼈밑오목)
7 Inferior angle (아래각)
8 Greater tubercle (큰결절)
9 Lesser tubercle (작은결절)
10 Head of humerus (위팔뼈머리)
11 Humerus (위팔뼈)

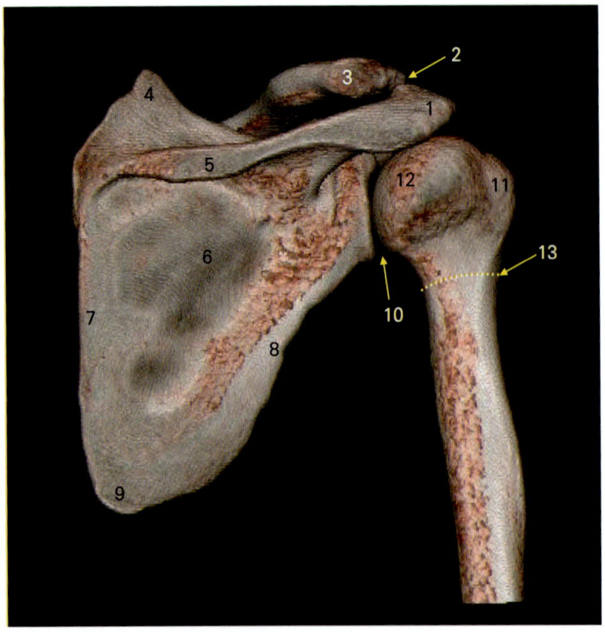

Shoulder CT VRT (posterior)

1 Acromion(봉우리)
2 Acromioclavicular joint (봉우리빗장관절)
3 Clavicle (빗장뼈)
4 Superior angle (위각)
5 Spine of scapula (어깨뼈가시)
6 Intraspinatus fossa (가시아래오목)
7 Medial margin (안쪽모서리)
8 Lateral margin (가쪽모서리)
9 Inferior angle (아래각)
10 Glenoid cavity (관절오목)
11 Greater tubercle (큰결절)
12 Head of humerus (위팔뼈머리)
13 Surgical neck (외과목)

Elbow CT

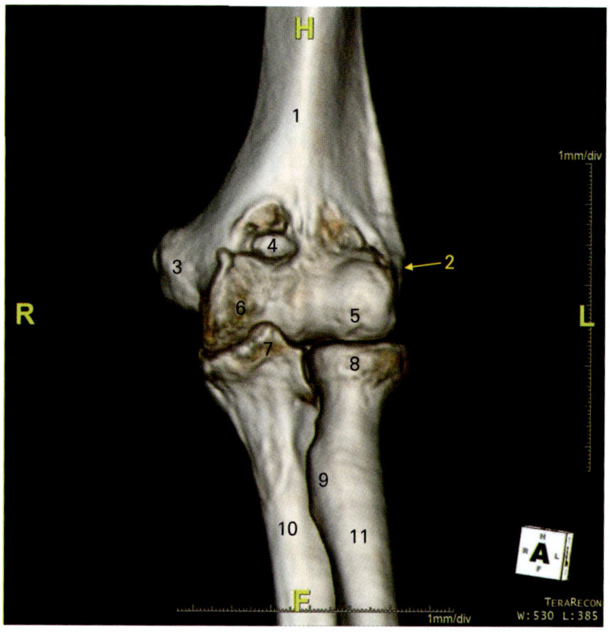

Elbow CT VRT (anterior)

1 Humerus (위팔뼈)
2 Lateral epicondyle (가쪽위관절융기)
3 Medial epicondyle (안쪽위관절융기)
4 Coronoid fossa (갈고리오목)
5 Capitulum of humerus (위팔뼈작은머리)
6 Trochlea (도르래)
7 Coronoid process (갈고리돌기)
8 Head of radius (노뼈머리)
9 Radial tuberosity (노뼈거친면)
10 Ulna (자뼈)
11 Radius (노뼈)

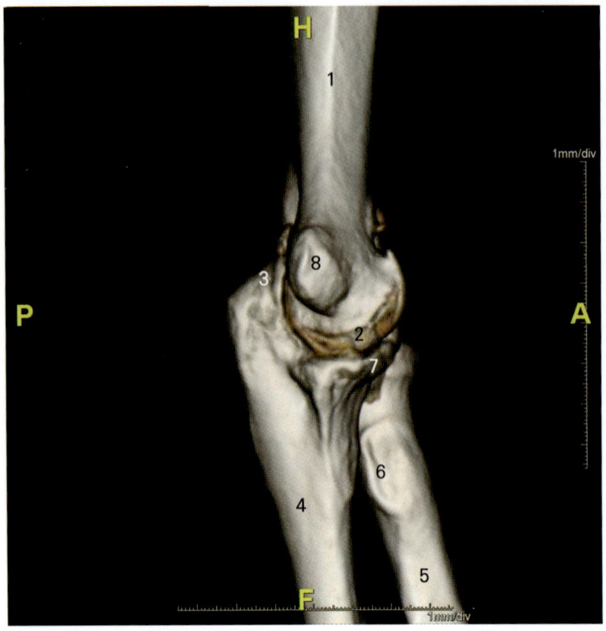

Elbow CT VRT (lateral)

1 Humerus (위팔뼈)
2 Trochlea (도르래)
3 Olecranon process (팔꿈치돌기)
4 Ulna (자뼈)
5 Radius (노뼈)
6 Radial tuberosity (노뼈거친면)
7 Coronoid process (갈고리돌기)
8 Medial epicondyle (안쪽위관절융기)

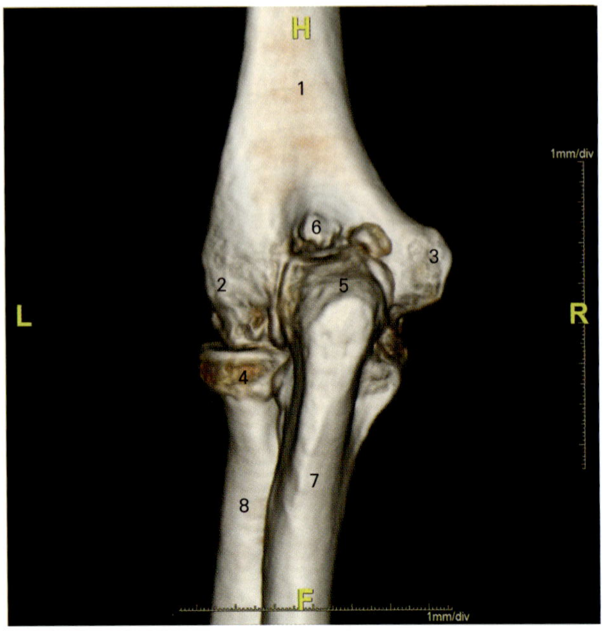

Elbow CT VRT (posterior)

1 Humerus (위팔뼈)
2 Lateral epicondyle (가쪽위관절융기)
3 Medial epicondyle (안쪽위관절융기)
4 Head of radius (노뼈머리)
5 Olecranon process (팔꿈치돌기)
6 Olecranon fossa (팔꿈치오목)
7 Ulna (자뼈)
8 Radius (노뼈)

팔에서 촉지되는 동맥

① 위팔동맥(brachial artery)
② 노동맥(radial artery)

Hand CT

손을 구성하는 뼈

① 손목뼈(carpal bone)
② 손허리뼈(metacarpal bone)
③ 손가락뼈(phalanges)

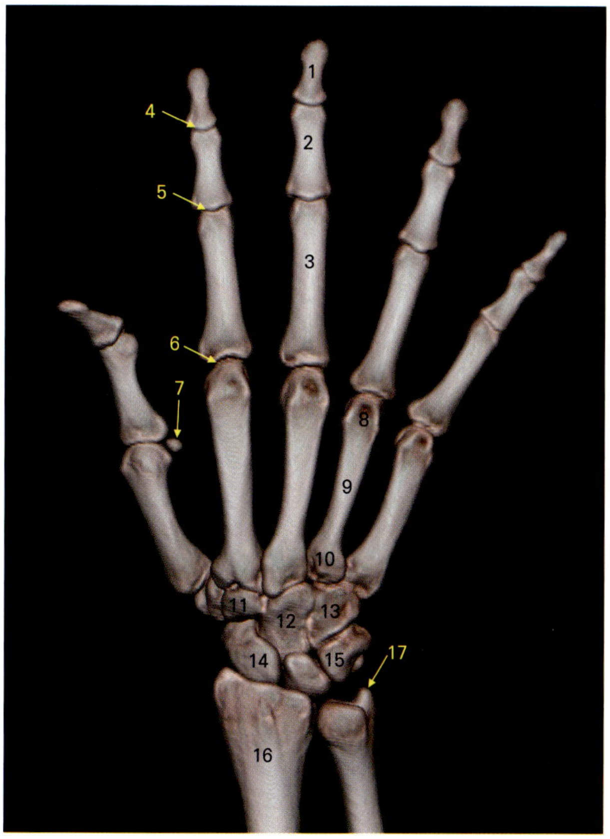

Hand CT VRT (posterior)

1 3rd Distal phalanx of hand (셋째 먼쪽 손가락뼈)
2 3rd Middle phalanx of hand (셋째 중간 손가락뼈)
3 3rd Proximal phalanx of hand (셋째 몸쪽 손가락뼈)
4 2nd Distal interphalangeal joint (둘째 먼쪽 손가락뼈사이관절)
5 2nd Proximal interphalangeal joint (둘째 몸쪽 손가락뼈사이관절)
6 2nd Metacarpophalangeal joint (둘째 손허리손가락관절)
7 Sesamoid bone (종자뼈)
8 Head of 4th metacarpal bone (넷째 손허리뼈 머리)
9 Shaft 4th metacarpal bone (넷째 손허리뼈 몸통)
10 Base of 4th metacarpal (넷째 손허리뼈 바닥)
11 Trapezoid (작은마름뼈)
12 Capitate (알머리뼈)
13 Hamate (갈고리뼈)
14 Scaphoid (손배뼈)
15 Triquetrum (세모뼈)
16 Radius (노뼈)
17 Styloid process of Ulna (자뼈의 붓돌기)

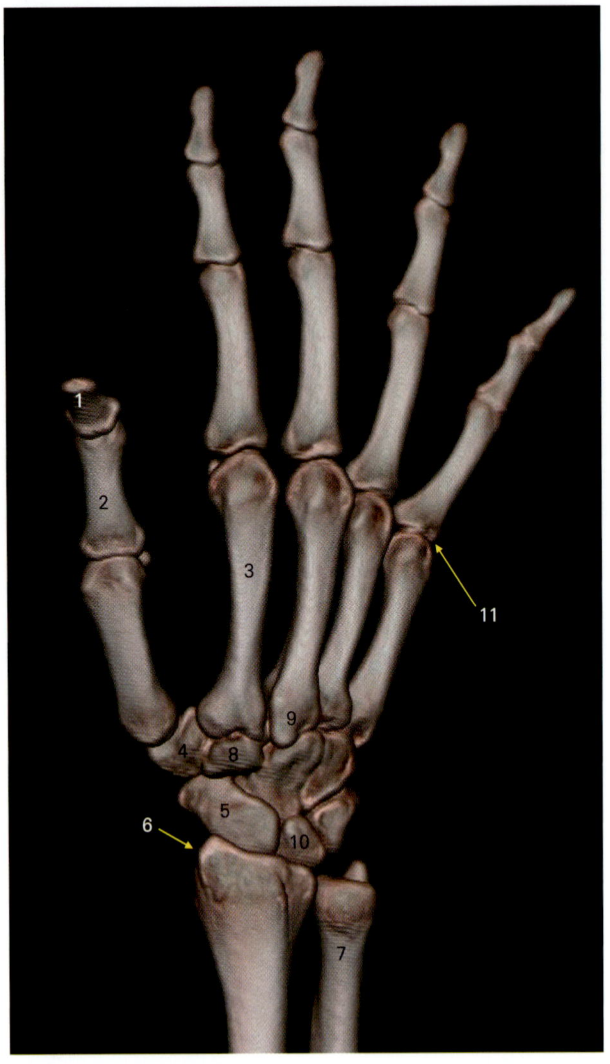

Hand CT VRT (oblique)

1 1st Distal phalanx of hand (첫째 먼쪽 손가락뼈)
2 1st Proximal phalanx of hand (첫째 몸쪽 손가락뼈)
3 Shaft 2nd metacarpal bone (둘째 손허리뼈 몸통)
4 Trapezium (큰마름뼈)
5 Scaphoid (손배뼈)
6 Styloid process of radius (노뼈의 붓돌기)
7 Ulna (자뼈)
8 Trapezoid (작은마름뼈)
9 Base of 3rd metacarpal bone (셋째 손허리뼈 바닥)
10 Lunate (반달뼈)
11 5th Metacarpophalangeal joint (다섯째 손허리손가락관절)

손가락뼈(phalanges)의 구성

① 첫마디뼈(proximal phalanx)
② 중간미디뼈(middle phalanx)
③ 끝마디뼈(distal phalanx)
* 엄지에는 중간마디뼈가 없음

Exercise

01

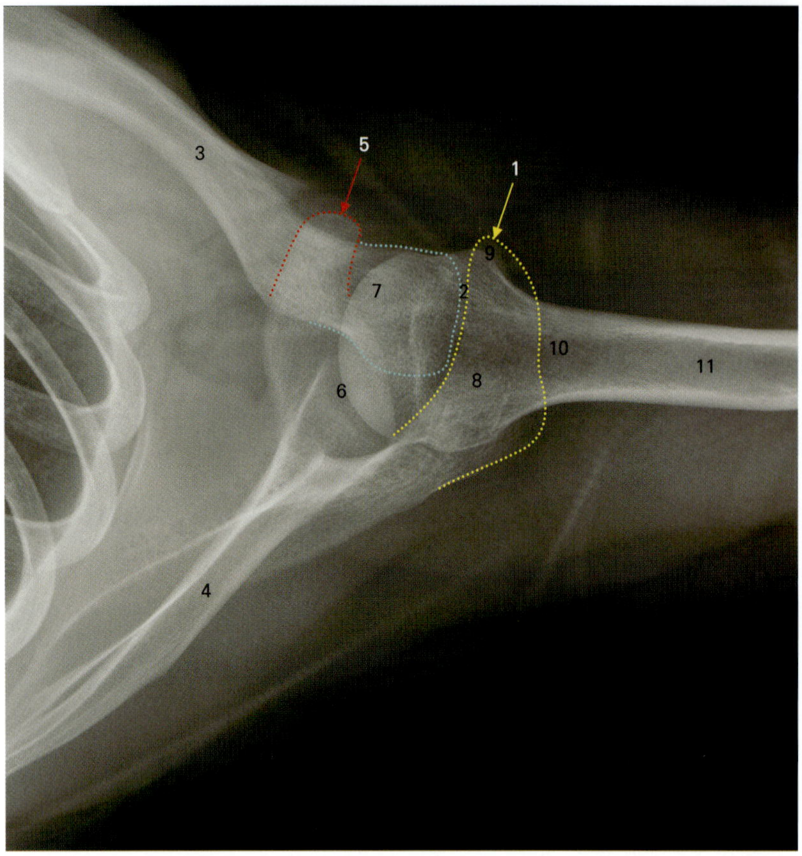

Shoulder Axial image

1

2

3

4

5

6

7

8

9

10

11

02

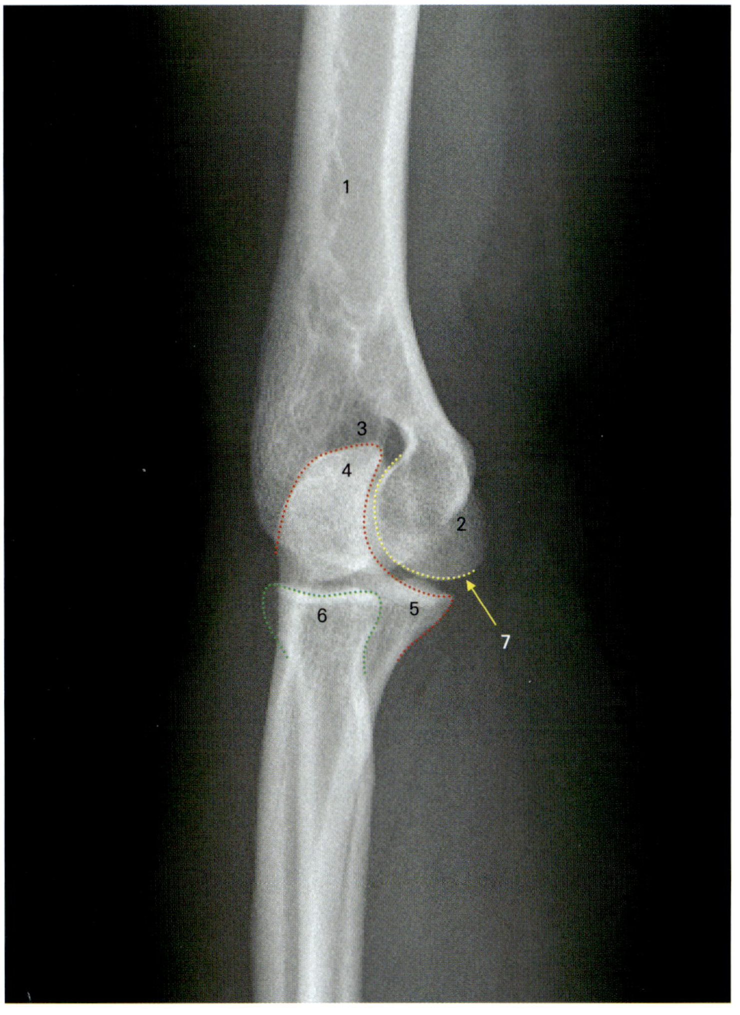

Elbow lateral oblique image

1

2

3

4

5

6

7

03

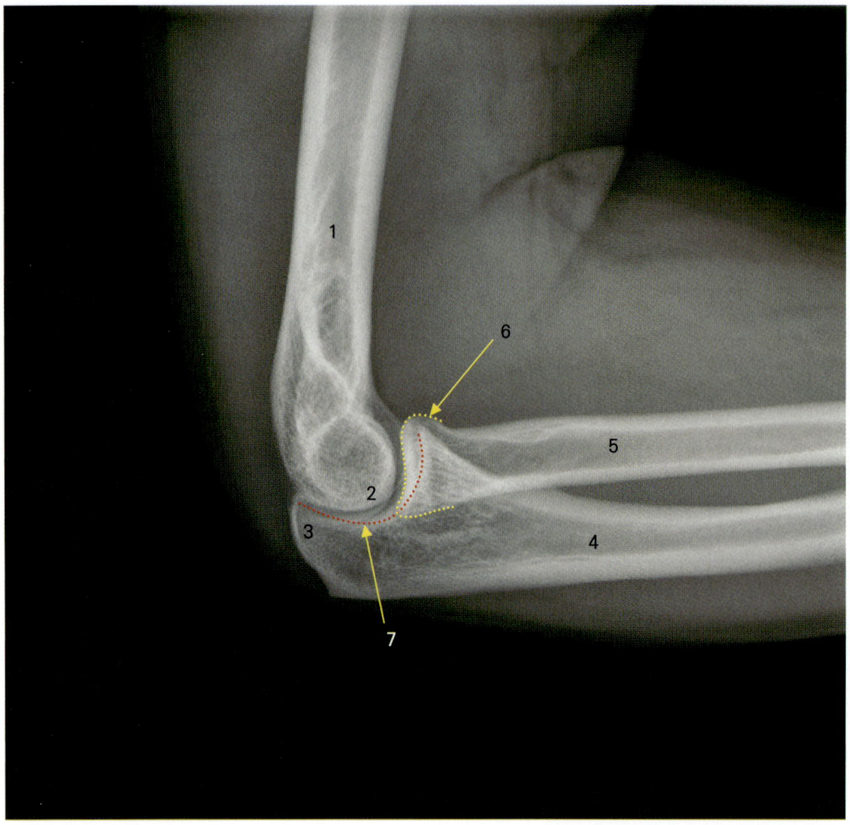

Elbow lateral image

1

2

3

4

5

6

7

04

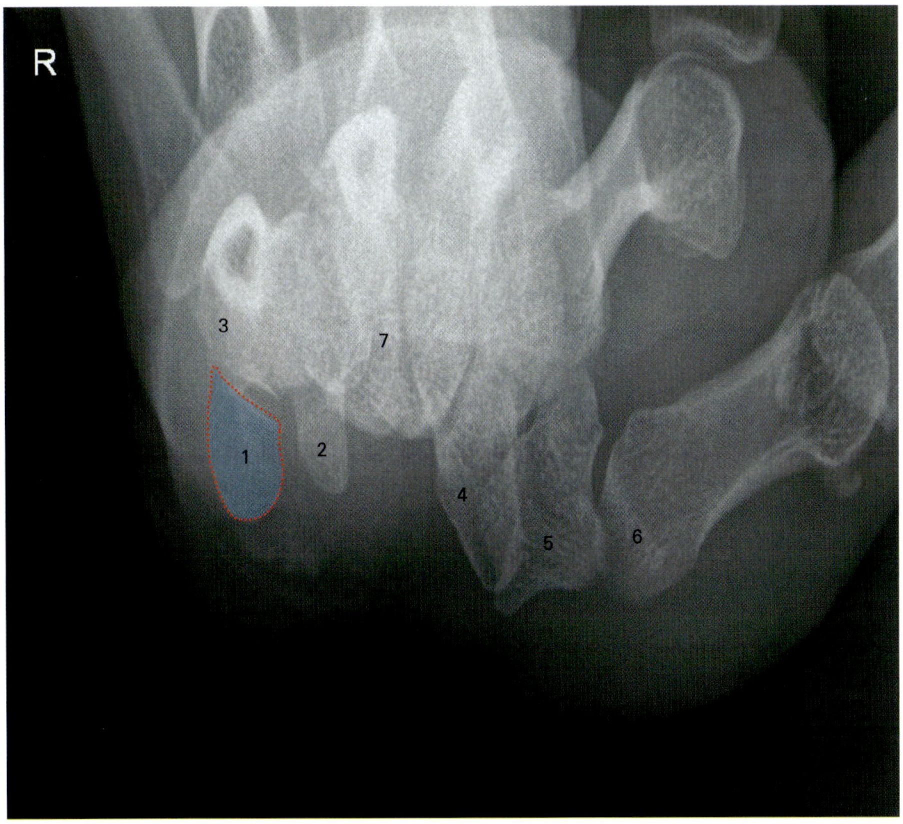

Inferorsuperior image (Gaynor-Hart)

1

2

3

4

5

6

7

05

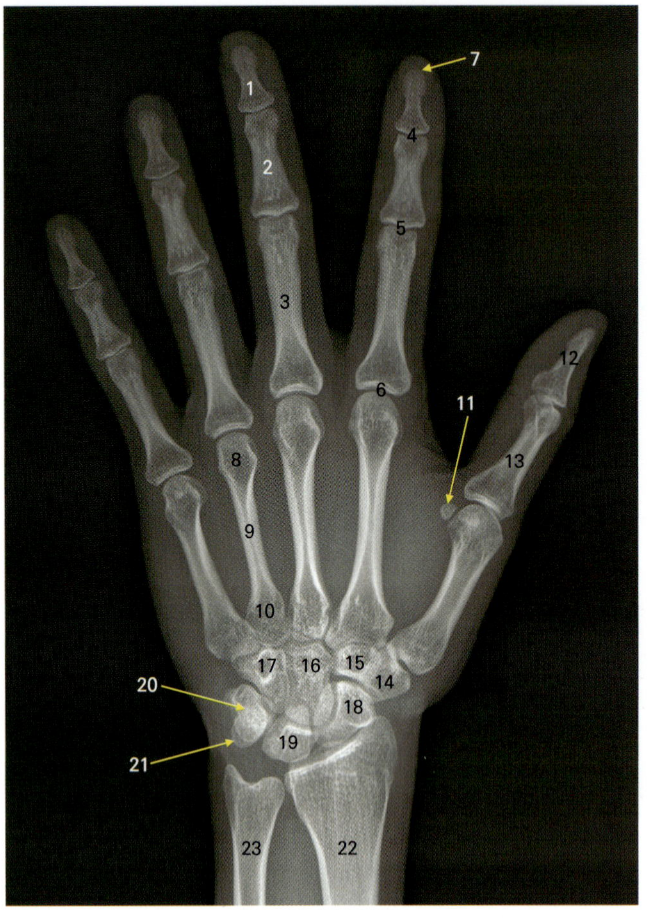

Hand PA image

1

2

3

4

5

6

7

8

9

10

11

12

13

14

15

16

17

18

19

20

21

22

23

Lower Extremity

Anatomy

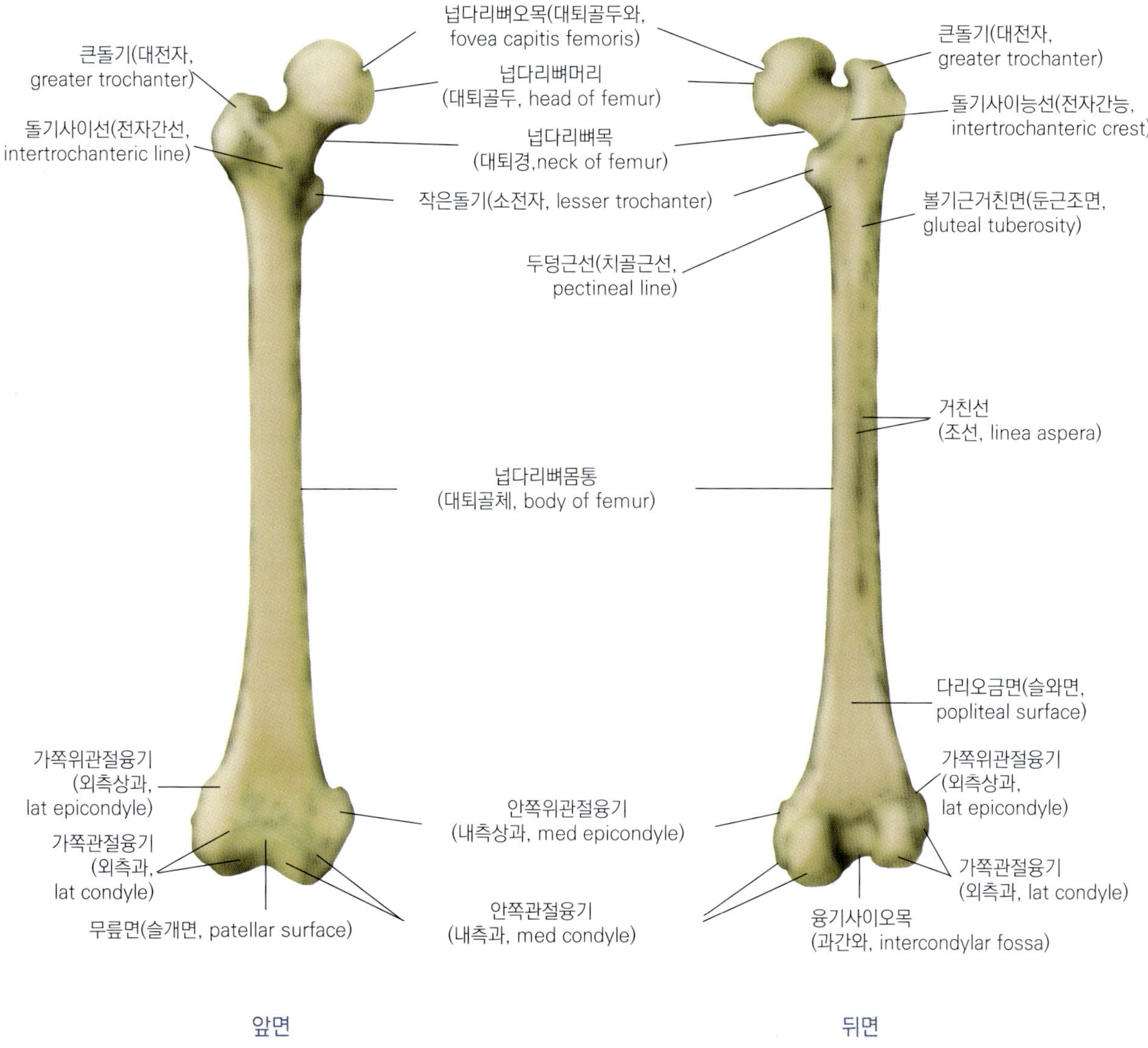

넙다리뼈(대퇴골)

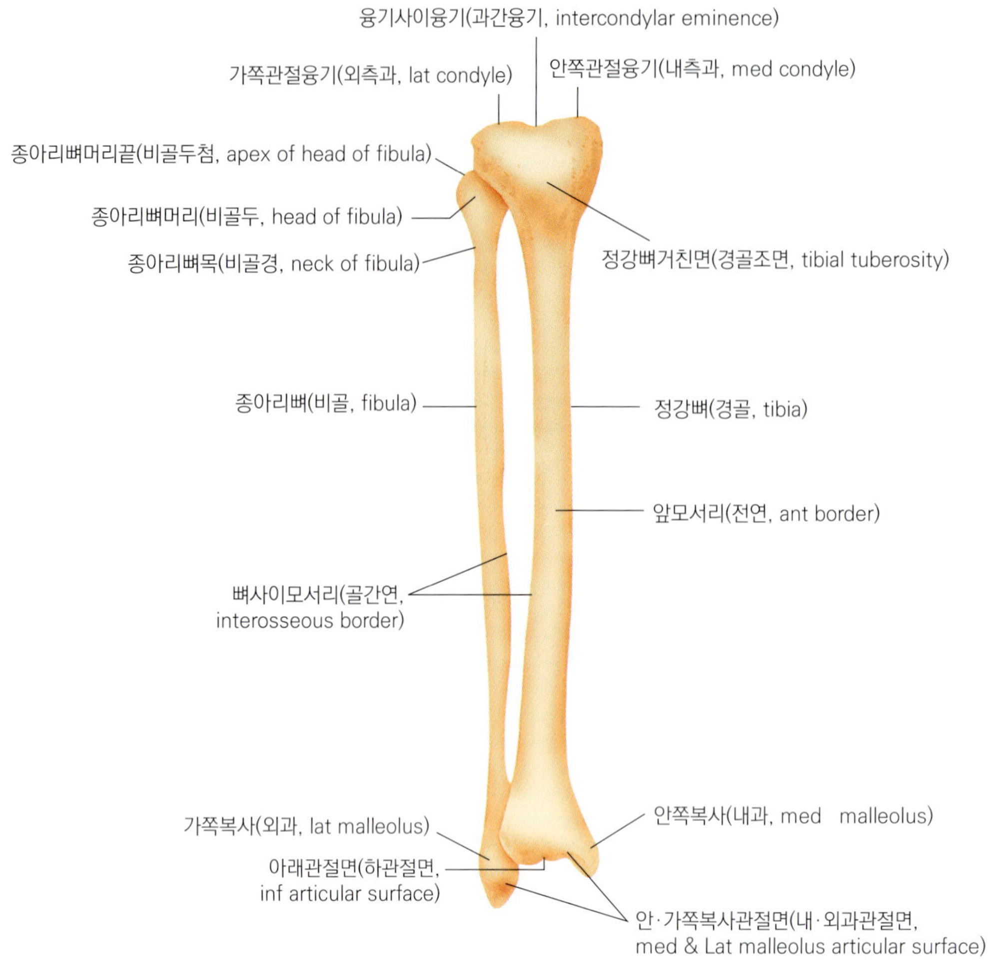

정강뼈와 종아리뼈(오른쪽 : 앞면)

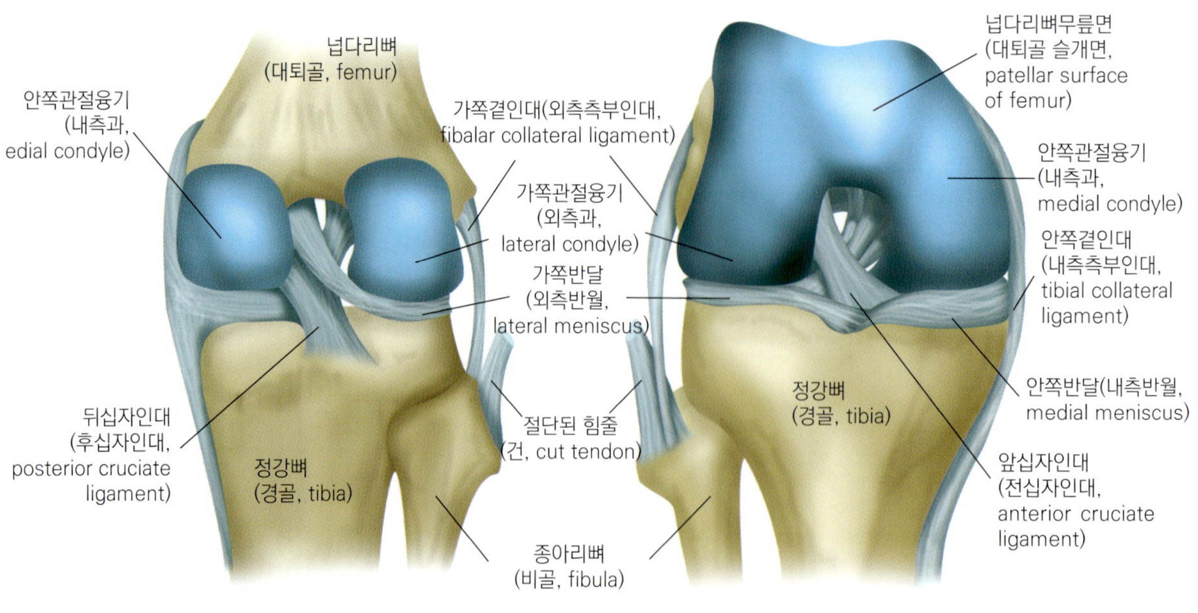

무릎관절(슬관절(우측))

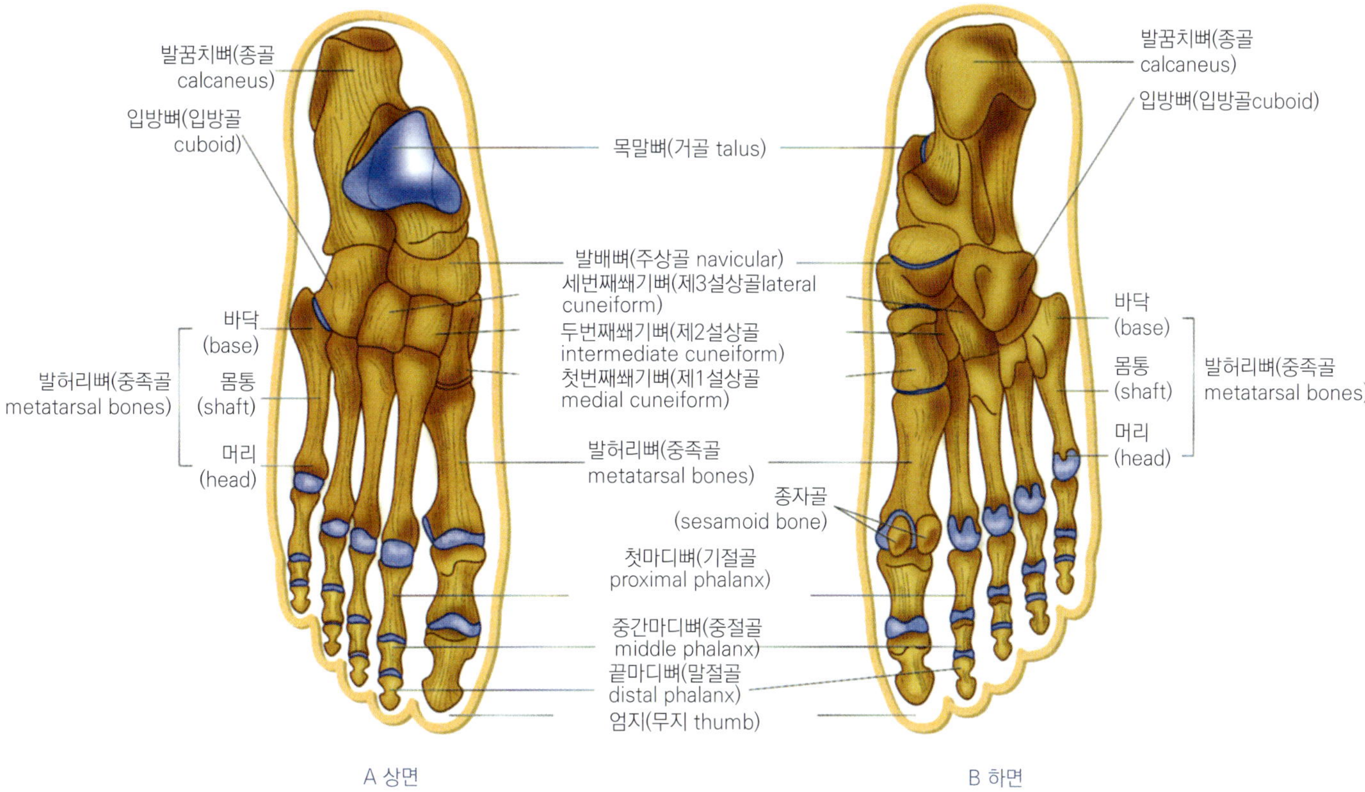

발꿈치뼈(종골
calcaneus)
입방뼈(입방골
cuboid)
목말뼈(거골 talus)
발배뼈(주상골 navicular)
세번째쐐기뼈(제3설상골lateral
cuneiform)
두번째쐐기뼈(제2설상골
intermediate cuneiform)
첫번째쐐기뼈(제1설상골
medial cuneiform)
바닥
(base)
발허리뼈(중족골
metatarsal bones)
몸통
(shaft)
머리
(head)
발허리뼈(중족골
metatarsal bones)
종자골
(sesamoid bone)
첫마디뼈(기절골
proximal phalanx)
중간마디뼈(중절골
middle phalanx)
끝마디뼈(말절골
distal phalanx)
엄지(무지 thumb)
A 상면
발꿈치뼈(종골
calcaneus)
입방뼈(입방골cuboid)
바닥
(base)
몸통
(shaft)
머리
(head)
발허리뼈(중족골
metatarsal bones)
B 하면

발의 골격

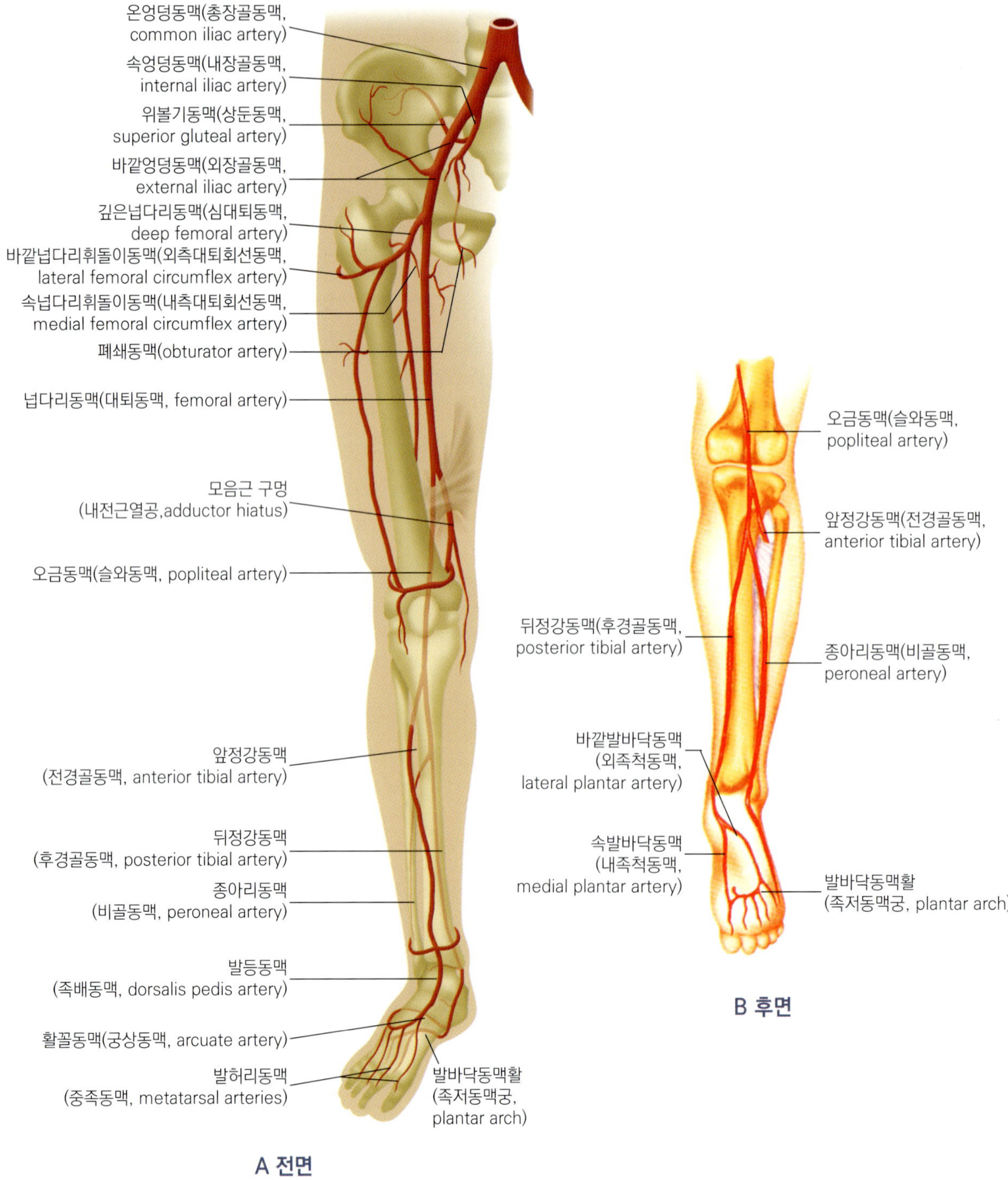
온엉덩동맥(총장골동맥,
common iliac artery)
속엉덩동맥(내장골동맥,
internal iliac artery)
위볼기동맥(상둔동맥,
superior gluteal artery)
바깥엉덩동맥(외장골동맥,
external iliac artery)
깊은넙다리동맥(심대퇴동맥,
deep femoral artery)
바깥넙다리휘돌이동맥(외측대퇴회선동맥,
lateral femoral circumflex artery)
속넙다리휘돌이동맥(내측대퇴회선동맥,
medial femoral circumflex artery)
폐쇄동맥(obturator artery)
넙다리동맥(대퇴동맥, femoral artery)
모음근 구멍
(내전근열공,adductor hiatus)
오금동맥(슬와동맥, popliteal artery)
앞정강동맥
(전경골동맥, anterior tibial artery)
뒤정강동맥
(후경골동맥, posterior tibial artery)
종아리동맥
(비골동맥, peroneal artery)
발등동맥
(족배동맥, dorsalis pedis artery)
활꼴동맥(궁상동맥, arcuate artery)
발허리동맥
(중족동맥, metatarsal arteries)
발바닥동맥활
(족저동맥궁,
plantar arch)
A 전면
오금동맥(슬와동맥,
popliteal artery)
앞정강동맥(전경골동맥,
anterior tibial artery)
뒤정강동맥(후경골동맥,
posterior tibial artery)
종아리동맥(비골동맥,
peroneal artery)
바깥발바닥동맥
(외족척동맥,
lateral plantar artery)
속발바닥동맥
(내족척동맥,
medial plantar artery)
발바닥동맥활
(족저동맥궁, plantar arch)
B 후면

다리의 동맥(하지의 동맥)

Lower extremity general radiography

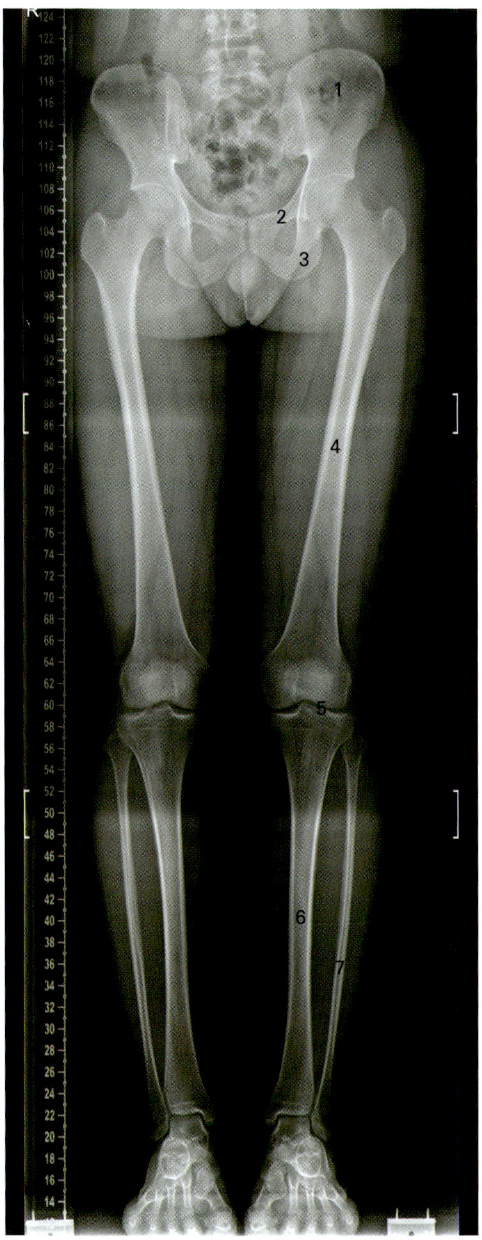

Scanogram

1 Iliac bone (엉덩뼈)
2 Pubis (두덩뼈)
3 Ischium (궁둥뼈)
4 Femur (넙다리뼈)
5 Knee joint (무릎관절)
6 Tibia (정강이뼈)
7 Fibula (종아리뼈)

다리뼈의 구성

① 다리이음뼈 : 볼기뼈(hip bone) – 엉덩뼈, 궁둥뼈, 두덩뼈

② 자유다리뼈 : 넙다리뼈, 무릎뼈, 정강뼈, 종아리뼈, 발목뼈, 발허리뼈, 발가락뼈

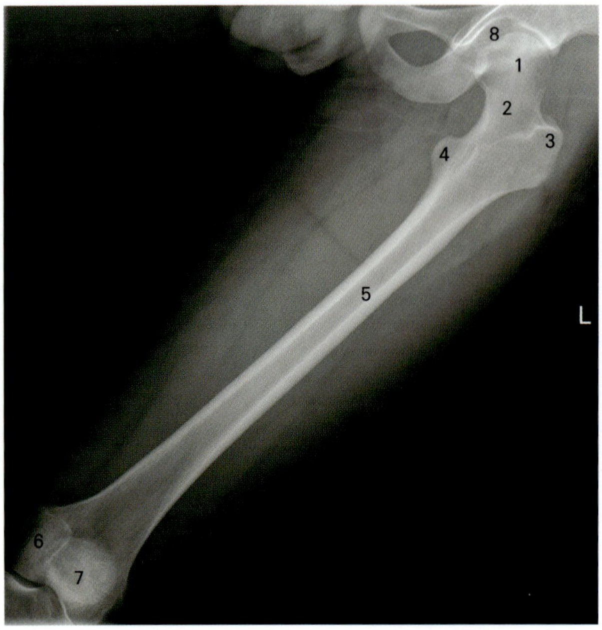

Femur AP image

1 Head of femur (넙다리뼈머리)
2 Neck of femur (넓다리뼈목)
3 Greater trochanter (큰돌기)
4 Lesser trochanter (작은돌기)
5 Shaft of femur (넙다리뼈몸통)
6 Medial condyle (안쪽관절융기)
7 Patella (무릎뼈)
8 Hip joint (엉덩관절)

넙다리뼈(femur)의 구성

① 위끝
- 넙다리뼈머리(femoral head)
- 넙다리뼈목(neck)
- 작은·큰대퇴돌기(greater & lesser trochanter)
- 돌기사이선(intertrochanteric line)
- 돌기사이능선(intertrochanteric crest)

② 넙다리뼈몸통
- 거친선(linea aspera)

③ 아래끝
- 내·외측관절융기(medial & laterior condyle)
- 내·외측위관절융기(medial & laterior epicondyle)

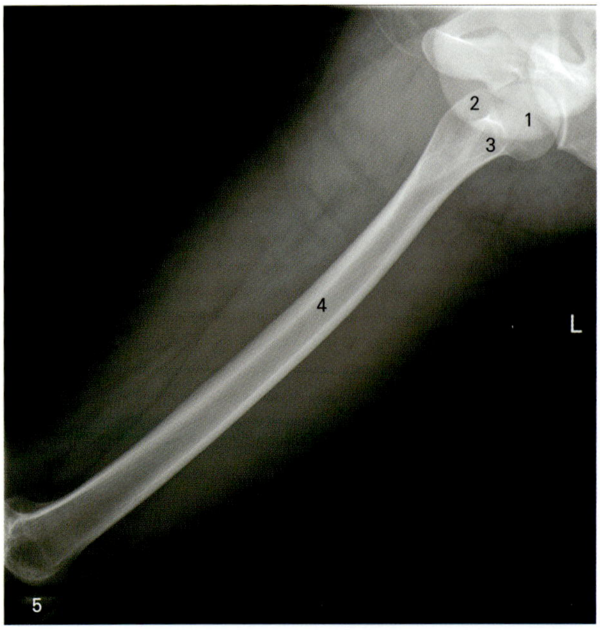

Femur lateral image

1 Head of femur (넙다리뼈머리)
2 Greater trochanter (큰돌기)
3 Lesser trochanter (작은돌기)
4 Shaft of femur (넙다리뼈몸통)
5 Patella (무릎뼈)

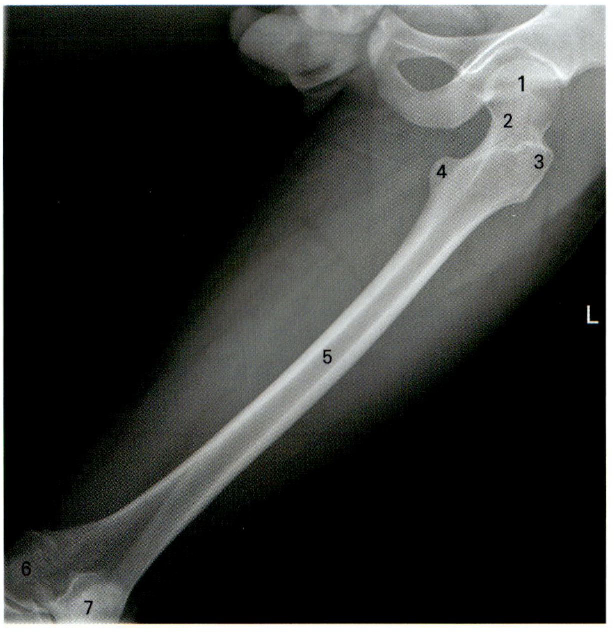

Femur lateral oblique image

1 Head of femur (넙다리뼈머리)
2 Neck of femur (넓다리뼈목)
3 Greater trochanter (큰돌기)
4 Lesser trochanter (작은돌기)
5 Shaft of femur (넙다리뼈몸통)
6 Medial condyle (안쪽관절융기)
7 Lateral condyle (가쪽관절융기)

넙다리네갈래근(quadriceps)의 구성

① 넙다리곧은근(rectus femoris)
② 안쪽넓은근(vastus medialis)
③ 중간넓은근(vastus intermedius)
④ 가쪽넓은근(vastus lateralis)

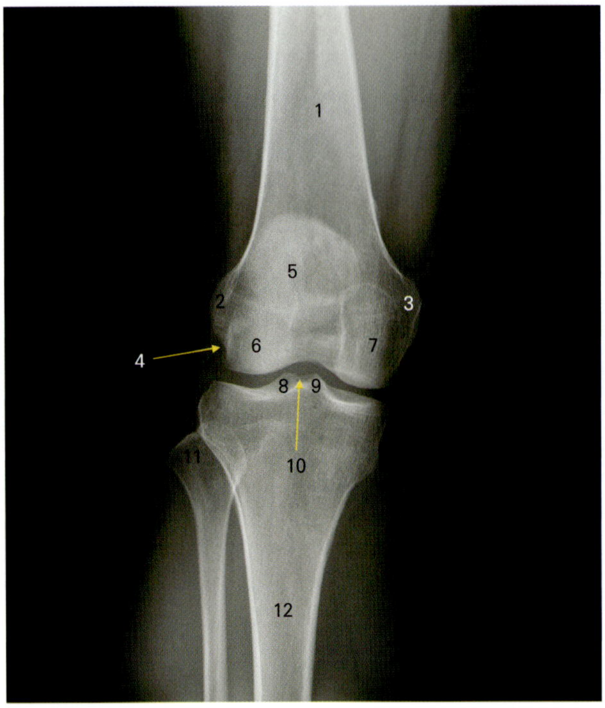

Knee AP image

1 Femur (넙다리뼈)
2 Lateral epicondyle (가쪽위관절융기)
3 Medial epicondyle (안쪽위관절융기)
4 Groove for Popliteus (오금근고랑)
5 Patella (무릎뼈)
6 Lateral condyle (가쪽관절융기)
7 Medial condyle (안쪽관절융기)
8 Lateral intercondylar tubercle (가쪽융기사이결절)
9 Medial intercondylar tubercle (안쪽융기사이결절)
10 Intercondylar eminence (융기사이융기)
11 Head of fibula (종아리뼈머리)
12 Shaft of tibia (정강이몸통)

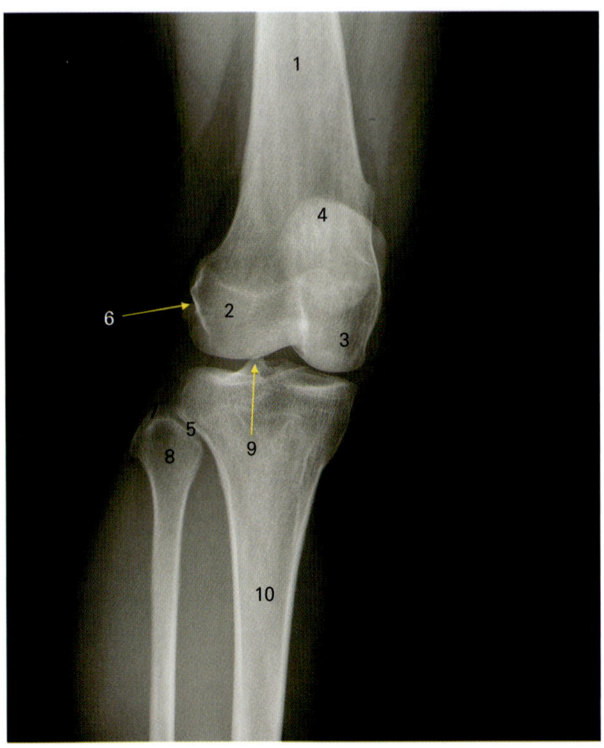

Knee medial oblique image

1 Femur (넙다리뼈)
2 Lateral condyle (가쪽관절융기)
3 Medial condyle (안쪽관절융기)
4 Base of patella (무릎뼈바닥)
5 Tibiofibular articulation (정강종아리관절)
6 Groove for Popliteus (오금근고랑)
7 Apex of head of fibula (종아리뼈머리끝)
8 Head of fibula (종아리뼈머리)
9 Lateral intercondylar tubercle (가쪽융기사이결절)
10 Shaft of tibia (정강이몸통)

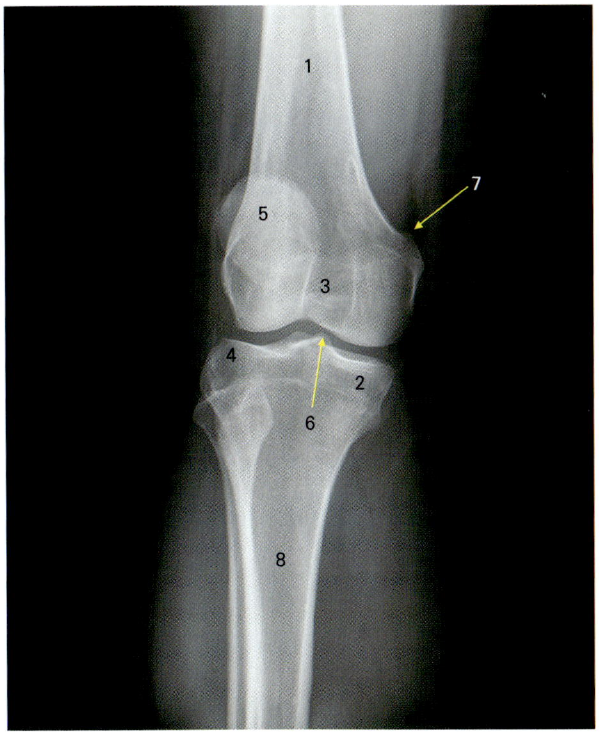

Knee lateral oblique image

1 Femur (넙다리뼈)
2 Medial condyle (안쪽관절융기)
3 Intercondylar fossa (융기사이오목)
4 Lateral condyle (가쪽관절융기)
5 Patella (무릎뼈)
6 Medial intercondylar tubercle (안쪽융기사이결절)
7 Adductor tubercle (모음근결절)
8 Shaft of tibia (정강이몸통)

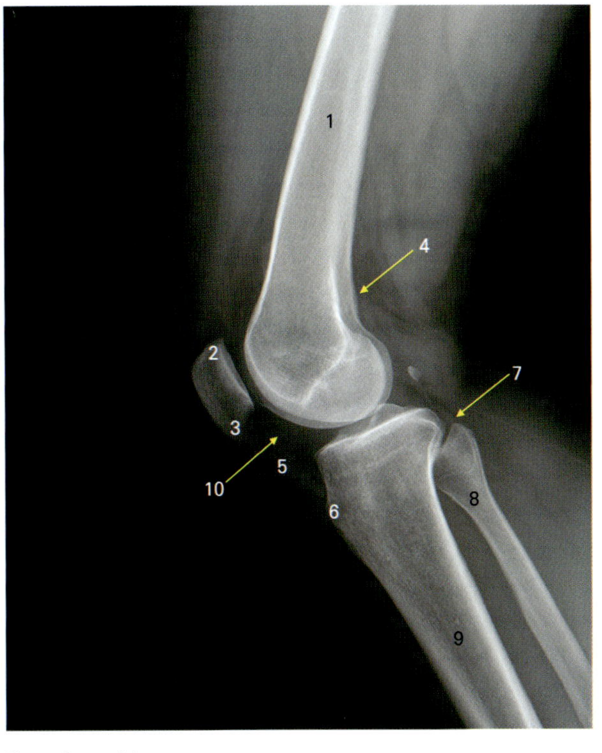

Knee lateral image

1 Femur (넙다리뼈)
2 Base of patella (무릎뼈바닥)
3 Apex of patella (무릎뼈끝)
4 Adductor tubercle (모음근결절)
5 Patella ligament (무릎인대)
6 Tibial tuberosity (정강뼈거친면)
7 Apex of head of fibula (종아리뼈머리끝)
8 Neck of fibula (종아리뼈목)
9 Shaft of tibia (정강이몸통)
10 Infrapatellar fat pad (무릎아래지방체)

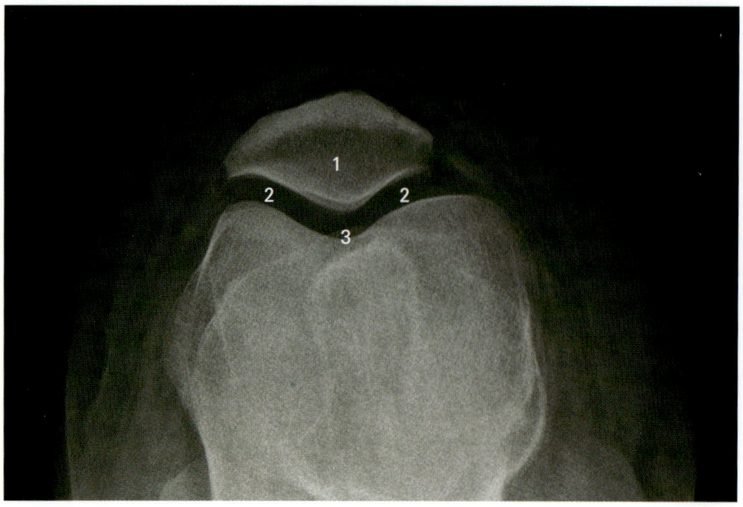

Patella tangential image

1 Patella (무릎뼈)
2 Femoropatellar joint (무릎넙다리관절)
3 Intercondylar sulcus (융기사이고랑)

무릎뼈의 특징

① 넙다리네갈래근에서 생긴 종자뼈(sasamoid bone)
② 무릎뼈바닥(base) - 위끝
③ 무릎뼈꼭지(apex) - 아래끝
④ 무릎인대(patella ligament)가 부착

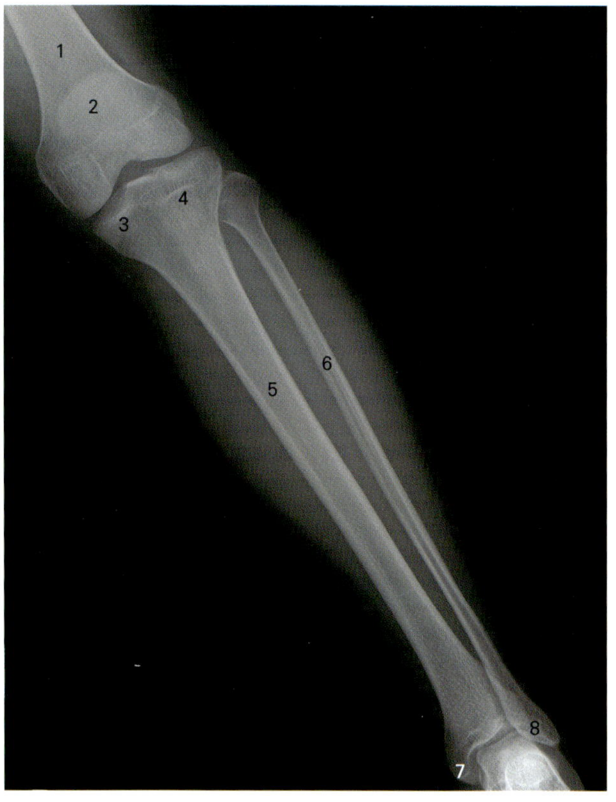

Lower leg AP image

1 Femur (넙다리뼈)
2 Patella (무릎뼈)
3 Medial condyle (안쪽관절융기)
4 Lateral condyle (가쪽관절융기)
5 Shaft of tibia (정강이몸통)
6 Fibula (종아리뼈)
7 Medial malleolus (안쪽복사)
8 Lateral malleolus (가쪽복사)

정강뼈(tibia)의 구성

① 위끝
- 내·외측관절융기(medial & lateral condyle)
- 융기사이융기(intercondylar eminence)
- 정강뼈거친면(tibial tuberosity)

② 정강뼈몸통

③ 아래끝
- 목말뼈(talus)와 관절 형성
- 안쪽복사(medial malleolus)

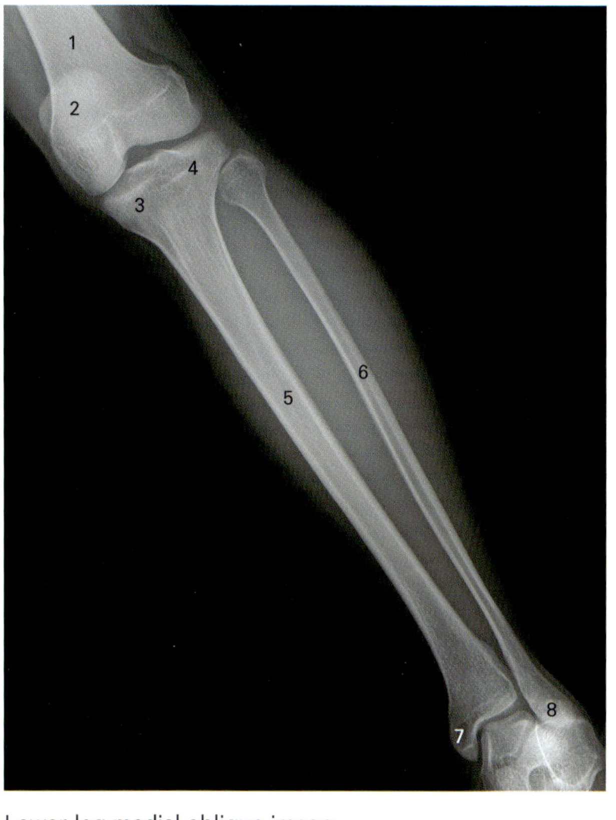

Lower leg medial oblique image

1 Femur (넙다리뼈)
2 Patella (무릎뼈)
3 Medial condyle (안쪽관절융기)
4 Lateral condyle (가쪽관절융기)
5 Shaft of tibia (정강이몸통)
6 Fibula (종아리뼈)
7 Medial malleolus (안쪽복사)
8 Lateral malleolus (가쪽복사)

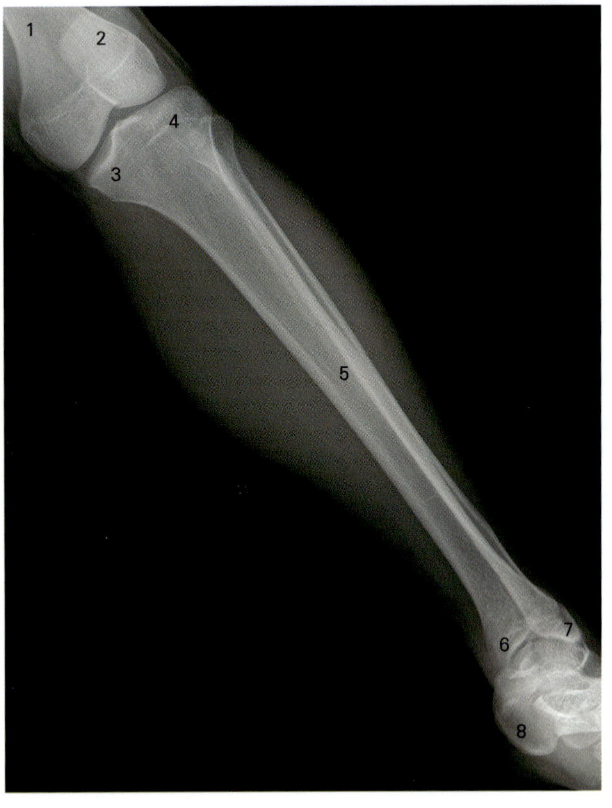

Lower leg lateral oblique image

1 Femur (넙다리뼈)
2 Patella (무릎뼈)
3 Medial condyle (안쪽관절융기)
4 Lateral condyle (가쪽관절융기)
5 Shaft of tibia (정강이몸통)
6 Medial malleolus (안쪽복사)
7 Lateral malleolus (가쪽복사)
8 Calcaneus (발꿈치뼈)

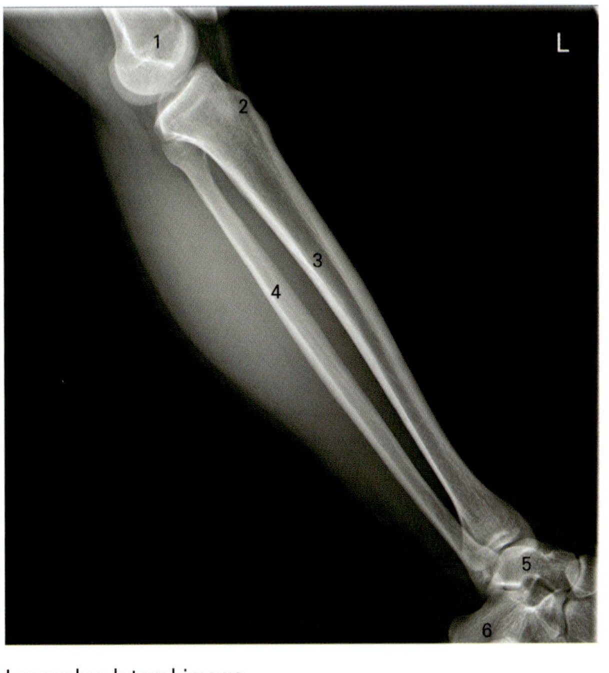

Lower leg lateral image

1 Femur (넙다리뼈)
2 Tibial tuberosity (정강뼈거친면)
3 Shaft of tibia (정강이몸통)
4 Fibula (종아리뼈)
5 Talus (목말뼈)
6 Calcaneus (발꿈치뼈)

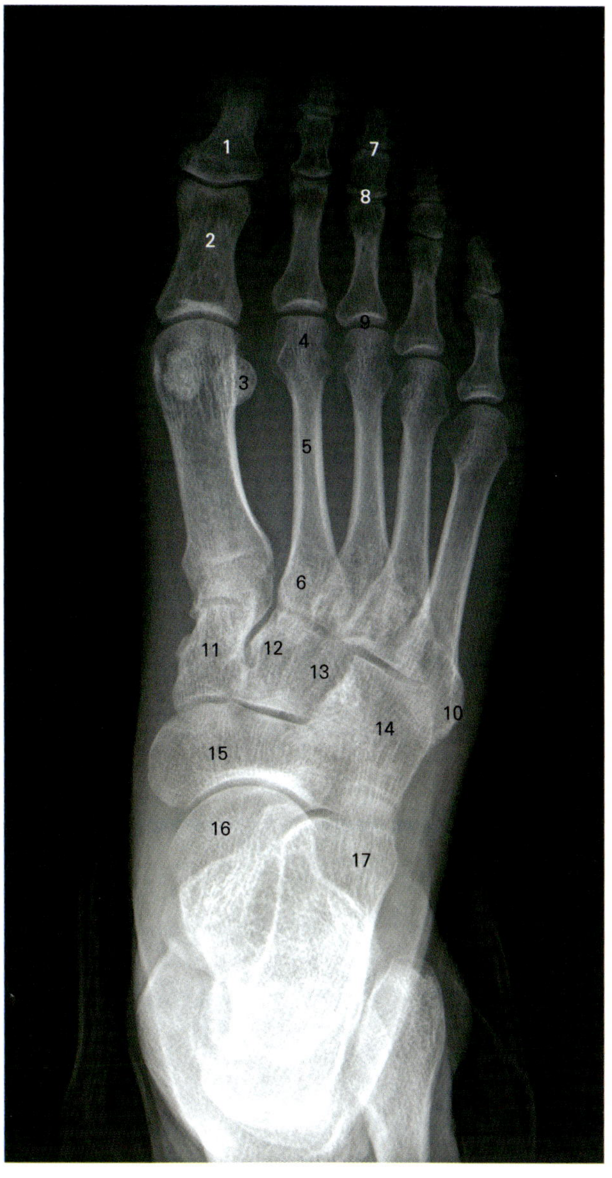

Foot AP image

1 Distal phalanx (끝마디뼈)
2 Proximal phalanx (첫마디뼈)
3 Sesamoid bone (종자뼈)
4 Head of metatarsal bone (발허리뼈머리)
5 Metatarsal bone (발허리뼈)
6 Base of metatarsal bone (발허리뼈바닥)
7 Distal interphalangeal joint (먼쪽발가락뼈사이관절)
8 Proximal interphalangeal joint (몸쪽발가락뼈사이관절)
9 Metatarsophalangeal joint (발허리발가락관절)
10 Tuberosity of fifth metatarsal (다섯째발허리뼈거친면)
11 Medial cuneiform (안쪽쐐기뼈)
12 Intermediate cuneiform (중간쐐기뼈)
13 Lateral cuneiform (가쪽쐐기뼈)
14 Cuboid (입방뼈)
15 Navicular (발배뼈)
16 Talus (목말뼈)
17 Calcaneus (발꿈치뼈)

발을 구성하는 뼈

① 발목뼈(tarsal bone)
② 발바닥뼈(metatarsal bone)
③ 발가락뼈(phalanges)

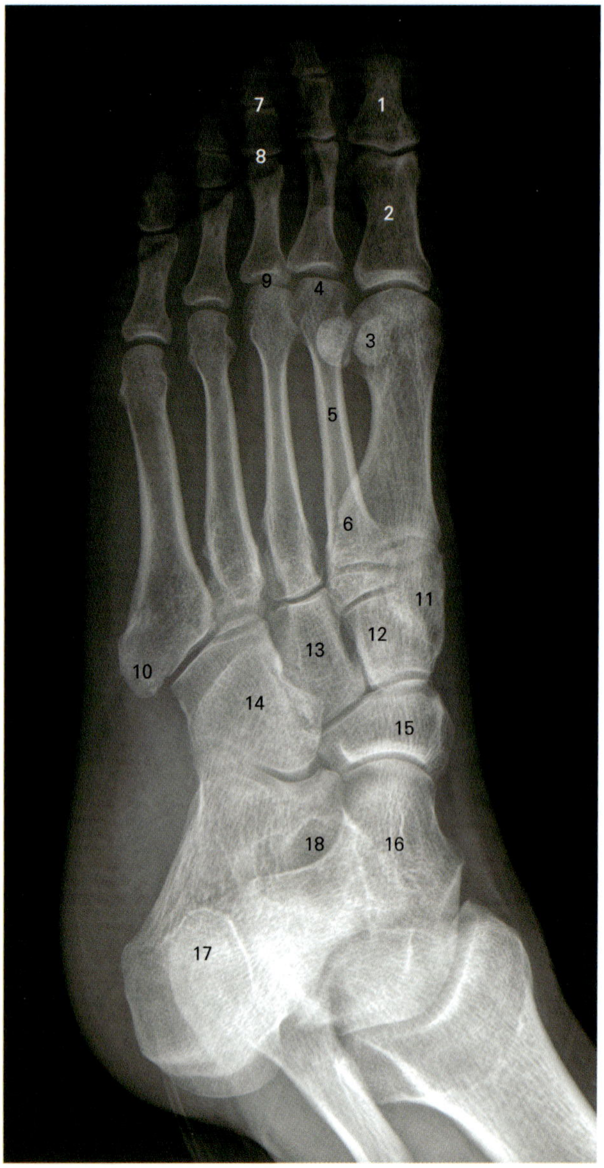

Foot medial oblique image

1 Distal phalanx (끝마디뼈)
2 Proximal phalanx (첫마디뼈)
3 Sesamoid bone (종자뼈)
4 Head of metatarsal bone (발허리뼈머리)
5 Metatarsal bone (발허리뼈)
6 Base of metatarsal bone (발허리뼈바닥)
7 Distal interphalangeal joint (먼쪽발가락뼈사이관절)
8 Proximal interphalangeal joint (몸쪽발가락뼈사이관절)
9 Metatarsophalangeal joint (발허리발가락관절)
10 Tuberosity of fifth metatarsal (다섯째발허리뼈거친면)
11 Medial cuneiform (안쪽쐐기뼈)
12 Intermediate cuneiform (중간쐐기뼈)
13 Lateral cuneiform (가쪽쐐기뼈)
14 Cuboid (입방뼈)
15 navicular (발배뼈)
16 Talus (목말뼈)
17 Calcaneus (발꿈치뼈)
18 Tarsal sinus (발목뼈굴)

발허리뼈(metatarsal bone)의 특징

① 바닥(bace), 몸통(body), 머리(head)
② 첫째 발허리뼈 : 가장 짧으나 가장 굵다
③ 둘째 발허리뼈 : 가장 길다
④ 다섯째 발허리바닥이 가쪽으로 돌출

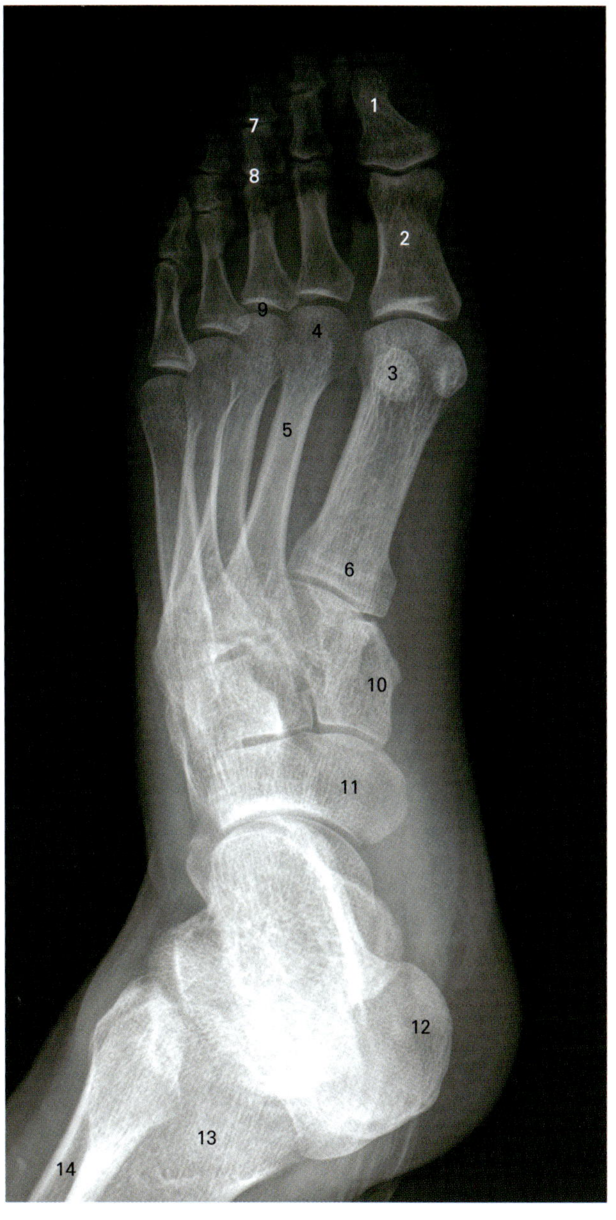

Foot lateral oblique image

1 Distal phalanx (끝마디뼈)
2 Proximal phalanx (첫마디뼈)
3 Sesamoid bone (종자뼈)
4 Head of metatarsal bone (발허리뼈머리)
5 Metatarsal bone (발허리뼈)
6 Base of metatarsal bone (발허리뼈바닥)
7 Distal interphalangeal joint (먼쪽발가락뼈사이관절)
8 Proximal interphalangeal joint (몸쪽발가락뼈사이관절)
9 Metatarsophalangeal joint (발허리발가락관절)
10 Medial cuneiform (안쪽쐐기뼈)
11 Navicular (발배뼈)
12 Calcaneus (발꿈치뼈)
13 Tibia (정강이뼈)
14 Fibula (종아리뼈)

발가락뼈(phalanges)의 구성

① 첫마디뼈(proximal phalanx)
② 중간미디뼈(middle phalanx)
③ 끝마디뼈(distal phalanx)
* 엄지에는 중간마디뼈가 없음

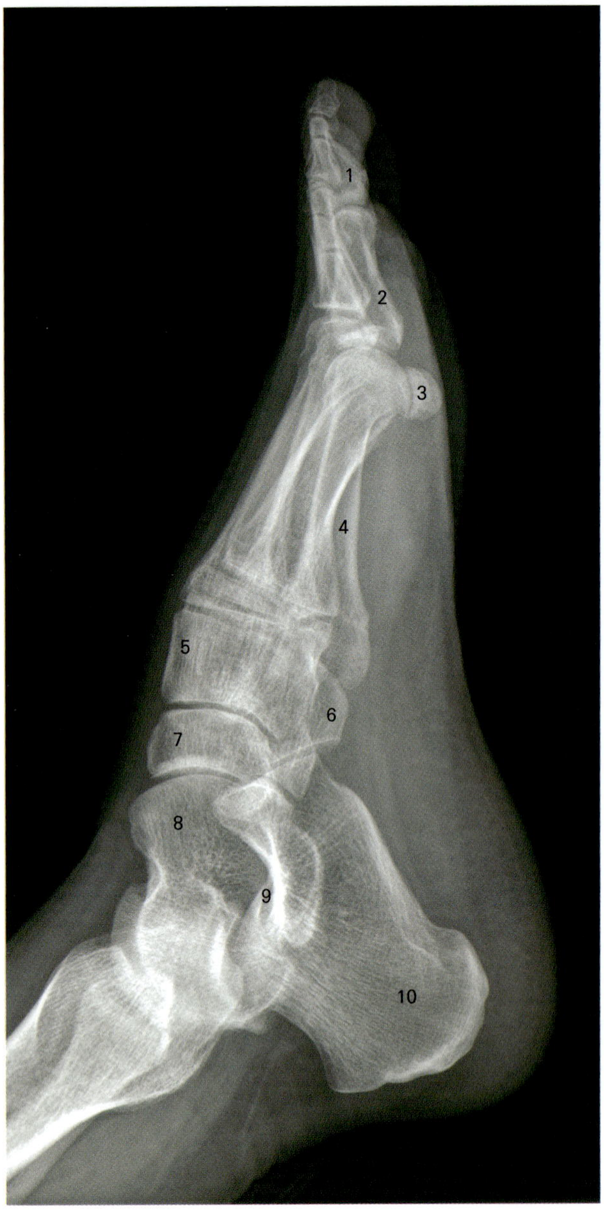

Foot lateral image

1 Distal phalanx (끝마디뼈)
2 Proximal phalanx (첫마디뼈)
3 Sesamoid bone (종자뼈)
4 Metatarsal bone (발허리뼈)
5 Medial cuneiform (안쪽쐐기뼈)
6 Cuboid (입방뼈)
7 Navicular (발배뼈)
8 Talus (목말뼈)
9 Subtalar joint (목말발꿈치관절)
10 Calcaneus (발꿈치뼈)

발목뼈(tarsal bone)의 구성

① 몸쪽발목뼈 : 발꿈치뼈(calcaneus), 목말뼈(talus), 발배골(navicular bone)
② 먼쪽발목뼈 : 안쪽·중간·가쪽 쐐기뼈(medial & intermediate & lateral cuneiform bone), 입방뼈(cuboid bone)

Knee CT

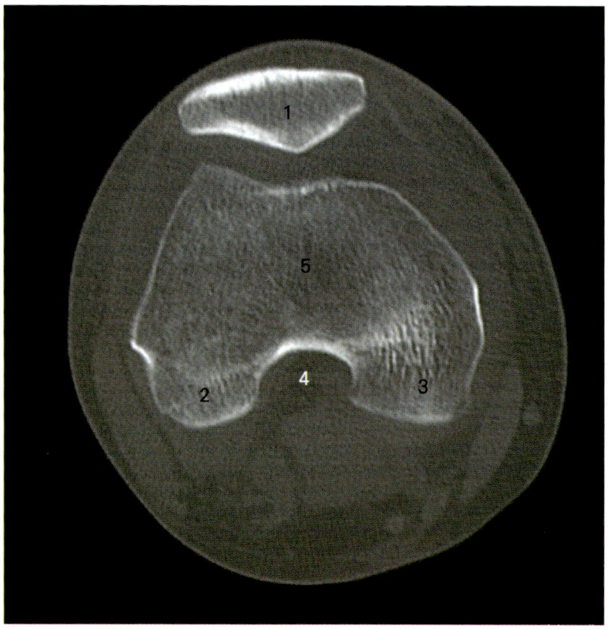

Knee CT axial image

1 Patella (무릎뼈)
2 Lateral condyle (가쪽관절융기)
3 Medial condyle (안쪽관절융기)
4 Intercondylar fossa (융기사이오목)
5 Femur (넙다리뼈)

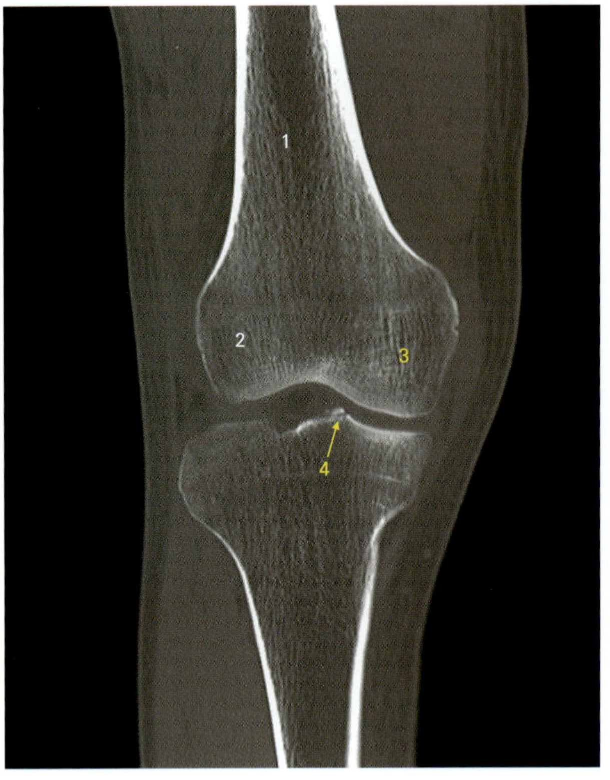

Knee CT coronal image

1 Femur (넙다리뼈)
2 Lateral condyle (가쪽관절융기)
3 Medial condyle (안쪽관절융기)
4 Medial intercondylar tubercle (안쪽융기사이결절)

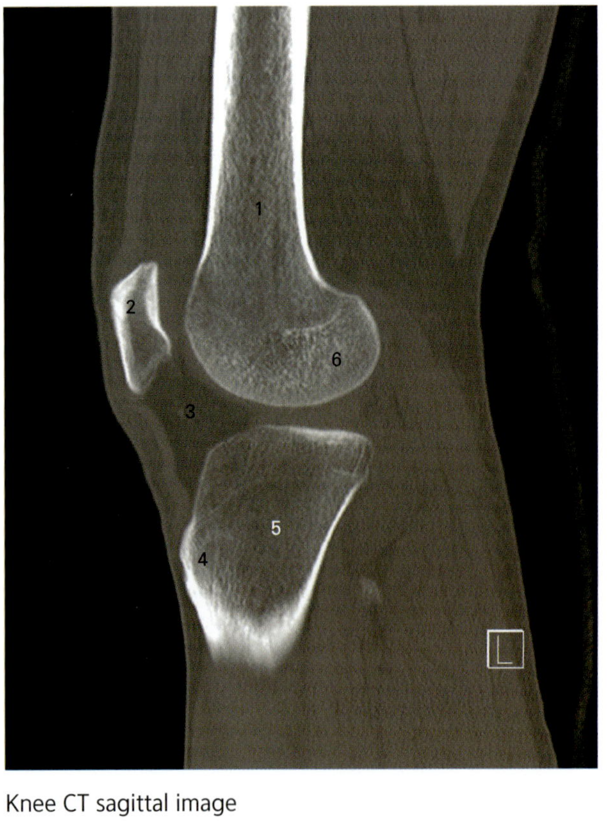

Knee CT sagittal image

1 Femur (넙다리뼈)
2 Patella (무릎뼈)
3 Infrapatellar fat pad (무릎아래지방체)
4 Tibial tuberosity (정강뼈거친면)
5 Tibia (정강이뼈)
6 Condyle of femur (넙다리뼈 관절융기)

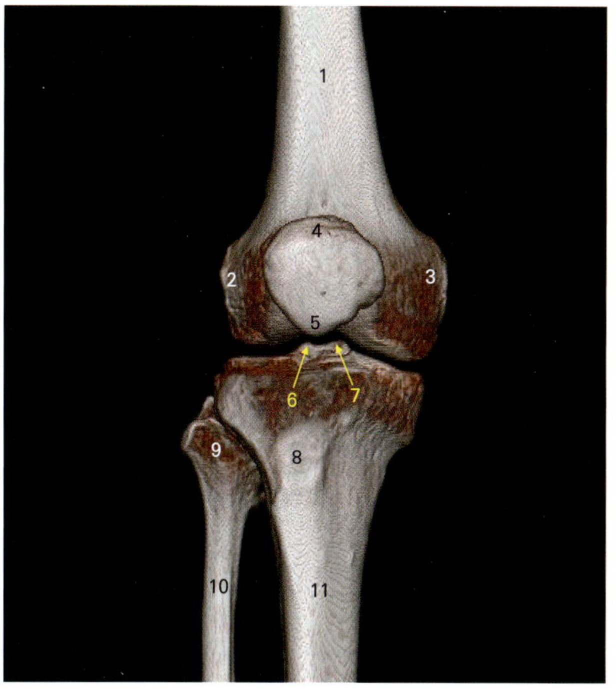

Knee CT VRT (anterior)

1 Femur (넙다리뼈)
2 Lateral epicondyle (가쪽위관절융기)
3 Medial epicondyle (안쪽위관절융기)
4 Base of patella (무릎뼈바닥)
5 Apex of patella (무릎뼈끝)
6 Lateral intercondylar tubercle (가쪽융기사이결절)
7 Medial intercondylar tubercle (안쪽융기사이결절)
8 Tibial tuberosity (정강뼈거친면)
9 Head of fibula (종아리뼈머리)
10 Fibula (종아리뼈)
11 Tibia (정강이뼈)

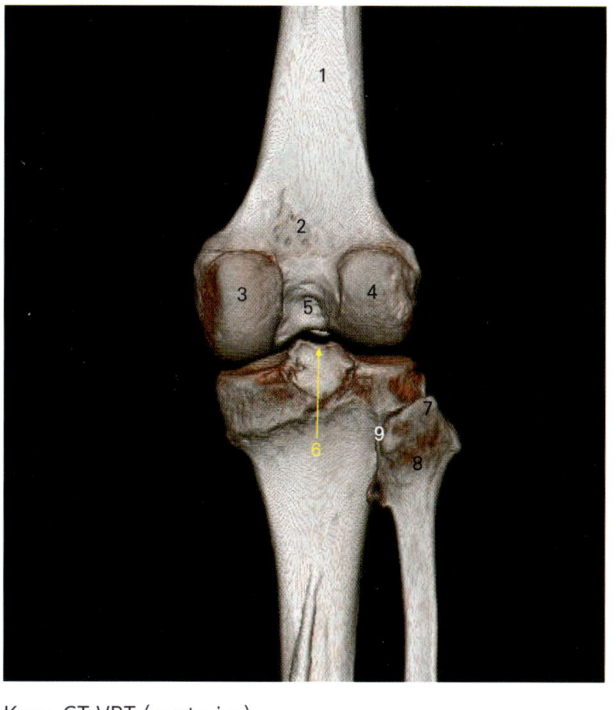

Knee CT VRT (posterior)

1 Femur (넙다리뼈)
2 Popliteal surface (오금면)
3 Medial condyle (안쪽관절융기)
4 Lateral condyle (가쪽관절융기)
5 Intercondylar fossa (융기사이오목)
6 Intercondylar eminence (융기사이융기)
7 Apex of head of fibula (종아리뼈머리끝)
8 Head of fibula (종아리뼈머리)
9 Tibiofibular articulation (정강종아리관절)

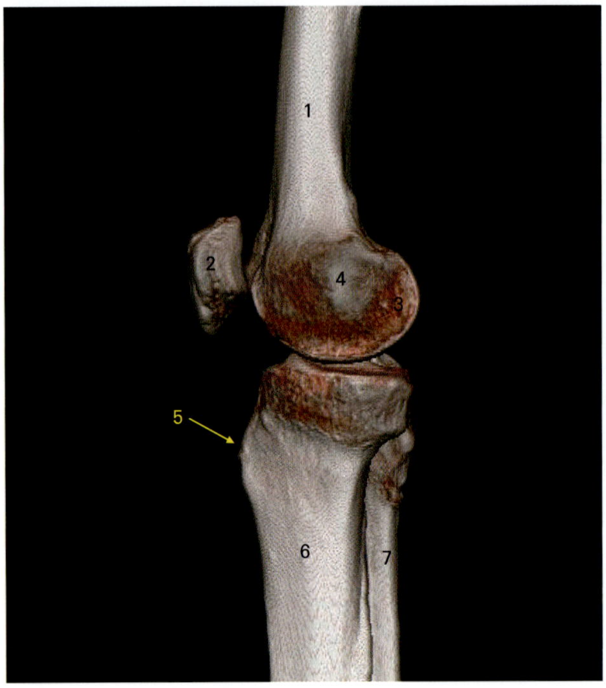

Knee CT VRT (lateral)

1 Femur (넙다리뼈)
2 Patella (무릎뼈)
3 Medial condyle (안쪽관절융기)
4 Medial epicondyle (안쪽위관절융기)
5 Tibial tuberosity (정강뼈거친면)
6 Medial surface (안쪽면)
7 Fibula (종아리뼈)

Lower leg CT

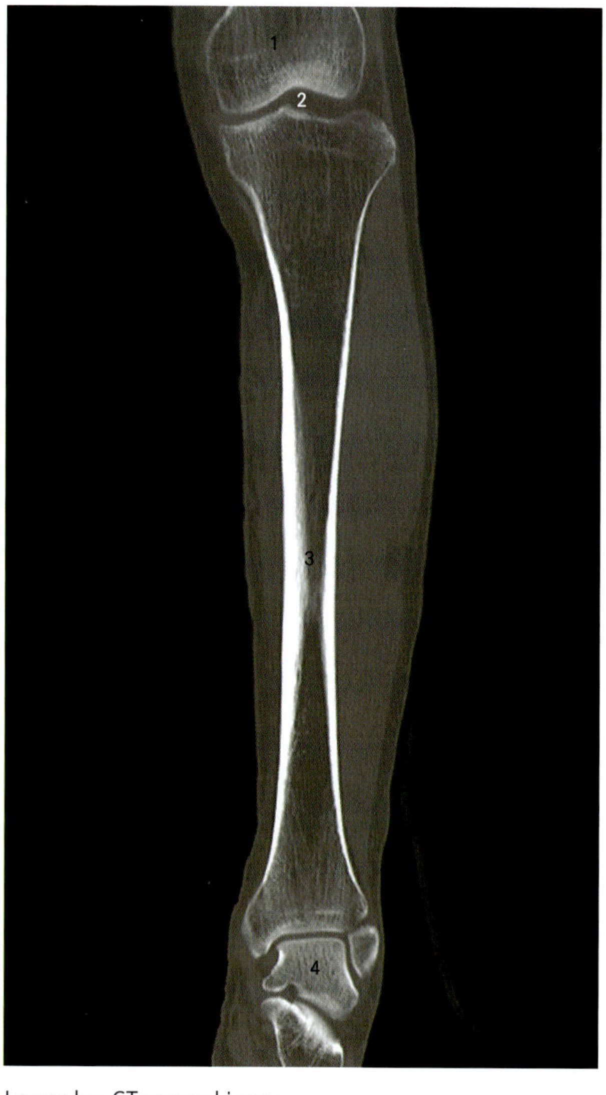

Lower leg CT coronal image

1 Femur (넙다리뼈)
2 Knee joint (무릎관절)
3 Tibia (정강이뼈)
4 Talus (목말뼈)

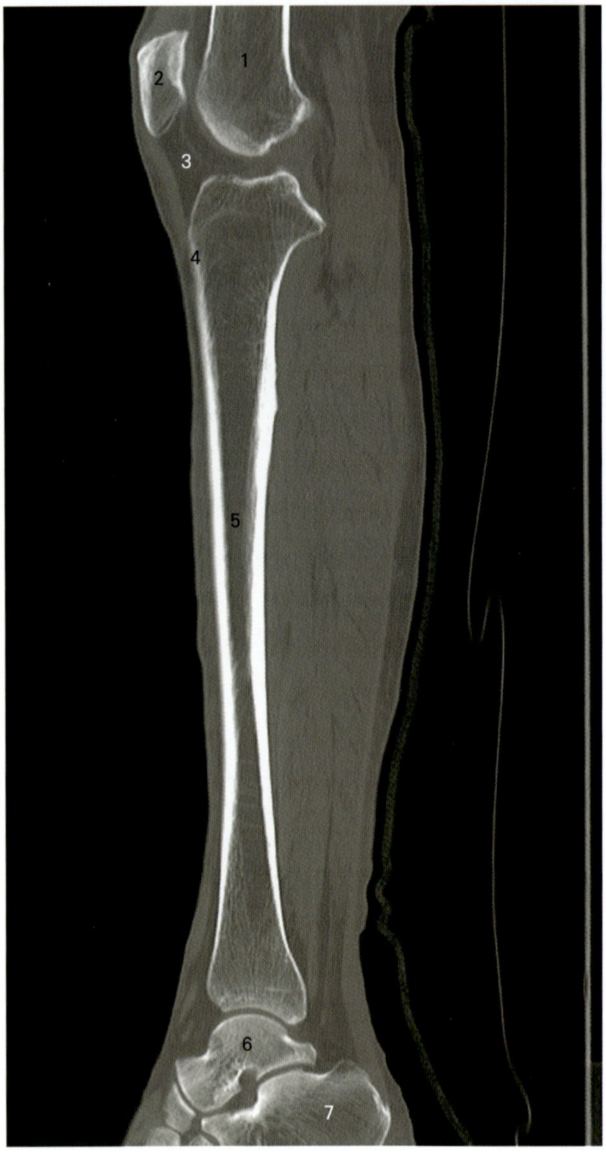

Lower leg CT sagittal image

1 Femur (넙다리뼈)
2 Patella (무릎뼈)
3 Infrapatellar fat pad (무릎아래지방체)
4 Tibial tuberosity (정강뼈거친면)
5 Tibia (정강이뼈)
6 Talus (목말뼈)
7 Calcaneus (발꿈치뼈)

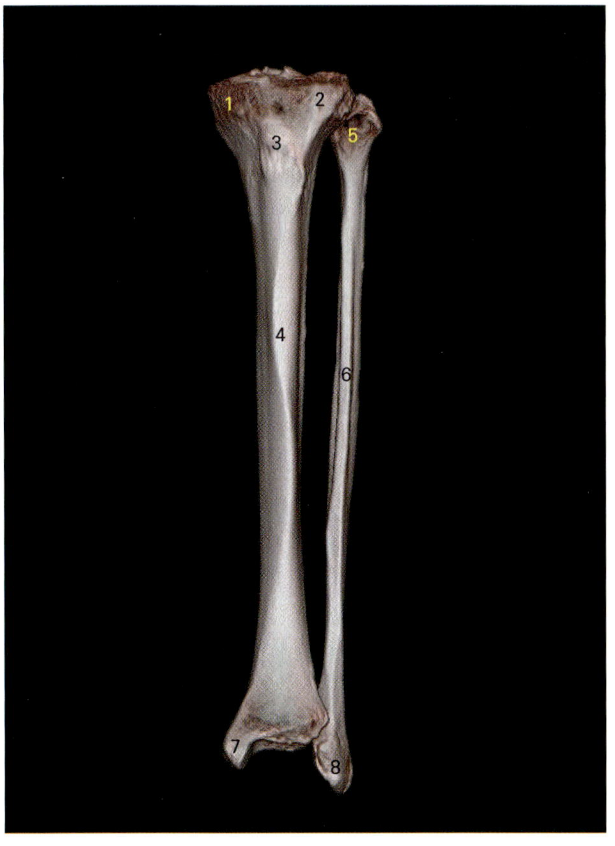

Lower leg CT VRT (anterior)

1 Medial condyle (안쪽관절융기)
2 Lateral condyle (가쪽관절융기)
3 Tibial tuberosity (정강뼈거친면)
4 Tibia (정강이뼈)
5 Head of fibula (종아리뼈머리)
6 Fibula (종아리뼈)
7 Medial malleolus (안쪽복사)
8 Lateral malleolus (가쪽복사)

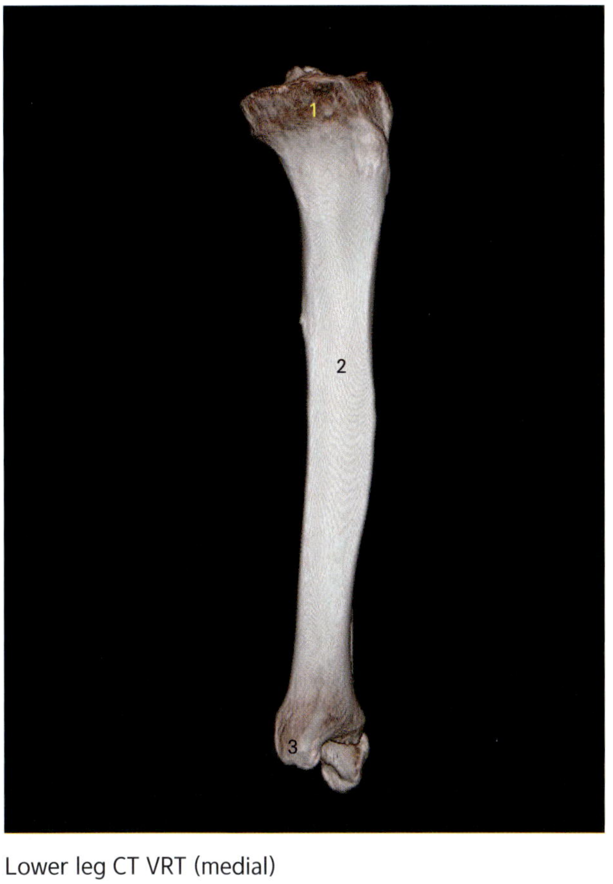

Lower leg CT VRT (medial)

1 Medial condyle (안쪽관절융기)
2 Tibia (정강이뼈)
3 Medial malleolus (안쪽복사)

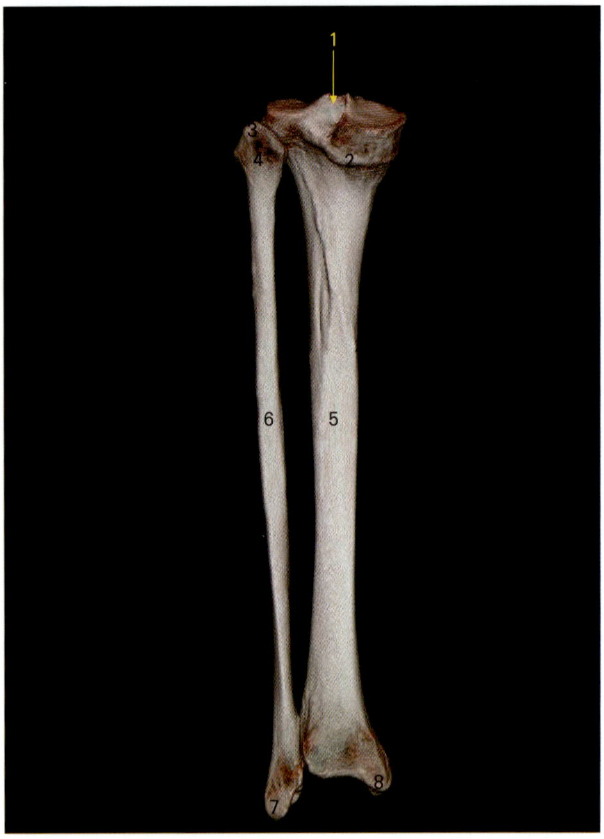

Lower leg CT VRT (posterior)

1 Intercondylar eminence (융기사이융기)
2 Medial condyle (안쪽관절융기)
3 Apex of head of fibula (종아리뼈머리끝)
4 Head of fibula (종아리뼈머리)
5 Tibia (정강이뼈)
6 Fibula (종아리뼈)
7 Lateral malleolus (가쪽복사)
8 Medial malleolus (안쪽복사)

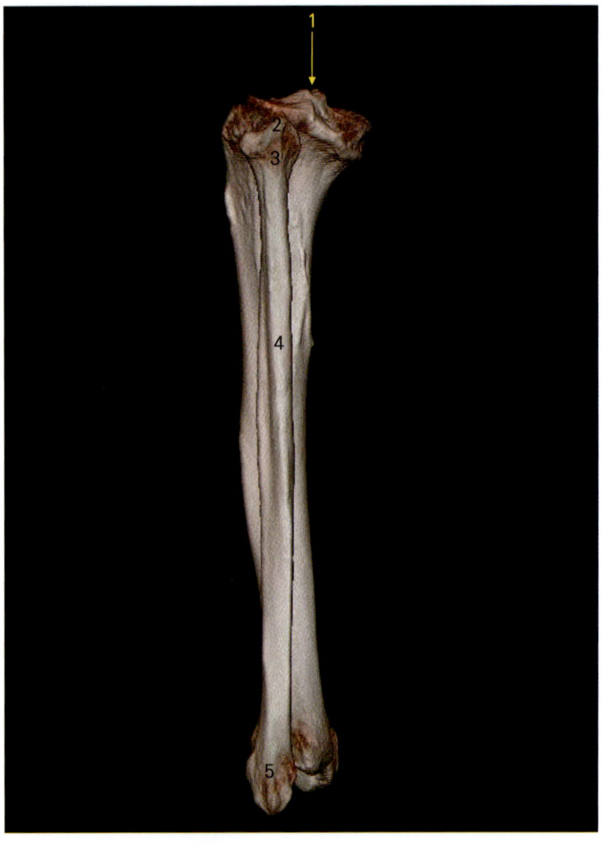

Lower leg CT VRT (lateral)

1 Intercondylar eminence (융기사이융기)
2 Apex of head of fibula (종아리뼈머리끝)
3 Head of fibula (종아리뼈머리)
4 Fibula (종아리뼈)
5 Lateral malleolus (가쪽복사)

Foot CT

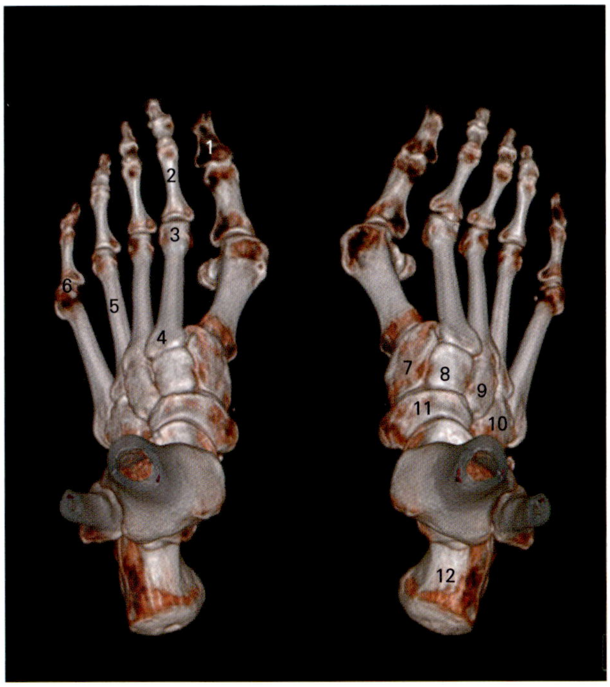

Foot CT VRT (superior)

1 Distal phalanx (끝마디뼈)
2 Proximal phalanx (첫마디뼈)
3 Head of metatarsal bone (발허리뼈머리)
4 Base of metatarsal bone (발허리뼈바닥)
5 Metatarsal bone (발허리뼈)
6 Proximal interphalangeal joint (몸쪽발가락뼈사이관절)
7 Medial cuneiform (안쪽쐐기뼈)
8 Intermediate cuneiform (중간쐐기뼈)
9 Lateral cuneiform (가쪽쐐기뼈)
10 Cuboid (입방뼈)
11 Navicular (발배뼈)
12 Calcaneus (발꿈치뼈)

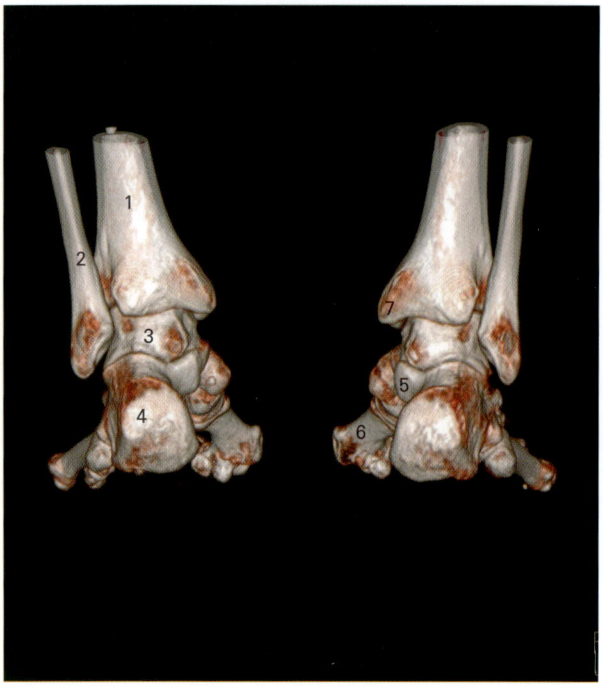

Foot CT VRT (posterior)

1 Tibia (정강이뼈)
2 Fibula (종아리뼈)
3 Talus (목말뼈)
4 Calcaneus (발꿈치뼈)
5 Sustentaculum (목말받침돌기)
6 Metatarsal bone (발허리뼈)
7 Medial malleolus (안쪽복사)

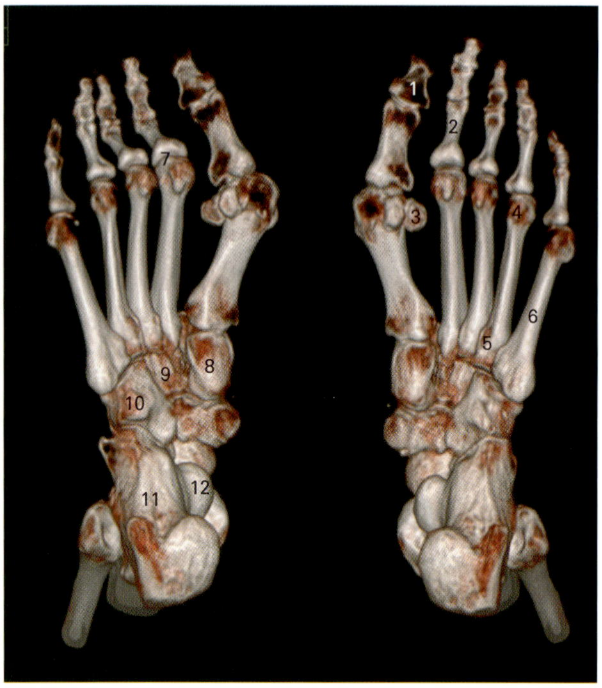

Foot CT VRT (inferior)

1 Distal phalanx (끝마디뼈)
2 Proximal phalanx (첫마디뼈)
3 Sesamoid bone (종자뼈)
4 Head of metatarsal bone (발허리뼈머리)
5 Base of metatarsal bone (발허리뼈바닥)
6 Metatarsal bone (발허리뼈)
7 Metatarsophalangeal joint (발허리발가락관절)
8 Medial cuneiform (안쪽쐐기뼈)
9 Lateral cuneiform (가쪽쐐기뼈)
10 Cuboid (입방뼈)
11 Calcaneus (발꿈치뼈)
12 Sustentaculum (목말받침돌기)

발활(plantar arch)

① 안쪽세로발활(medial longitudinal arch) : 발꿈치뼈 – 목말뼈 – 발배뼈 – 안쪽·중간·가쪽 쐐기뼈 – 첫째, 둘째, 셋째 발허리뼈
② 가쪽세로발활(lateral longitudinal arch) : 발꿈치뼈 – 입방뼈 – 넷째, 다섯째 발허리뼈
③ 가로발활(transverse arch) : 안쪽·중간·가쪽 쐐기뼈 – 입방뼈

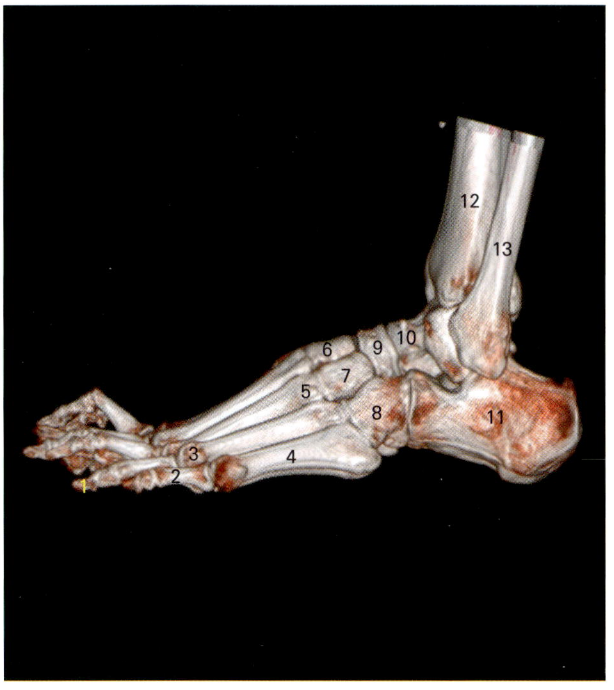

Foot CT VRT (lateral)

1 Distal phalanx (끝마디뼈)
2 Proximal phalanx (첫마디뼈)
3 Head of metatarsal bone (발허리뼈머리)
4 Metatarsal bone (발허리뼈)
5 Base of metatarsal bone (발허리뼈바닥)
6 Intermediate cuneiform (중간쐐기뼈)
7 Lateral cuneiform (가쪽쐐기뼈)
8 Cuboid (입방뼈)
9 Navicular (발배뼈)
10 Talus (목말뼈)
11 Calcaneus (발꿈치뼈)
12 Tibia (정강이뼈)
13 Fibula (종아리뼈)

Lower extremity angiography

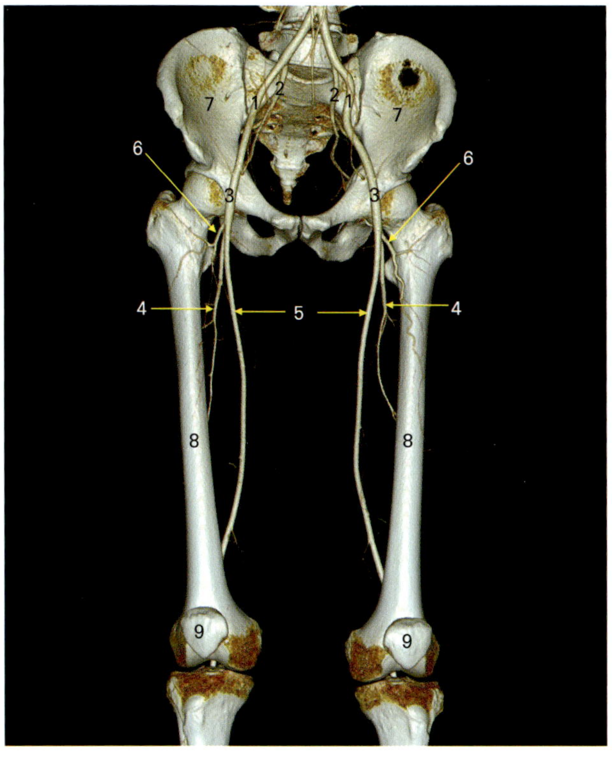

Lower extremity artery proximal VRT (anterior)

1 External iliac artery (바깥엉덩동맥)
2 Internal iliac artery (속엉덩동맥)
3 Common femoral artery (온넙다리동맥)
4 Deep femoral artery (깊은넙다리동맥)
5 Femoral artery (넙다리동맥)
6 Lateral femoral circumflex artery (가쪽넙다리휘돌이동맥)
7 Iliac bone (엉덩뼈)
8 Femur (넙다리뼈)
9 Patella (무릎뼈)

다리에 분포하는 동맥

① 넙다리동맥(femoral artery)
② 오금동맥(popliteal artery)
③ 앞정강동맥(anterior tibial artery)
④ 뒤정강동맥(posterior tibial artery)
⑤ 종아리동맥(peroneal artery)
⑥ 발등동맥(dorsalis pedis artery)

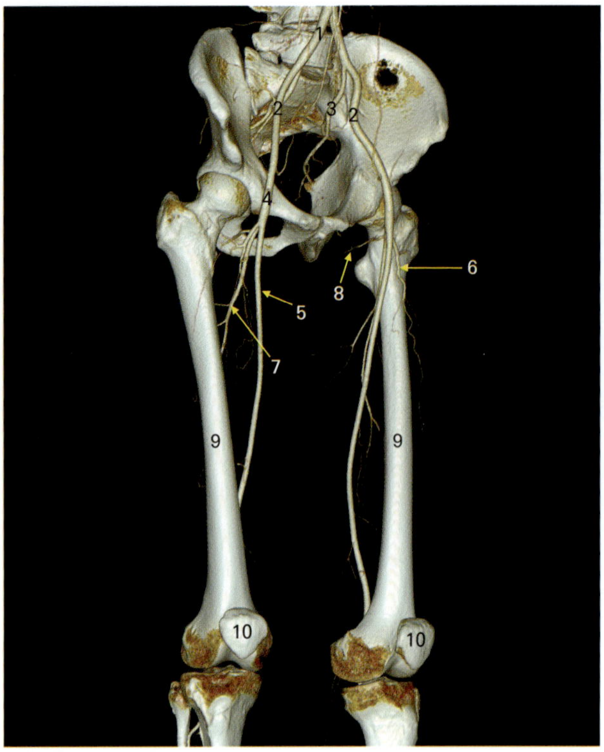

Lower extremity artery proximal VRT (oblique)

1 Common iliac artery (온엉덩동맥)
2 External iliac artery (바깥엉덩동맥)
3 Internal iliac artery (속엉덩동맥)
4 Common femoral artery (온넙다리동맥)
5 Femoral artery (넙다리동맥)
6 Lateral femoral circumflex artery (가쪽넙다리휘돌이동맥)
7 Deep femoral artery (깊은넙다리동맥)
8 Medial femoral circumflex artery (안쪽넙다리휘돌이동맥)
9 Femur (넙다리뼈)
10 Patella (무릎뼈)

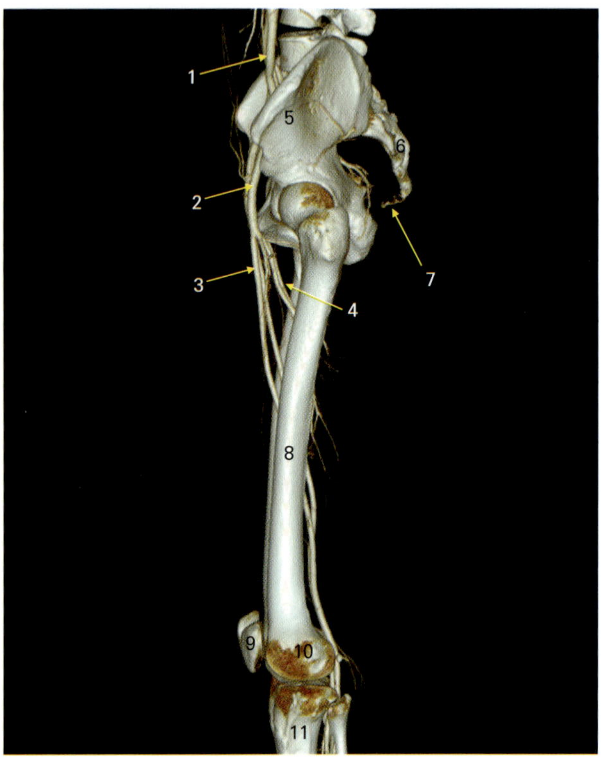

Lower extremity artery proximal VRT (lateral)

1 External iliac artery (바깥엉덩동맥)
2 Common femoral artery (온넙다리동맥)
3 Femoral artery (넙다리동맥)
4 Deep femoral artery (깊은넙다리동맥)
5 Iliac bone (엉덩뼈)
6 Sacrum (엉치뼈)
7 Coccyx (꼬리뼈)
8 Femur (넙다리뼈)
9 Patella (무릎뼈)
10 Lateral epicondyle (가쪽위관절융기)
11 Tibia (정강이뼈)

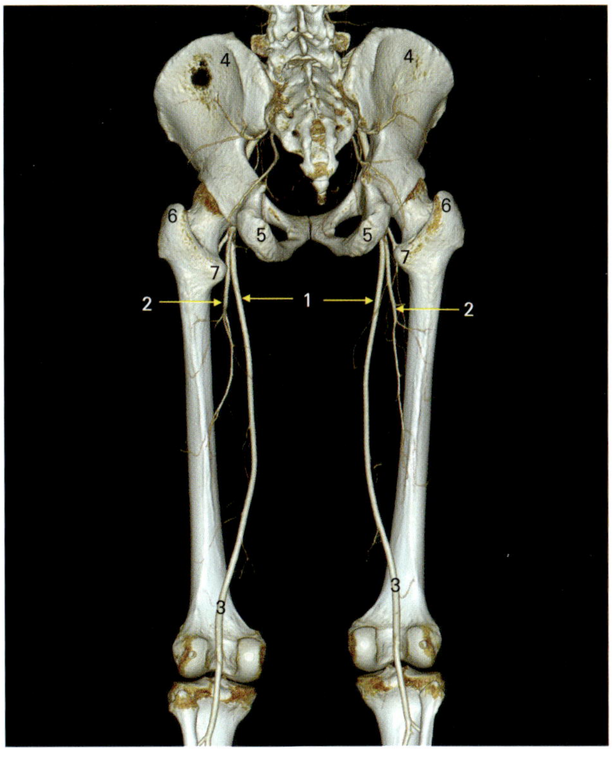

Lower extremity artery proximal VRT (posterior)

1 Femoral artery (넙다리동맥)
2 Deep femoral artery (깊은넙다리동맥)
3 Popliteal artery (오금동맥)
4 Iliac bone (엉덩뼈)
5 Ischium (궁둥뼈)
6 Greater trochanter (큰돌기)
7 Lesser trochanter (작은돌기)

다리에서 박동이 촉지 되는 동맥

① 넙다리동맥(femoral artery)
② 오금동맥(popliteal artery)
③ 뒤정강동맥(posterior tibial artery)
④ 발등동맥(dorsalis pedis artery)

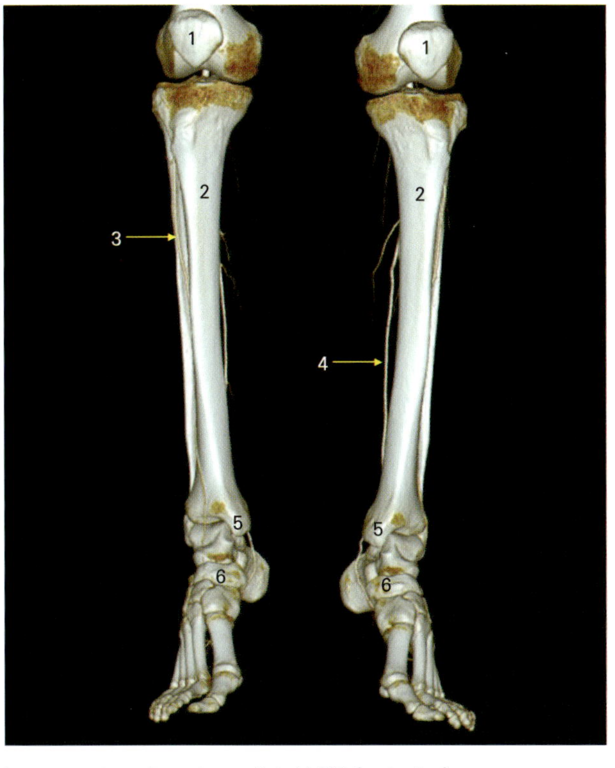

Lower extremity artery distal VRT (anterior)

1 Patella (무릎뼈)
2 Tibia (정강이뼈)
3 Anterior tibial artery (앞정강동맥)
4 Posterior tibial artery (뒤정강동맥)
5 Medial malleolus (안쪽복사)
6 Navicular (발배뼈)

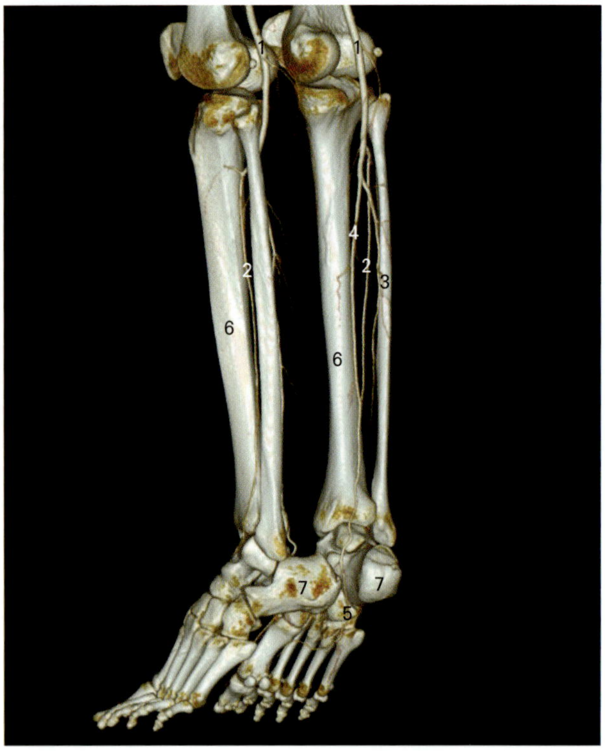

Lower extremity artery distal VRT (oblique)

1 Popliteal artery (오금동맥)
2 Anterior tibial artery (앞정강동맥)
3 Peroneal artery (종아리동맥)
4 Posterior tibial artery (뒤정강동맥)
5 Medial plantar artery (안쪽발바닥동맥)
6 Tibia (정강이뼈)
7 Calcaneus (발꿈치뼈)

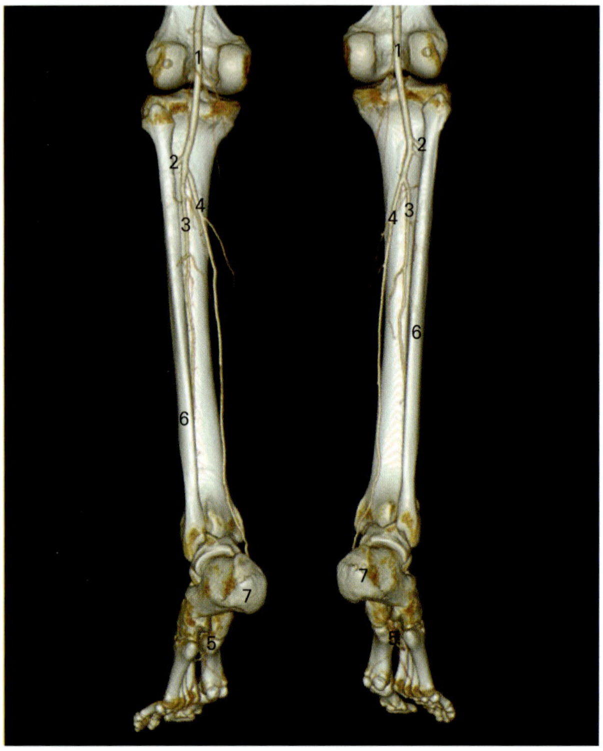

Lower extremity artery distal VRT (posterior)

1 Popliteal artery (오금동맥)
2 Anterior tibial artery (앞정강동맥)
3 Peroneal artery (종아리동맥)
4 Posterior tibial artery (뒤정강동맥)
5 Medial plantar artery (안쪽발바닥동맥)
6 Fibula (종아리뼈)
7 Calcaneus (발꿈치뼈)

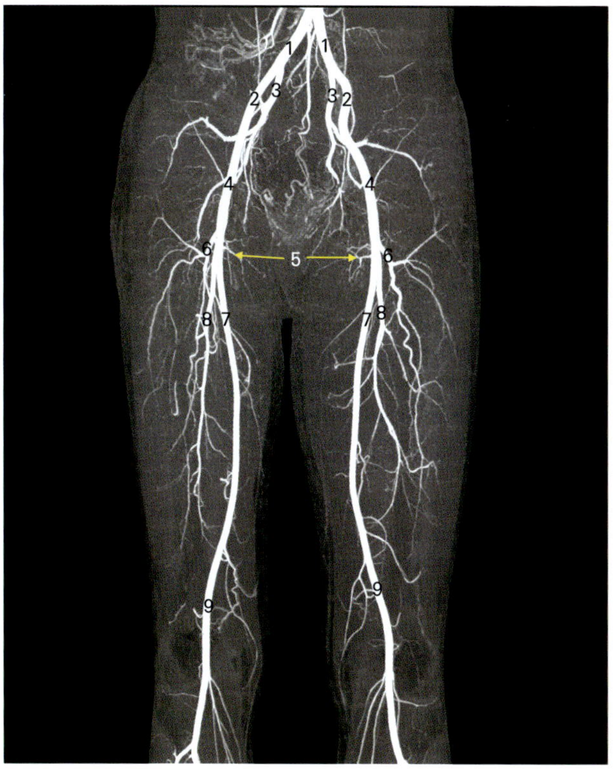

Lower extremity artery proximal MIP (anterior)

1 Common iliac artery (온엉덩동맥)
2 External iliac artery (바깥엉덩동맥)
3 Internal iliac artery (속엉덩동맥)
4 Common femoral artery (온넙다리동맥)
5 Medial femoral circumflex artery (안쪽넙다리휘돌이동맥)
6 Lateral femoral circumflex artery (가쪽넙다리휘돌이동맥)
7 Femoral artery (넙다리동맥)
8 Deep femoral artery (깊은넙다리동맥)
9 Popliteal artery (오금동맥)

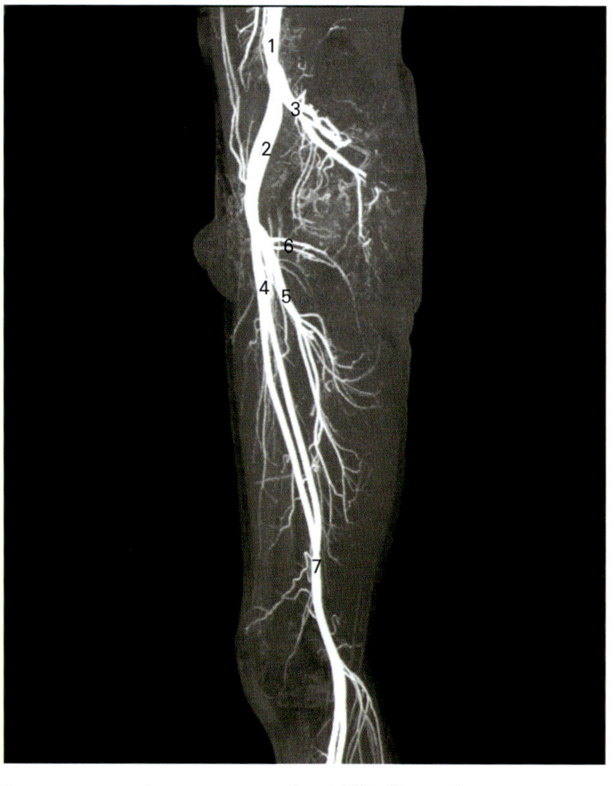

Lower extremity artery proximal MIP (lateral)

1 Common iliac artery (온엉덩동맥)
2 External iliac artery (바깥엉덩동맥)
3 Internal iliac artery (속엉덩동맥)
4 Femoral artery (넙다리동맥)
5 Deep femoral artery (깊은넙다리동맥)
6 Lateral femoral circumflex artery (가쪽넙다리휘돌이동맥)
7 Popliteal artery (오금동맥)

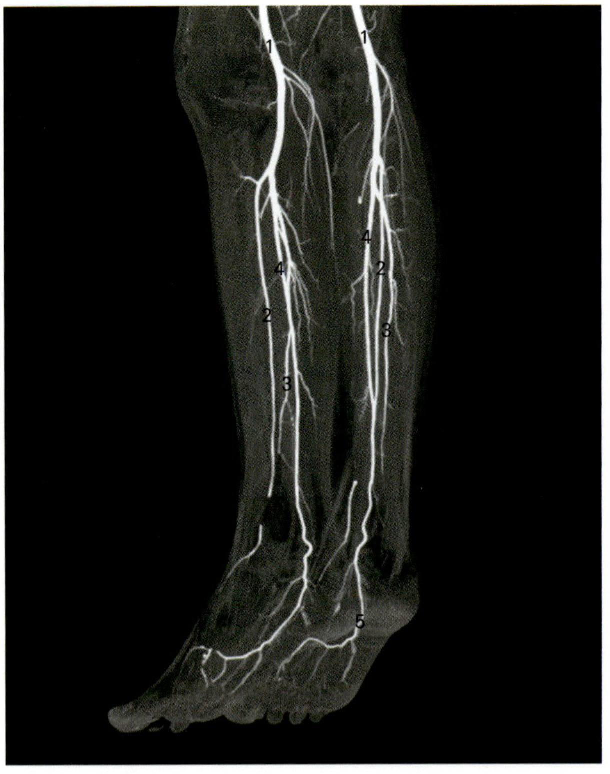

Lower extremity artery distal MIP (oblique)

1 Popliteal artery (오금동맥)
2 Anterior tibial artery (앞정강동맥)
3 Peroneal artery (종아리동맥)
4 Posterior tibial artery (뒤정강동맥)
5 Medial plantar artery (안쪽발바닥동맥)

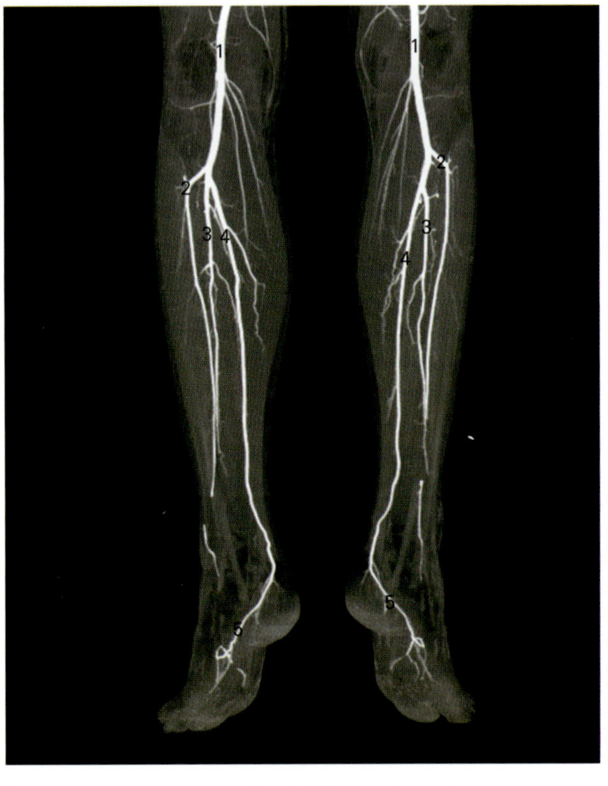

Lower extremity artery distal MIP (posteiror)

1 Popliteal artery (오금동맥)
2 Anterior tibial artery (앞정강동맥)
3 Peroneal artery (종아리동맥)
4 Posterior tibial artery (뒤정강동맥)
5 Medial plantar artery (안쪽발바닥동맥)

Exercise

01

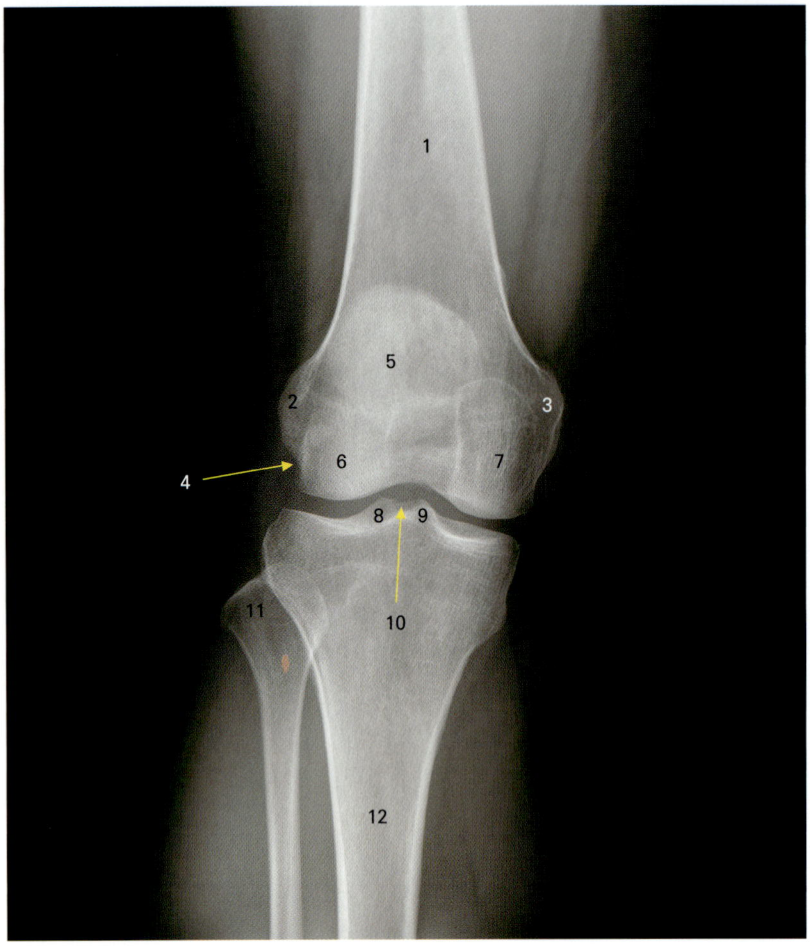

Knee AP image

1 ____________________

2 ____________________

3 ____________________

4 ____________________

5 ____________________

6 ____________________

7 ____________________

8 ____________________

9 ____________________

10 ____________________

11 ____________________

12 ____________________

02

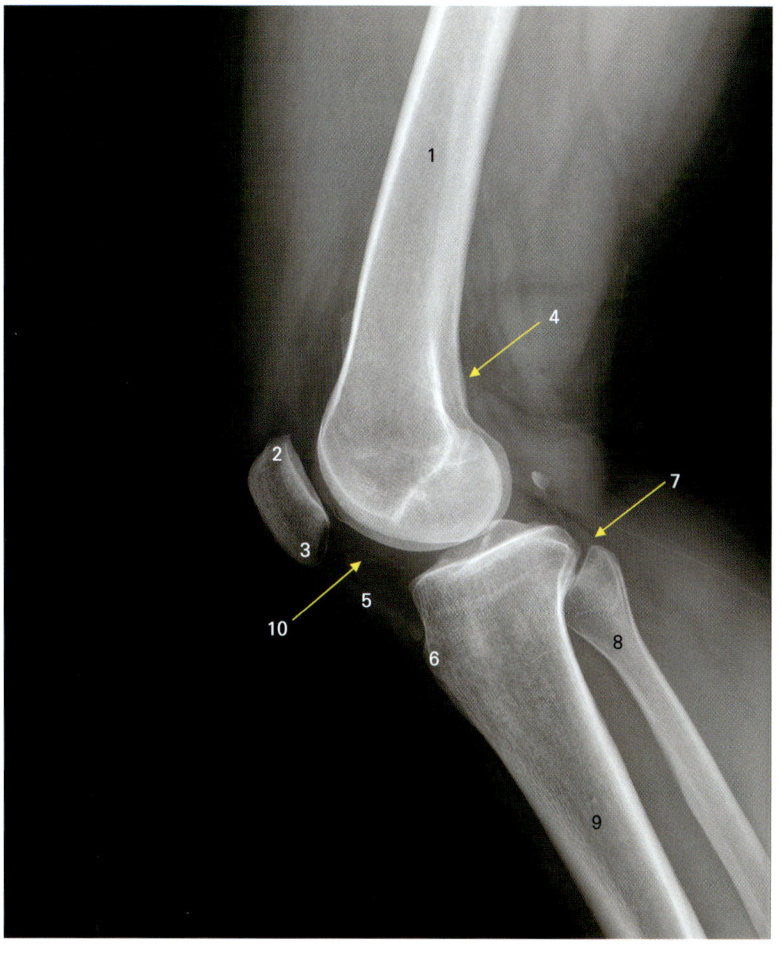

Knee lateral image

1

2

3

4

5

6

7

8

9

10

03

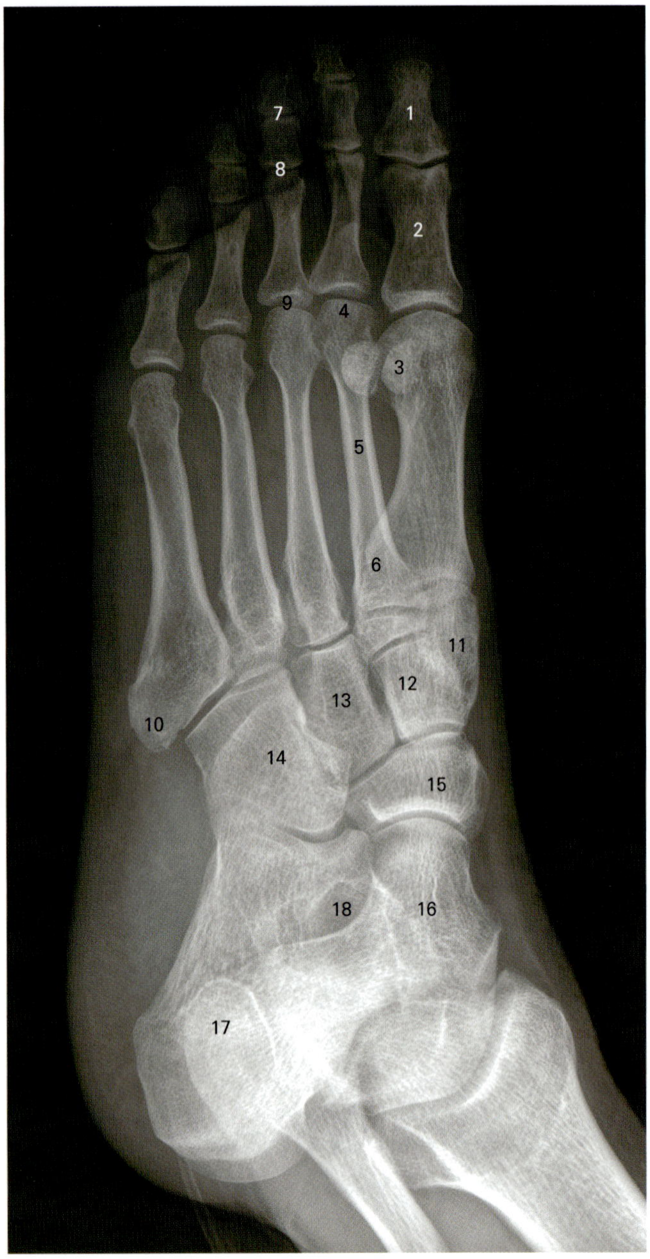

Foot medial oblique image

1

2

3

4

5

6

7

8

9

10

11

12

13

14

15

16

17

18

04

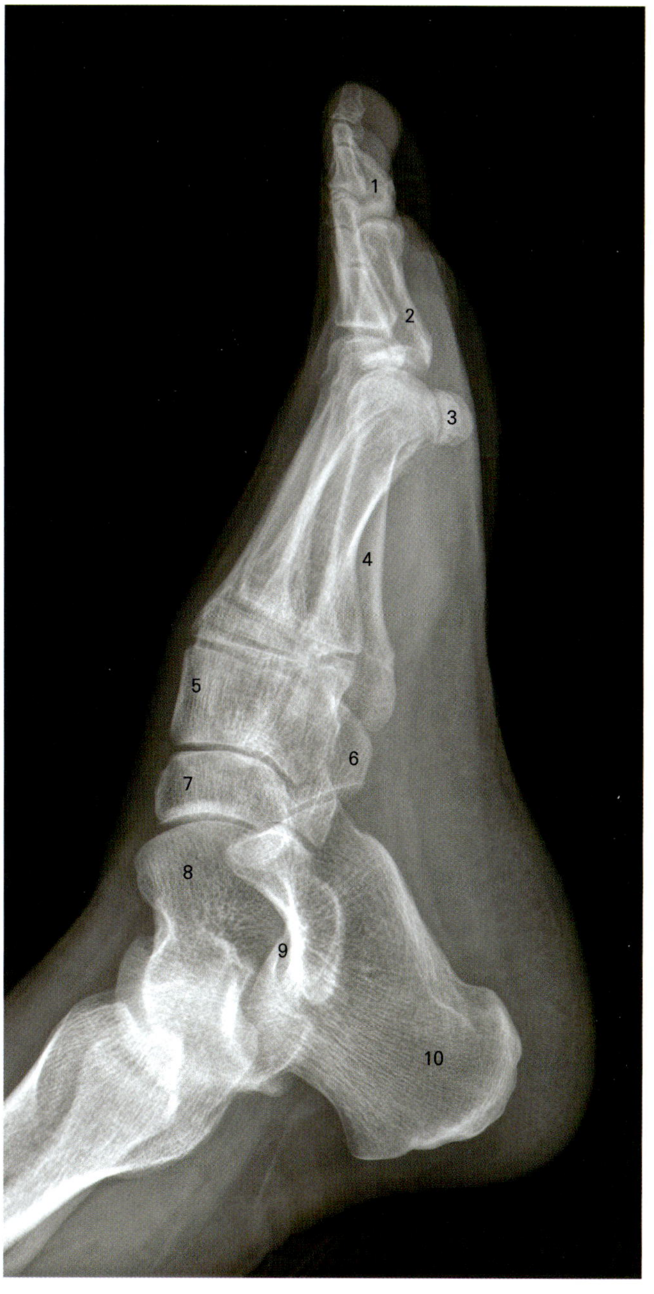

Foot lateral image

1

2

3

4

5

6

7

8

9

10

05

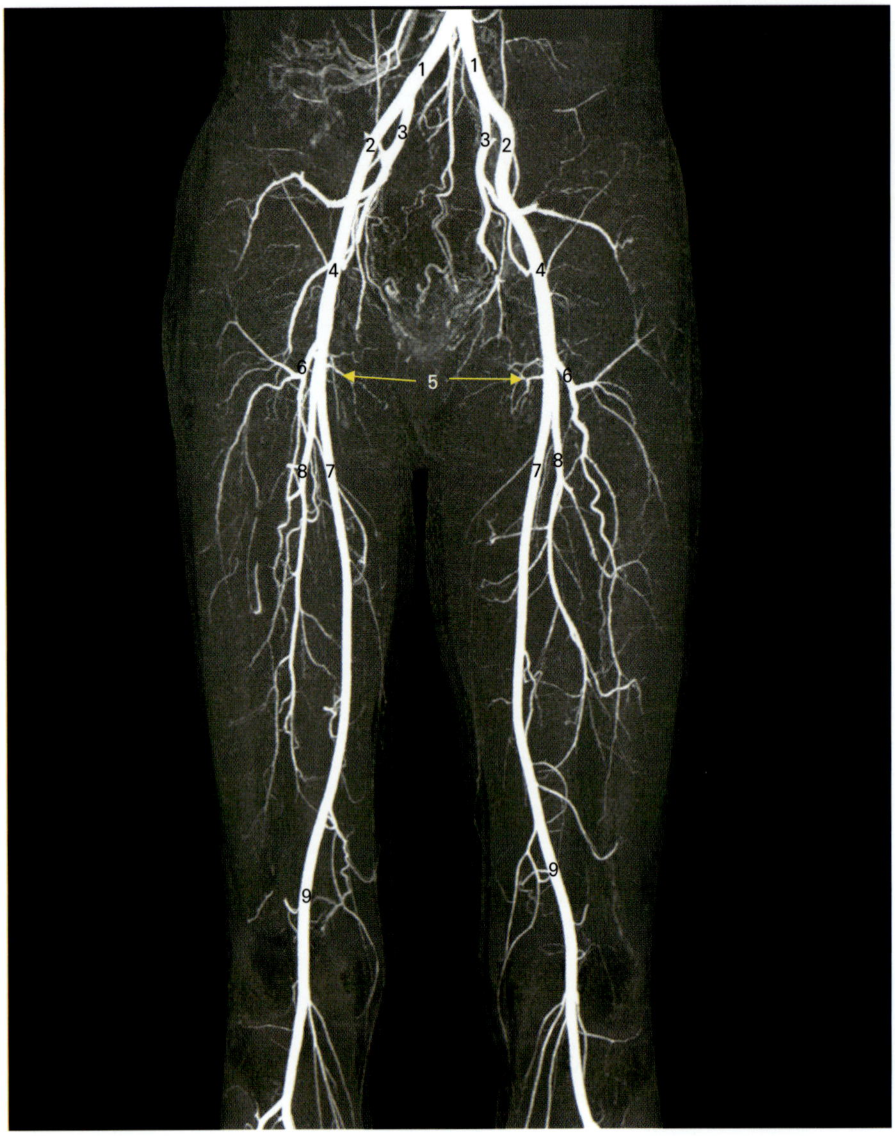

Lower extremity artery proximal MIP (anterior)

1

2

3

4

5

6

7

8

9

06

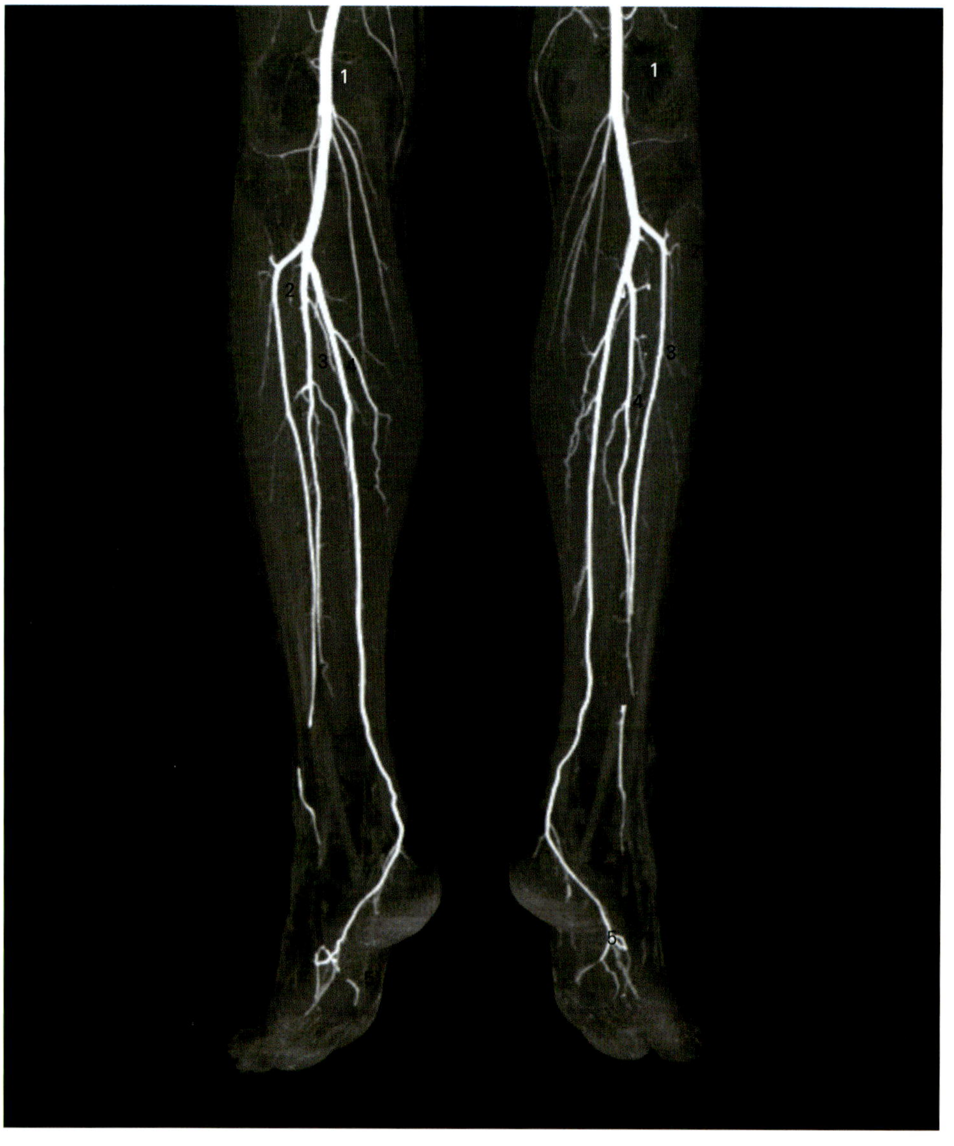

Lower extremity artery distal MIP (posteiror)

1 ____________________

2 ____________________

3 ____________________

4 ____________________

5 ____________________

Index

ㅇ

A

B

C

D

E

F

G

H

I

J

K

L

M

N

O

P

Q

R

S

T

U

V

W

X

Z

No.

저자 소개

전민철(대전보건대학교)	송재용(충남대학교병원)	한만석(강원대학교)	한용수(한림성심대학교)
강은보(동의과학대학교)	곽영곤(원광보건대학교)	김갑중(송호대학교)	김광욱(광양보건대학교)
김기홍(춘해보건대학교)	김지원(대전보건대학교)	김형균(김천대학교)	박영준(제주한라대학교)
박종배(충북보건과학대학교)	박철수(한림성심대학교)	배석환(건양대학교)	손순룡(원광보건대학교)
신정섭(선린대학교)	양성희(부산가톨릭대학교)	양오남(목포과학대학교)	여진동(서라벌대학교)
임인철(동의대학교)	임재동(대원대학교)	장현철(수성대학교)	조광호(백석문화대학교)
조무성(호산대학교)	조병두(동서대학교)	지태정(가야대학교)	최준구(극동대학교)

인체 의료영상해부학

2020년 3월 10일 초판발행
2023년 9월 10일 2판발행

지은이 : 전민철 · 송재용 · 한만석 · 한용수 · 강은보 · 곽영곤
김갑중 · 김광욱 · 김기홍 · 김지원 · 김형균 · 박영준
박종배 · 박철수 · 배석환 · 손순룡 · 신정섭 · 양성희
양오남 · 여진동 · 임인철 · 임재동 · 장현철 · 조광호
조무성 · 조병두 · 지태정 · 최준구

펴낸이 : 이상태
펴낸곳 : 청구문화사
주 소 : 03706 서울시 서대문구 성산로11길 15
전 화 : 02) 332-0541(代) FAX : 02) 337-9577
등 록 : 1990년 11월 2일 제9-247호

가격 50,000원

ISBN 978-89-5616-916-3 93510